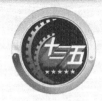

全国医药类高职高专"十二五"规划教材

医学统计与统计软件

（第2版）

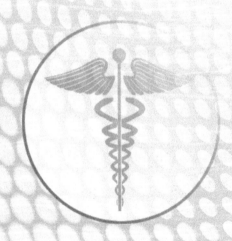

主　编　黎逢保

副主编　贾喜平　肖焕波

编　者　（以姓氏笔画为序）

师先锋　山西医科大学汾阳学院

刘双喜　山西职工医学院

闫瑞霞　沧州医学高等专科学校

许　蕊　沧州医学高等专科学校

肖焕波　首都医科大学

张　璇　铁岭卫生职业学院

胡还甫　岳阳职业技术学院

贾喜平　甘肃医学院

彭克林　四川卫生康复职业学院

黎逢保　岳阳职业技术学院

西安交通大学出版社

XI'AN JIAOTONG UNIVERSITY PRESS

图书在版编目(CIP)数据

医学统计与统计软件 / 黎逢保主编. — 2版. — 西安：
西安交通大学出版社，2017. 12(2022.8重印)
全国医药类高职高专"十三五"规划教材
ISBN 978 - 7 - 5693 - 0263 - 9

Ⅰ. ①医… Ⅱ. ①黎… Ⅲ. ①医学统计—应用软件—
高等职业教育—教材 Ⅳ. ①R195.1 - 39

中国版本图书馆 CIP 数据核字(2017)第 291272 号

书　　名	医学统计与统计软件(第2版)	
主　　编	黎逢保	
责任编辑	王银存	

出版发行	西安交通大学出版社	
	(西安市兴庆南路1号　邮政编码710048)	
网　　址	http://www.xjtupress.com	
电　　话	(029)82668357　(029)82667874(市场营销中心)	
	(029)82668315(总编办)	
传　　真	(029)82668280	
印　　刷	西安日报社印务中心	

开　　本	787 mm×1092 mm　1/16　印张 14　字数 336千字	
版次印次	2018年5月第2版　2022年8月第4次印刷	
书　　号	ISBN 978 - 7 - 5693 - 0263 - 9	
定　　价	36.00元	

再 版 说 明

全国医药类高职高专规划教材于 2012 年出版,现已使用 5 年,为我国医学职业教育培养大批临床医学专业技能型人才发挥了积极的作用。本套教材着力构建具有临床医学专业特色和专科层次特点的课程体系,以职业技能的培养为根本,力求满足学科、教学和社会三方面的需求。

为了适应我国高职高专临床医学专业教学模式与理念的改革和发展需要,全面贯彻《国家中长期教育改革和发展规划纲要(2010—2020 年)》《医药卫生中长期人才发展规划(2010—2020 年)》和《高等职业教育创新发展行动计划(2015—2018 年)》等文件精神,更好地体现"职业教育要以就业为导向,增强学生的职业能力,为现代化建设培养高素质技能型专门人才"的要求,顺应医学职业教育改革发展的趋势,在总结汲取第一版教材成功经验的基础上,西安交通大学出版社医学分社于 2017 年启动了"全国医药类高职高专临床医学类专业'十三五'规划教材"的再版工作。本次再版教材共 12 种,主要供临床医学类专业学生使用,亦可作为农村医学专业中高职衔接的参考教材。

本轮教材改版,以《高等职业学校专业教学标准(试行)》和国家执业助理医师资格考试大纲为依据,进一步提高教材质量,邀请行业专家和临床一线人员共同参与,以对接高职高专临床医学类专业教学标准和职业标准。以就业为导向,以能力为本位,以学生为主体,突出临床医学专业特色,以培养技能型、应用型专业技术人才为目标,坚持"理论够用,突出技能,理实一体"的编写原则,根据岗位需要设计教材内容,力求与临床实际工作有效对接,做到精简实用,从而更有效地施惠学生、服务教学。

为了便于学生学习、教师授课,再版时在教材内容、体例设置上进行了优化和完善。教材各章开篇以高职高专教学要求为标准,编写"学习目标";正文中根据课程、教材特点有选择性地增加"案例导入""知识链接""小结"等模块,此外,为了紧扣执业助理医师资格考试大纲,增设了"考点直通车"模块;在每章内容后附有"综合测试",供教师和学生检验教学效果、巩固学习使用。

由于众多临床及教学经验丰富的专家、学科带头人和教学骨干教师积极踊跃并严谨认真地参与本轮教材的编写,使教材的质量得到了不断完善和提高,并被广大师生所认同。在此,西安交通大学出版社医学分社对长期支持本套教材编写和使用的院校、专家、老师及同学们表示诚挚的感谢!我们将继续坚持"用最优质的教材服务教学"的理念,为我国医学职业教育做出应有的贡献。

本轮教材出版后,各位教师、学生在使用过程中如发现问题,请及时反馈给我们,以便及时更正和完善。

前　言

　　统计学是探索随机事件规律性的学科,是一门研究数据的科学,是通过搜索、整理和分析数据等手段,以达到推断所测对象的本质,甚至预测对象未来的一门综合学科,是认识世界的一个重要手段。医学统计学是运用概率论与数理统计的原理及方法,结合医学实际,研究数字资料的搜集、整理、分析与推断的一门学科。

　　"医学统计学是处理医学资料中的同质性和变异性的科学和艺术。"医学统计学方法已成为医学科学研究的重要前提和手段。本课程作为医学生建立统计分析思维的入门课程,有利于学生在专业学习和临床实践中更好地阅读文献和进行科学研究。

　　本教材编写过程中,注重教材的科学性、启发性和实用性,同时又结合学习者的学习风格、学习兴趣和学习动机,紧密结合医学专业实践,突出培养学生的评判性思维和创新能力。通过教学,学生能够重点把握医学统计学的基本知识、基本理论和基本技能,熟悉统计推断的方法与工作程序,使用常用医学统计软件,学会运用统计学的思维方法,探索生命科学领域的内部规律,研究提高人群健康状况及卫生事业管理水平等,促进医学和卫生管理的科技进步,为今后开展科研实践打下必要的基础。

　　本教材共分为十二章,包括绪论、统计表与统计图、统计描述、抽样误差与参数估计、t 检验、二项分布与 u 检验、χ^2 检验、方差分析、秩和检验、直线相关与回归分析、疾病与死亡统计、医学科研设计概述、常用统计软件介绍等内容,另有六个实训指导供学生使用。

　　本教材适合高职高专医学类各专业在校生使用,也可作为基层医疗卫生技术人员继续教育或自学参考使用。

　　本教材是作者根据高职高专学生的特点,在分析和总结多年教学资料的基础上进行编写的,不足之处,敬请专家和读者批评指正。

编　者

2017 年 12 月

目　　录

第一章 绪 论

在医学实践中，经常会遇到在相同条件下进行同一次试验或观察同一现象，其结果总是不完全一样，如同性别、同年龄、同民族的健康人，他们的体重却不完全一样，这种现象叫随机现象。随机现象有两个特征：一是条件相同、结果不确定；二是虽然结果不确定，但有很强的统计规律性。统计学就是探索这种规律性的学科，是一门研究数据的科学，是通过搜索、整理和分析数据等手段，以达到推断所测对象的本质，甚至预测对象未来的一门综合学科，是认识世界的一个重要手段。

医学统计学是运用概率论与数理统计的原理及方法，结合医学实际，研究数字资料的搜集、整理分析与推断的一门学科。医学统计学研究的对象主要是人体及与人的健康有关的各种因素。医学统计学方法已成为医学科学研究的重要前提和手段。

学习医学统计学的目的在于运用统计学的思维方法，探索生命科学领域的内部规律，研究提高人群健康状况及卫生事业管理水平等，促进医学和卫生管理的科技进步，提高医务工作者的科研能力和工作能力。

第一节 统计学的基本概念

一、个体与变量

1. 个体 个体也称观察单位或个体，是统计研究中的最基本单位，是搜集资料的最小单元。它可以是一个人、一个采样点、一头动物、一个器官，甚至是一个细胞，也可以是特指的一群人（如一个家庭、一所幼儿园、一个自然村等）。

2. 变量 变量表示观察单位的某项特征或属性。对每个变量的测得值称为变量值或观察值，通常用英文字母 x 表示。

二、总体与样本

1. 总体 根据研究目的确定的同质观察单位的全体，更确切地说是同质的所有观察单位某种变量值的集合，称为总体。例如，研究 2015 年某地 3 岁正常男童的身高，则观察对象是该地 2015 年全体 3 岁正常男童，观察单位是每个男童，变量值或观察值是测得的每位男童的身高值，该地 2015 年所有 3 岁男童的身高值就构成本次研究的总体。这里的总体只包括（确定的时间、空间范围内）有限的观察单位，称为有限总体。有时总体是假想的，如研究贫血患者用某药治疗后的疗效，是没有时间和空间范围限制的，因而观察单位数无限，称为无限总体。

2. 样本 在医学研究中经常会遇到无限总体或有限总体的观察单位数较多的情况。

实际上不可能对总体中的每一个观察单位进行研究,只能从总体中随机抽取一部分观察单位进行研究。从总体中随机抽取的有代表性的部分个体称为样本,样本所包含的观察单位数称样本含量。例如,从某地 2015 年 3 岁正常男童中,随机抽取 150 名男童,逐个进行身高测量,得到 150 名 3 岁男童的身高测量值,就构成本次研究的样本,其样本含量 n 为 150。

三、同质与变异

1. 同质　同一个总体中包含许多个体,它们之间存在有许多共性,即为同质。如研究 2015 年某地 3 岁正常男童的身高,该总体的同质基础是同一地区、同一年份、同一年龄的正常男童;如研究贫血患者用某药治疗后的疗效,该总体的同质基础是同为贫血患者、同用某药治疗。同质是相对的,没有同质性就不能构成一个总体。

2. 变异　由于个体差异存在的绝对性,同一性质的变量值或观察值,其大小可能参差不齐,如测定一组同年龄、同性别儿童的身高,我们会发现每个儿童的身高各不相同。这种个体间差异在统计学上称为变异。变异是绝对的,没有变异就没有统计学。

统计学的任务就是在同质的基础上,对个体变异进行分析研究,揭示由变异所掩盖的同质事物内在的本质和规律。

四、参数与统计量

1. 参数　根据分布特征而计算的总体指标,称为参数,常用希腊字母表示,如总体均数(μ)、总体率(π)、总体相关系数(ρ)、总体标准差(σ)等。

2. 统计量　由总体中随机抽取的样本所计算的样本指标,称为统计量。常用英文字母表示,如样本均数($\bar{x}$)、样本率(p)、样本相关系数(r)、样本标准差(s)等。

五、误差

误差是指测得值与真实值之差,或样本指标(统计量)与总体指标(参数)之差。误差主要有下列三种。

1. 系统误差　由某种固定因素(原因)所造成的使测定结果呈倾向性地偏大或偏小,称为系统误差。产生系统误差的原因有方法上、操作上、试剂上、主观因素等多方面,如仪器不准、标准试剂未校正、医生掌握疗效的标准偏高或偏低等,再如天平砝码未校正,其真实质量比其所示值偏大时,每次测得的物质的质量将比物质的真实质量小。其误差特点是单向性,找到原因可消除。

2. 随机测量误差　由于一些暂时无法控制的偶然因素造成对同一对象多次测定结果的不完全一致,称为随机测量误差。如对同一血清样品,多次测定其胶原蛋白的含量每次测量结果不尽相同,有时偏大,有时偏小。在统计学处理时,常将多次测定结果取平均值。

3. 抽样误差　在抽样研究中,由于个体差异造成的,样本指标与总体指标之间的差异,称为抽样误差。如随机抽取 2015 年某地 150 名 3 岁正常男童,测量其身高值并计算其平均值为 $\bar{x}$(样本均数),由于个体差异的存在,一般不会恰好等于该地全体 3 岁正常男童的

身高平均值 μ（总体均数），这种由于个体差异造成的，由抽样所致的 $|\mu-\bar{x}|$ 为抽样误差。

随机测量误差与抽样误差都称为偶然误差或随机误差，其特点是双向性、随机出现、有统计规律（如正态分布规律），一般误差较小，不可消除，但可控制在一定范围。必要时可做统计处理，如对同一样本多次测定后取平均值，抽样时做分层处理后按比例随机抽样等。

六、概率

在一定条件下可能出现也可能不出现的现象，称为随机事件。例如，病者对药物的反应，可能有效，也可能无效；新生儿可能是男婴，也可能是女婴；投掷硬币后可能是正面朝上，也可能是背面朝上等，都是随机事件。概率是描述随机事件发生可能性大小的度量值，用符号 P 表示。概率的取值范围在 $0\sim1$ 之间，即 $0\leqslant P\leqslant1$，常用小数或百分数表示。P 愈接近 0，表示某事件发生的可能性愈小；P 愈接近 1，表示某事件发生的可能性愈大。在一定条件下必然出现的现象称为必然事件，其概率为 1。在一定条件必然不出现的现象称为不可能事件，其概率为 0。这两类事件具有特定性，不是随机事件，但可视为随机事件的特例。统计分析中的许多结论都是基于一定可信度下的概率推断，习惯上将 $P\leqslant0.05$ 或 $P\leqslant0.01$ 称为小概率事件，表示在一次实验或观察中该事件发生的可能性很小，可视为不会发生，这就是小概率事件原理，是统计推断的理论依据之一。

第二节 统计资料的分类

一、数值变量资料

数值变量资料通常是使用仪器或某种尺度进行测定或衡量所取得的数据。数值变量资料主要是用来说明事物数字特征的一个名称，表现为数值大小，一般有度量衡单位，如身高（cm）、体重（kg）、血压（kPa）、脉搏（次/分）等，又称计量资料、定量变量资料等。

二、分类变量资料

分类变量资料是说明事物类别的一个名称，按属性归类，其变量值是离散的，定性的，表现为互不相容，一般无度量衡单位，又称计数资料、定性资料等，可分为无序分类资料和有序分类资料两类。

1. 无序分类资料　无序分类资料又可以分为二项分类数据和多项分类数据两种。

（1）二项分类数据：将观察单位按两种属性分类，如性别（男/女）、皮试反应（阳性/阴性）、治疗效果（有效/无效）等。

（2）多项分类数据：互不相容的多类，如血型、职业、民族等。

2. 有序分类资料　有序分类资料又称等级资料，表现为变量的不同取值间有大小、强弱、优劣等程度之别，给人以"半定量"的概念。例如，尿蛋白检查结果分类可以有－、±、＋、＋＋；疗效分类可以分为痊愈、显效、有效、无效。

表 1-1 显示的是数据的定义、记录及其统计术语。

表 1-1   常见医学数据的定义、记录及其统计术语

编号	数据定义			数据记录			统计术语
	性别	体重(kg)	血清反应	X	Y	Z	(←变量(名))
01	男＝1	55	－＝0	1	55	0	(←变量值)
02	女＝0	50	＋＝1	0	50	1	
03	女＝0	60	＋＋＝2	0	60	2	
04	男＝1	65	＋＋＋＝3	1	65	3	
⋮	⋮	⋮	⋮	⋮	⋮	⋮	
				定性变量	定量变量	等级变量	(←变量类别)

三、统计资料互换

根据分析需要,各类变量之间可以相互转化。若以人为观察单位观察某人群成年男子的血红蛋白量(g/L),属数值变量;若按血红蛋白正常与异常分两类,可按二项分类变量处理;若按血红蛋白量的多少分为五个等级——重度贫血、中度贫血、轻度贫血、正常、血红蛋增加,可按等级资料处理。有时亦可将分类变量数量化,如将有序分类的疗效转化为评分,分别用0、1、2、3等表示,可按数值变量处理。因此,统计分析时应根据资料的不同类型选择不同的统计分析方法。

第三节   统计工作的基本步骤

医学统计是对医学实践中观察到的原始数据资料进行加工、解释并作出科学判断的全过程。这个过程包括统计设计、搜集资料、整理资料、分析资料四个基本步骤(图1-1)。

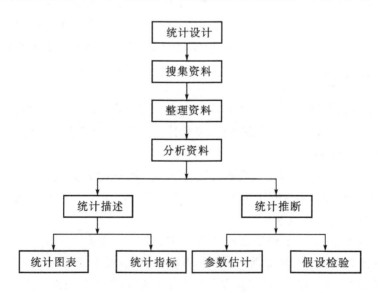

图 1-1   统计工作基本步骤示意图

一、统计设计

根据研究目的,从统计学角度对搜集资料、整理资料和分析资料提出周密的计划和要求,作为统计全过程实施的依据,以便能用尽可能少的人力、物力和时间获得准确可靠的结论。统计设计分为调查设计和实验设计,具体要求详见本教材第十二章。统计设计必须结合实际、周密考虑、妥善安排,设计是后续步骤的依据,是最关键的一环。

二、搜集资料

搜集资料,即按设计的要求获取完整、准确、可靠资料的过程。其特点是要求搜集资料要完整、准确、及时,这是统计分析准确可靠的基础。完整是指搜集资料的项目不能遗漏;准确是指观察、测量准确,记录、计算无误,数据真实可靠;及时是指经常性资料的搜集应按规定时间完成,一时性资料的搜集者对数据的记录应在观察、测量的同时完成,不得以"回忆"方式记录数据。资料的来源主要有经常性资料与一时性资料两种。经常性资料包括从日常医疗卫生工作原始记录(如病历)、专门报告卡(如出生、死亡报告卡)、统计报表(如疫情月报表、年报表)等中搜集到的资料;一时性资料是指由专门组织的现场调查或实验研究中收集的资料。搜集资料是统计分析的前提和基础。

三、整理资料

整理资料,即把搜集到的资料进行适当的分组,把性质相同的资料归纳到一起,用表格或图形的方式展示出来,以反映研究对象的规律性。任务是净化原始数据,使其系统化、条理化,便于进一步计算指标和分析。整理资料的过程中要核对原始资料的准确性、完整性和可靠性,是需要耐心从事的基础工作,特别是数据较多时必须反复检查与核对,一定要在修正错误、去伪存真后再开始按分析要求和分组汇总资料。汇总可采用计算机汇总和手工汇总。

四、分析资料

分析资料又称统计分析,即通过计算有关指标来反映数据的综合特征(亦称综合指标),阐明事物内在联系和规律。统计分析包括统计描述和统计推断。

1. 统计描述 统计描述指用统计指标、统计表、统计图等方法对资料的数量特征及其分布规律进行测定和描述,不涉及由样本推论总体的问题。

2. 统计推断 统计推断指如何在一定的可信度下由样本信息推断总体特征。统计推断包括如何由样本统计指标(统计量)来推断总体相应指标(参数),即参数估计;如何由样本差异来推断总体之间是否可能存在差异,即假设检验。

第四节 如何学好医学统计学

医学统计学是医学专业学生今后从事医学相关工作的一门重要工具,为解决工作实际问题打下必要的统计学基础。学习医学统计学的目的在于:运用统计学的思维方法,探索生命科学领域的内部规律,研究提高人群健康状况及卫生事业管理水平等,促进医学和卫生管理的科技进步,提高医务工作者的科研能力和工作能力。

在学习本课程时,应该注意以下几点。

(1)掌握医学统计学的基本概念、基本原理、基本知识和基本方法。注意结合专业、联系实际,重点学习应用技能。

(2)培养科学严谨、实事求是的工作态度。重视医学数据的完整性、准确性、及时性、真实性,不能伪造或篡改。

(3)树立统计学思维。变异是客观存在的,抽样误差是不可避免的,统计学就是从现象探讨本质的行为,依据概率作出统计结论的过程。

综合测试题

一、选择题

1. 下列资料中,属于定量资料的是

A. 性别   B. 体重   C. 血型   D. 职业

E. 民族

2. 某研究进行随机抽样,测量得到该市 120 名健康成年男子的血红蛋白数,则本研究总体为

A. 所有成年男子   B. 该市所有成年男子

C. 该市所有健康成年男子   D. 120 名该市成年男子

E. 120 名该市健康成年男子

3. 下列属于小概率事件的为

A. $P=0.09$ B. $P=0.10$ C. $P=0.15$ D. $P=0.03$

E. 以上都不是

4. 参数是指

A. 参与个体数   B. 研究个体数

C. 总体的统计指标   D. 样本的总和

E. 样本的统计指标

5. 统计工作的基本步骤是

A. 设计、调查、审核、整理资料   B. 搜集、审核、整理、分析资料

C. 设计、搜集、整理、分析资料   D. 调查、审核、整理、分析资料

E. 以上都不对

(6~8 题共用题干)

2015 年某市调查了留住该市一年以上,无明显肝、肾疾病,无汞作业接触史的 238 名居民发汞含量。

6. 此研究的总体是

A. 该市所有居民   B. 留住该市一年以上的所有居民

C. 该市所有健康居民   D. 上述 238 名居民

E. 留住该市一年以上,无明显肝、肾疾病,无汞作业接触史的所有居民

7. 此研究的样本是

A. 该市所有居民   B. 留住该市一年以上的居民

C. 该市所有健康居民   D. 上述 238 名居民

E. 留住该市一年以上，无明显肝、肾疾病，无汞作业接触史的所有居民

8. 此资料属于

A. 定量资料   B. 定性资料

C. 等级资料   D. 无序分类资料

E. 以上都不是

二、简答题

某研究者为了解某年某地 7 万名初中一年级(12 岁)正常女孩的身高情况，从中随机抽取 150 名对象，测量她们的身高，通过分析这 150 名女生的身高来推断该地区 12 岁正常女孩的身高状况。根据该研究如何理解：个体与观察单位、总体与样本、同质与变异、参数与统计量、变量与变量值及统计描述与统计推断。

（黎逢保）

第二章 统计表与统计图

统计表和统计图是将资料特征和统计分析结果能够简明扼要表达出来的表格和图形,避免了冗长的文字叙述,便于研究结果的比较分析,从而使人获得明晰而直观的统计学印象。

第一节 统 计 表

将资料中需要统计分析的指标及其结果列成便于计算、对比和分析的表格,称为统计表。

一、统计表的基本结构和要求

统计表一般包括标题、标目、线条、数字和备注五个部分。

统计表的设计要突出重点,结构简洁,不要包罗万象,最好一事一表,避免内容庞杂。总体结构要主谓分明,标目的安排及分组要层次清楚,符合专业逻辑。

1. 标题 标题要高度概括表的中心内容,用词要确切、简练,左侧加表号,必要时注明时间和地点,置于表的上方中央。

2. 标目 标目分为横标目、纵标目和总标目,用来说明表格内的项目。横标目又称主辞,是研究对象,用来说明右边各横行数字的"主语",置于表内的左侧,一般按其发生频率的大小顺序来排列,使其重点突出和对比鲜明,或按事物的自然顺序排列。纵标目是研究对象的指标,又称宾辞,用来说明各纵栏数字的含义,置于表内的上方。必要时可在横标目和纵标目上加上总标目。

3. 线条 统计表的线条不宜过多,通常仅包括顶线、底线和纵标目分隔线三条基本线,又称为"三线表"。顶线和底线的线条较粗,一条较细的横线将数字和纵标目隔开,必要时用一条细的横线将合计隔开。统计表的左右两侧不应有边线,表内不应有竖线,表内的左上角不宜有斜线。

4. 数字 表内的数字采用阿拉伯数字,必须准确无误。同栏指标的小数位数要一致,位置上下对齐。若数字缺失或未记录可用"…"表示,若无数字可用"—"表示,表内不留空格。有相对数的,一般将相对应的绝对数同时列出。

5. 备注 备注一般不列入表内,不属于统计表的固有部分。如要特别说明某些指标或数字,可在相应指标或数字右上方用"＊"等符号注明,并且在统计表的下方用文字说明。

二、统计表的种类

统计表根据分类标记的多少分为简单表和复合表两种。

1. 简单表 简单表按照单一变量分组,一般包括一组横标目和一组纵标目。如表 2-1仅按性别进行分组。

表 2-1 某地区 2003 年男、女高血压患病率

性别	调查数	患病数	患病率(%)
男	5294	1305	24.65
女	4685	698	14.90
合计	9979	2003	20.07

2. 复合表 复合表将两个或两个以上变量结合起来分组,由一组横标目和两组及以上纵标目结合起来作为主辞。如表 2-2将性别和年龄结合起来分组,可以反映不同性别及不同年龄段的高血压患病率。

表 2-2 某地区 2003 年不同年龄、性别者高血压患病率

年龄组(岁)	男			女		
	调查数	患病数	患病率(%)	调查数	患病数	患病率(%)
20～	613	19	3.10	588	12	2.04
30～	779	81	10.40	554	45	8.12
40～	668	168	25.15	684	95	13.89
50～	1598	489	30.60	1287	206	16.01
60～	1636	548	33.50	1572	340	21.63
合计	5294	1305	24.65	4685	698	14.90

三、统计表常见错误分析

实际工作中,有的统计表由于未遵守上述原则和要求,未能起到应有的作用。常见的错误可归纳以下几点:内容庞杂,一张统计表包含若干内容,不能突出主要说明的问题;无标题或标题不确切、不精炼,标题过于简单,不能完整表达表的内容,或标题冗长;标目分组不清,主要为组间界限不清,互相包含;标目安排不恰当,尤其是组合表,制表前一定要明确制表的目的和标目之间的关系,必要时可以互换主语和谓语的位置;数字不准确和不规范,同一指标的小数位数不等,数字位次不能对齐;线条太多,出现纵线或斜线(统计表中最常见的问题之一)。

【例 2-1】 表 2-3 为欲表明某地居民饮用水源与肠道传染病的患病关系情况。试指出该表不足之处,并加以修正。

表 2-3 水源与肠道疾病

患病	塘水		井水		合计	
	患病人数	患病率	患病人数	患病率	患病人数	患病率
结果	50	20%	15	5%	65	11.8%
调查人数	250		300		550	

表 2-3 的缺点:①标题太简单,不能说明统计表的内容,不知是何时何地的情况;②主、谓语位置颠倒,符号"‰"应写在"患病率"的后面,并用括号括上;③线条太多,不应有竖线和不必要的横线。修正表见表 2-4。

表 2-4 某年某地某村居民饮用水源与肠道传染病的患病率

水源	调查数	患病数	患病率(‰)
塘水	250	50	20.0
井水	300	15	5.0
合计	550	65	11.8

第二节 统 计 图

用点的位置、线段的升降、直条的长短、面积的大小等将统计资料特征进行直观表达的图形称为统计图。统计图便于比较、理解和记忆,给读者留下明晰和深刻的印象。医学上常用的统计图有线图、直方图、条图、圆图、散点图等。

一、图形选择的原则

(1)根据资料的性质和分析目的选择最合适的图形。

(2)资料是连续型的,目的是用线段升降表达事物的动态变化趋势,选择普通线图。若指标的最大值和最小值相差悬殊,可考虑选用半对数线图。

(3)资料是连续型的,但分析目的是用线段升降表达事物动态变化的速度,选择半对数线图。

(4)数值变量的频数表资料,其分析目的是用直方的面积表达各组段的频数或频率分布情况,宜选择直方图。

(5)资料是相互独立的,目的是用直条的长短比较数值的大小,选用直条图。

(6)事物内部各部分的百分构成比资料,目的是用面积大小表达各部分所占的比重大小,则应选择圆图或百分直条图。

(7)双变量资料,目的是用点的密集程度和趋势表达两个变量的相关关系,选用散点图。

(8)地区性资料,目的是用不同的颜色或线型表示某事物在地域上的分布情况,选择统计地图。

二、制图通则

(1)根据资料性质和分析目的正确选用图形。

(2)每一张统计图要有简练而确切的标题,必要时注明时间、地点,一般置于图的下方,左侧加图形的编号。

(3)在同一图内比较几种不同的事物时,须用不同的线条或颜色表示,并附图例说明。图例位置要与统计图协调,可放在图内或图形的下方。

(4)有纵轴和横轴为坐标的图形,一般都以第一象限为准则作图,以两轴交点为起点,纵、横轴都应有标目,并注明尺度的数量单位。纵横两轴的比例以 5∶7 为宜。纵轴尺度自下而上,横轴尺度自左而右,数值一律从小到大,直条图和直方图纵坐标从 0 开始,标明 0 点。

三、医学常用统计图及绘制法

1. 线图 线图适用于连续型变量资料,用线段的升降表示统计指标因时间、条件推移而变迁的趋势,或某现象随另一现象的变迁情况。线图的绘制要点如下。

(1)横轴常用以表示某事物的连续变量,纵轴多表示率、频率或均数。纵轴采用算术尺度,从 0 开始。如果图形的最低点与 0 点差距很大,则可在纵轴基部作折断口,使线段降低以求美观。横轴可以不从 0 开始,如果以组段为单位,则每组均以组段下限为起点,但绘图的坐标点则应以组段中点为宜。

(2)线图纵横轴长度的比例要适当,避免给人以夸大或缩小的印象。

(3)坐标内点的位置要适当,用线段依次将相邻的点连接,不应绘制成平滑的曲线。

(4)同一图内不宜有太多折线,以免混淆不清。如有几条线做对比,则用不同颜色或线型来区别,并有图例说明。

表 2-5 是某市城区和郊县 2000—2009 年脑卒中死亡情况,图 2-1 是利用该资料绘制的普通线图。

表 2-5 某市城区和郊县 2000—2009 年脑卒中死亡情况(/10 万)

年度	2000	2001	2002	2003	2004	2005	2006	2007	2008	2009
城区死亡率	5.45	5.47	5.65	6.64	6.78	6.86	8.45	8.73	9.91	11.59
郊县死亡率	3.21	3.46	3.89	4.56	4.87	5.12	6.28	5.59	6.32	7.22

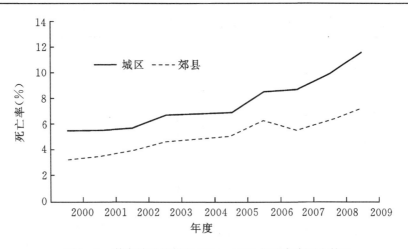

图 2-1 某市城区和郊县 2000—2009 年脑卒中死亡情况

另外还有一种线图叫半对数线图,纵轴用对数尺度,横轴采用算术尺度。这种图常用于比较两组相对数的比值相差较大的动态数列。原因是同样的增长速度在对数尺度上的距离是相等的。

2. 直方图 直方图是以面积表示数量,适用于表达连续型资料的频数或频率分布。

直方图的绘制要点如下。

(1)纵轴的刻度必须从0开始,横轴表示变量,尺度可以不从0开始,同一轴上的尺度必须相等。

(2)作图时各直条的宽度应等于组距,高度应等于该组的频数或频率。组距相等的分组资料才能作图,否则应先换算成相等组距。

(3)各直条之间不留空隙,可以用直线隔开,也可不绘制分隔直线。

下面是某中学高三年级男生身高测量值分布(表2-6)和根据该资料绘制的直方图(图2-2)。

表 2-6　某中学高三年级男生身高测量值分布

身高(cm)	人数	构成比(%)
160~	21	1.24
162~	34	2.01
164~	68	4.02
166~	127	7.51
168~	231	13.65
170~	345	20.39
172~	337	19.92
174~	201	11.58
176~	179	10.58
178~	98	5.79
180~	32	1.89
182~184	19	1.12
合计	1692	100.00

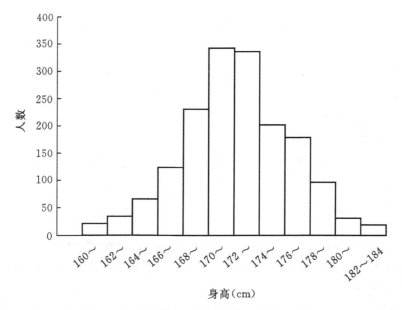

图 2-2　某校高三男生身高测量值分布

3. 直条图　直条图使用等宽直条的长短来表示各统计量的大小,适用于彼此独立的资料互相比较,有单式和复式两种。直条图的绘制要点如下。

(1)作图时,一般是以横轴为直条图的基线,纵轴表示频数或频度,从 0 开始。

(2)若非自然顺序资料,排列顺序则按由高到低的次序排列,便于比较。

(3)各直条的宽度应该相等,直条间隙宽度也要一致,间隙宽度一般与直条的宽度相同,或是直条宽度的 1/2。

(4)复式直条图的制图要求与单式的相同,但每组的直条不宜过多,同组直条间不留空隙,组内各直条排列次序要前后一致。

图 2-3 是 2009 年我国城市部分年龄段不同性别的高血压患病率情况比较的复式直条图。

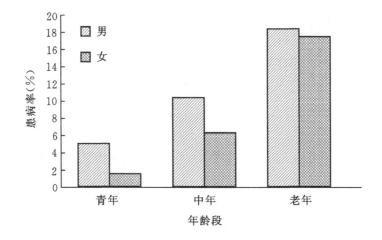

图 2-3　2009 年我国某城市不同年龄段不同性别的高血压患病率

4. 圆图　圆图是以圆的半径将圆面分割成多个大小不等的扇形,以扇形面积来表达构成比的图形。作图时先将各个百分比乘以 3.6°,获得圆心角度数,用量角器从相当于时钟 12 点、3 点、6 点或 9 点处开始,顺时针方向划分出一系列扇形,标出百分比,并用不同颜色区分。

图 2-4 用圆图表示了 2009 年某地区主要的死因构成情况。

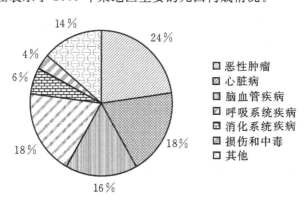

图 2-4　2009 年某地区主要的死因构成情况

5. 散点图 散点图用点的密集程度、趋势表示两变量之间的相关关系。散点图的绘制方法与线图相似,但是点与点之间不用线段连接。

如图 2-5 所示,某网站统计了客户收货天数和满意度结果,横轴表示收货天数,纵轴表示客户满意度(满分度最高为 5 分),图中的 20 个点对应 20 对数据。从散点的趋势来看,客户收货天数与客户满意度之间有关联。一般来说,客户收货天数越短,客户满意度越高。

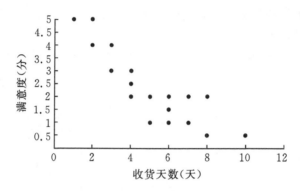

图 2-5　客户收货天数与满意度的散点图

除上述常用的统计图外,还有百分条图、统计地图、箱式图等,在实际工作中,可根据资料内容和需要灵活选择、运用统计图。

综合测试题

一、选择题

1. 统计表的绘制基本要求中,以下哪点有错误

A. 注释一律列在表的下方

B. 线条不宜太多,不允许使用纵线和斜线

C. 表中数字一律用阿拉伯数字

D. 标题应在表的最上部

E. 表内不应有空格,数字暂缺或无记录应用"…"表示,有缺项有"—"表示

2. 比较四个地区三级甲等医院的多少,可绘制

A. 条图　　　　　　B. 圆图　　　　　　C. 直方图　　　　　　D. 线图

E. 半对数线图

3. 要描述某地某年食物中毒的类型构成,宜绘制

A. 条图　　　　　　B. 圆图　　　　　　C. 直方图　　　　　　D. 线图

E. 半对数线图

4. 要描述某地两种疾病的病死率近 10 年来的变化趋势,宜绘制

A. 条图　　　　　　B. 圆图　　　　　　C. 直方图　　　　　　D. 线图

E. 半对数线图

5. 要比较某地两种疾病的病死率近 10 年来的变化速度,宜绘制

A. 条图   B. 圆图   C. 直方图   D. 线图

E. 半对数线图

6. 要研究父子之间身高的关系,宜绘制

A. 百分条图   B. 统计地图   C. 直方图   D. 线图

E. 散点图

7. 要描述某地某学校高三男生的体重分布,宜绘制

A. 百分条图   B. 统计地图   C. 直方图   D. 线图

E. 散点图

8. 要描述食管癌在某地区的分布情况,宜绘制

A. 百分条图   B. 统计地图   C. 直方图   D. 线图

E. 散点图

二、简答题

1. 统计表的制作原则和要求有哪些?

2. 常用的统计图有哪几种,各适用于什么类型的资料?

3. 统计表与统计图有何联系和区别?

三、分析题

某研究者根据表 2-7 资料绘制了线图,您认为合理吗? 为什么?

表 2-7 1955 年某地几种传染病的病死率

病种	病死率(%)
白喉	10.9
流行性乙型脑炎	18.0
流行性脑脊髓膜炎	11.0
伤寒与副伤寒	2.7
痢疾	1.2
脊髓灰质炎	3.4

(许蕊)

第三章 统计描述

统计资料的分析包括统计描述和统计推断两部分。统计资料的分析,即先对观察测量得到的变量值进行统计描述,再在此基础上进行深入的统计推断。统计描述的工作主要是在编制频数表(图)的基础上描述资料的集中趋势和离散程度,目的在于有效组织、整理和表现统计资料的信息。

第一节 频数分布表与频数分布图

频数分布表与频数分布图可简便直观地揭示变量的分布类型及分布特征。当汇总大量的原始数据时,把数据按类型分组(组段),其中每个组的数据个数,称为该组的频数。表示各组段频数的表格(图)称为频数表(图)。

一、频数分布表

频数分布表简称频数表,是将资料按数值大小或属性不同分为若干组段或组别,数据整理归纳于对应组段或组别,汇总各组观察频数所形成的表格。

【例 3-1】 某年某地采用随机抽样的方法,测得 120 名 18~35 岁健康成年男性的舒张压值(mmHg),检测结果见表 3-1,请对该资料进行整理。

表 3-1 某年某地 120 名 18~35 岁健康成年男性的舒张压值(mmHg)

82	76	81	75	87	72	71	70	79	76
70	76	77	77	77	84	87	68	78	68
64	74	69	72	83	75	71	79	64	65
75	81	67	80	65	83	83	68	75	74
86	80	75	71	64	73	62	84	86	84
78	75	87	90	62	65	80	84	68	73
72	78	76	92	70	67	58	77	70	75
67	72	69	71	80	78	79	72	80	68
73	89	72	73	66	76	74	67	78	76
76	81	85	78	82	67	80	77	86	72
62	75	74	68	85	88	86	82	79	65
84	79	76	79	64	82	76	75	69	71

1. 数值变量资料的频数表编制方法 叙述如下。

(1)计算极差:第一步找出变量值中的最大值、最小值;第二步计算极差(range,又叫全距,R),R=最大值-最小值。例 3-1 中最大值为 92 mmHg,最小值为 58 mmHg,R=92-58=34 mmHg。

(2)确定组数和组距:对数据进行分组时首先考虑分组组数,分组过少,组距过大各组的组中值不能有效代表原来的变量值,描述性指标的计算会不准确;分组过多则会使资料过于分散,分布的规律性不能明显地表示出来,描述性指标的计算过于烦琐。组数通常选择 8~15 组,一般取 10 组左右。实际工作中常采用等距分组,用极差除以组数来估计组距,组距用 i 来表示,即 $i=R/k$(k 为组数),一般取 10 个左右的组段,则参考组距为 $i=R/10$。组距的选择应符合专业习惯,得到参考组距后再结合实际情况做适当调整。例 3-1 中,$i=34/10=3.4$ mmHg,组距 i 取近似值 3 mmHg。

(3)确定组段:各组段中数值最大的值为终止值,称上限值;数值最小的值为起始值,称下限值。在确定各组段的上下限值时,相邻组段上下限值要连续但不能重叠,即除最后一组段外,其余组段只包含下限值,不包含上限值。最小值在第一组段,最大值在最后一组段。例 3-1 中,第一组段包括最小值 58 mmHg,最后一组段包括最大值 92 mmHg,各组段的详细情况见表 3-2。

(4)列表划记:将原始数据采用手工划记法或分卡法汇总,得到各个组段的观察单位数(频数)。例 3-1 采用手工划记法将原始数据汇总到表 3-2。

表 3-2 某年某地 120 名 18~35 岁健康成年男性的舒张压值(mmHg)频数表

舒张压值	划记	频数
58~	一	1
61~	正	4
64~	正 正	9
67~	正 正 下	13
70~	正 正 正一	16
73~	正 正 正丁	17
76~	正 正 正正	19
79~	正 正 正	15
82~	正 正 丁	12
85~	正 正	10
88~	下	3
91~93	一	1
合计	120	120

根据编制出的频数表即可了解该数值变量资料的频数分布特征。

2. 分类变量资料的频数表的编制方法 叙述如下。

(1)按性质或属性分组。

(2)清点各变量值及相同变量值出现的频数。

(3)计算各组的频率(%)。

【例 3-2】 某药治疗某病的疗效如表 3-3。

表 3-3　某药治疗某病的疗效

病情	病例数	有效数	有效率(%)
轻度	120	72	60
中度	40	16	40
重度	40	8	20
合计	200	96	48

二、频数图

1. 数值变量资料的频数图　数值变量资料编制频数表后,可以观察数据的分布情况,若绘成图则更直观。数值变量资料一般为连续性资料,适合绘制直方图,其编制方法见第二章统计图表。将表 3-2 资料绘制直方图,从图 3-1 中可明显看出该地区成年男性舒张压的分布特点:数据多集中在 76 mmHg 附近,两侧对称性下降,最小值不低于 58 mmHg,最大值不超过 93 mmHg。

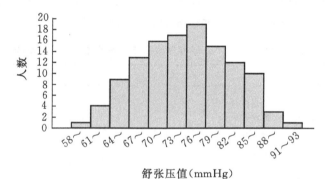

图 3-1　某年某地 120 名 18～35 岁健康成年男性的舒张压值(mmHg)频数图

2. 分类变量资料的频数图　分类变量资料,非连续性资料如果为分组独立的资料,可选择直条图;如果为构成比资料,可选择构成图;连续分类资料,如果表示变化的幅度,可选普通线图等。表 3-3 的资料绘制频数图可选择直条图,见图 3-2。

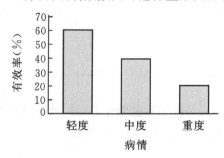

图 3-2　某药治疗某病的疗效

三、频数分布的特征及类型

1. 两个特征 频数分布的两个特征是集中趋势和离散趋势。这两种趋势在生物医学领域具有普遍性。总体中的个体具有某些同质性,由于同质性,所有实测值趋向同一数值的趋势称为集中趋势。如表 3-2 和图 3-1 显示,舒张压值向中央部分集中,即中等血压值者居多,集中在 76~79 mmHg 这个组段,这种现象为集中趋势。另外,同一总体中的个体之间又普遍存在各种差异,因此,该人群的舒张压值不会为同一数值,而表现出变量值之间参差不齐,这种现象称为离散趋势。如表 3-2 和图 3-1 显示,舒张压值从中央部分到两侧的频数分布逐渐减少,而且参差不齐,最低的为 58 mmHg,最高的接近 93 mmHg,这种现象称为离散趋势。

2. 两种类型 频数分布的两种类型是对称分布和偏态分布。对称分布指集中位置在正中,左右两侧频数分布大体对称。偏态分布指集中位置偏向一侧,频数分布不对称。偏态分布又有正偏态分布和负偏态分布之分。正偏态分布指集中位置偏向数值小的一侧。负偏态分布指集中位置偏向数值大的一侧。

四、频数表(图)的用途

(1)揭示频数分布的分布特征和分布类型。文献中常将频数表作为陈述资料的形式。

(2)进一步计算有关指标或进行统计分析。

(3)发现特大、特小的可疑值。频数表中如果连续出现多个 0 的频数后,又出现一些特大、特小变量值,其正确性有待核查,必要时可通过统计检验取舍。

(4)当样本含量较大时,可用各组段的频率作为概率的估计值。

第二节 数值变量资料的统计描述

频数表和频数图可以大致了解一组变量值的分布类型和特征,但如果要进一步用数字集中、明确的描述频数分布的特征,则应使用统计指标描述。

一、集中趋势

集中趋势在统计学中是指一组数据向某一中心值靠拢的程度,它反映了一组数据中心点的位置所在。描述一组变量值的集中位置或平均水平的指标称为平均数。它常作为一组数据的代表值进行资料间的比较,常用的平均数有算术均数、几何均数和中位数等。

(一)算术均数

算术均数简称均数,有总体均数和样本均数之分,总体均数用希腊字母 μ 表示,样本均数用英文字母 $\bar{x}$ 表示。

1. 计算方法 均数的计算方法有直接法和加权法两种。

(1)直接法:直接法适用于小样本资料,即所有变量值相加的和除以变量值个数。

计算公式：

$$\bar{x} = \frac{x_1 + x_2 + x_3 + \cdots + x_n}{n} = \frac{\sum x}{n} \qquad (\text{式 } 3-1)$$

式 $3-1$ 中，$\bar{x}$ 表示样本均数；$\sum$ 为求和符号，希腊字母（读作 sigma）；n 为变量值个数。

【例 $3-3$】 现测得 8 名健康人血液白细胞计数分别为 $4 \times 10^9/L, 7 \times 10^9/L$, $5 \times 10^9/L, 3 \times 10^9/L, 10 \times 10^9/L, 9 \times 10^9/L, 6 \times 10^9/L, 7 \times 10^9/L$。试求其白细胞均数。

本资料属小样本，故用直接法计算均数。

$$\bar{x} = \frac{\sum x}{n} = \frac{4 + 7 + 5 + 3 + 10 + 9 + 6 + 7}{8} = 6.4 \times 10^9/L$$

(2)加权法：相同变量值较多或分组资料常用加权法（weighting method）。

计算公式：

$$\bar{x} = \frac{\sum f x_0}{\sum f} \qquad (\text{式 } 3-2)$$

式 $3-2$ 中，f 表示频数，x_0 表示各组变量值的组中值，即：

$$x_0 = \frac{(\text{本组下限值} + \text{下一组下限值})}{2} = \text{本组下限值} + \frac{i}{2}$$

【例 $3-4$】 例 $3-1$ 的资料属于大样本资料，可以采用加权法计算舒张压值的均数。列表 $3-4$，计算组中值 x_0、$f x_0$、$\sum f$、$\sum f x_0$。

表 $3-4$　120 名 18～35 岁健康成年男性的舒张压值(mmHg)均数计算表

组段 (1)	频数 f (2)	组中值 x_0 (3)	$f x_0$ (4)=(2)×(3)
58～	1	59.5	59.5
61～	4	62.5	250.0
64～	9	65.5	589.5
67～	13	68.5	890.5
70～	16	71.5	1144.0
73～	17	74.5	1266.5
76～	19	77.5	1472.5
79～	15	80.5	1207.5
82～	12	83.5	1002.0
85～	10	86.5	865.0
88～	3	89.5	268.5
91～93	1	92.5	92.5
合计	120($\sum f$)	—	9108.0($\sum f x_0$)

计算均数。

$$\overline{x} = \frac{\sum fx_0}{\sum f} = \frac{9108.0}{120} = 75.9 \text{ mmHg}$$

该组资料的舒张值均数为 75.9 mmHg。

2. 均数的应用及注意事项 叙述如下。

(1)均数适用于对称分布,特别是正态分布的资料,不适用于偏态分布的资料。如有数据 3、4、5、6、17,可见数据多在 3~6,但均数为 7,显然不能代表这组数据的中心位置,此时应用几何均数或中位数描述其集中趋势。

(2)平均数的计算与应用必须建立在同质基础上,不是同质的、不是同类的观察值不允许合并求均数。如研究儿童生长发育时,将不同年龄、不同性别孩子的身高值混在一起计算平均数,是不允许的,即便计算出结果也是没有意义的。

(3)采用加权法计算均数时,分组要适当。分组是否适当是影响计算结果的重要因素,分组时组数过少,组距过大,各组组中值不能有效代表本组的各观察值,计算得出的均数就会不准确。

(二)几何均数

几何均数用英文字母 G 表示。

1. 计算方法 几何均数的计算方法有直接法和加权法两种。

(1)直接法:直接法适用于样本例数少的资料,即 n 个观察值相乘后开 n 次方。

计算公式: $$G = \sqrt[n]{x_1 x_2 \cdots x_n} \tag{式 3-3}$$

为了计算方便,常转换成对数形式计算,即:

$$G = \lg^{-1}\left(\frac{\lg x_1 + \lg x_2 + \cdots + \lg x_n}{n}\right) = \lg^{-1}\left(\frac{\sum \lg x}{n}\right) \tag{式 3-4}$$

可以看出,几何均数相当于各观察值对数的均数再取反对数。

【例 3-5】 现测得某地 10 名儿童注射某疫苗后一个月,血清抗体滴度分别为 1:5,1:5,1:5,1:5,1:5,1:5,1:10,1:10,1:20,1:40。试计算平均抗体滴度。

该资料的抗体滴度的倒数呈等比关系,宜采用几何均数计算抗体滴度均数。该资料例数较少,采用直接法计算。

先将血清抗体滴度转换成倒数:5,5,5,5,5,5,10,10,20,40,然后代入式 3-4 得:

$$G = \lg^{-1}\left(\frac{\sum \lg x}{n}\right) = \lg^{-1}\left(\frac{\lg 5 + \lg 5 + \lg 5 + \lg 5 + \lg 5 + \lg 5 + \lg 10 + \lg 10 + \lg 20 + \lg 40}{10}\right)$$
$$= \lg^{-1} 0.8097 = 6.45$$

故该资料的平均抗体滴度为 1:6.45。

(2)加权法:相同变量值较多或分组资料,可采用加权法。

计算公式: $$G = \lg^{-1}\left(\frac{f_1 \lg x_1 + f_2 \lg x_2 + \cdots + f_n \lg x_n}{\sum f}\right) = \lg^{-1}\left(\frac{\sum f \lg x}{\sum f}\right) \tag{式 3-5}$$

式中,$f_1, f_2, \cdots, f_n$ 表示各组的频数。

【例 3 - 6】 为了了解某疫苗注射后血清抗体产生情况,某市对 7～8 岁的 90 名学生注射疫苗后进行了观察,如表 3 - 5。试计算其平均血清抗体滴度。

表 3 - 5　某地 90 名学生注射某疫苗后血清抗体滴度分布情况

人数	血清抗体滴度分布						
	1：2	1：4	1：8	1：16	1：32	1：64	1：128
90	10	4	21	31	16	6	2

该资料样本含量大,重复数据多,且抗体滴度的倒数呈等比关系,因此宜用几何均数的加权法计算其平均血清抗体滴度。

列表 3 - 6,计算 $\lg x$、$f\lg x$、$\sum f$、$\sum f\lg x$。

表 3 - 6　血清抗体滴度均数计算表

抗体滴度 1：x (1)	频数 f (2)	滴度倒数 x (3)	$\lg x$ (4)	$f\lg x$ (5) = (2)×(4)
1：2	10	2	0.301	3.01
1：4	4	4	0.602	2.408
1：8	21	8	0.903	18.963
1：16	31	16	1.204	37.324
1：32	16	32	1.505	24.080
1：64	6	64	1.806	10.836
1：128	2	128	2.107	4.214
合计	90 ($\sum f$)	—	—	100.835($\sum f\lg x$)

将数据代入式 3 - 5 得:

$$G = \lg^{-1}\left(\frac{f_1\lg x_1 + f_2\lg x_2 + \cdots + f_n\lg x_n}{\sum f}\right) = \lg^{-1}\left(\frac{\sum f\lg x}{\sum f}\right) = \lg^{-1}\left(\frac{100.835}{90}\right) = 13.1947$$

故该资料的平均抗体滴度为 1：13.1947。

2. 几何均数的应用及注意事项　叙述如下。

(1)适用于呈倍数关系的等比资料或对数正态分布的资料。在医学研究中的一些血清学资料和微生物学资料,如抗体滴度、细菌计数、血清凝聚效价等,其数据特点是变量值间按倍数关系变化。人体血液或环境中某些有害物质的浓度,明显呈偏态分布的资料经过对数变换后呈正态分布,这些资料均可计算几何均数以描述其平均水平。

(2)应用中应注意变量值不能同时有正有负,也不能为零。

(3)同一资料算得的几何均数小于算术均数。

(三)中位数和百分位数

中位数是一组变量值的位置平均数,也就是将一组变量值从小到大按顺序排列,居中心位置的数值即为中位数,用英文字母 M 表示。

1. 计算方法 中位数的计算方法有直接法和频数表法两种。

(1)直接法:适用于样本例数少的资料。

当一组变量值的例数 n 为奇数时,将变量值从小到大排序后中间位置的变量值即为中位数。

$$M = x_{\frac{n+1}{2}} \qquad (式 3-6)$$

【**例3-7**】 7名某病的潜伏期分别为15天,2天,2天,4天,7天,3天,3天。试计算其潜伏期的中位数。

本资料 $n=7$ 为奇数,先将变量值按从小到大排序:2,2,3,3,4,7,15,则:

$M = x_{\frac{n+1}{2}} = x_4 = 3$

当一组变量值的例数 n 为偶数时,中位数为将变量值从小到大排序后中间两个变量值的算术均数。

$$M = \frac{x_{\frac{n}{2}} + x_{\frac{n}{2}+1}}{2} \qquad (式 3-7)$$

【**例3-8**】 10名某病的潜伏期分别为15天,2天,2天,4天,7天,3天,3天,3天,5天,2天。试请计算其潜伏期的中位数。

本资料 $n=10$ 为偶数,先将变量值按从小到大的排序:2,2,2,3,3,3,4,5,7,15,则:

$M = \dfrac{x_5 + x_6}{2} = \dfrac{3+3}{2} = 3$

(2)频数表法:适用于大样本资料。计算公式:

$$M = L + \frac{i}{f_M}\left(\frac{n}{2} - \sum f_L\right) \qquad (式 3-8)$$

式3-8中,L 为中位数所在组段的下限值,i 为组距,f_M 中位数所在组段的频数,$\sum f_L$ 中位数所在组段的上一组的累计频数。

【**例3-9**】 某社区卫生服务中心调查125例男性高血压的发病年龄分布情况见表3-7。试计算男性高血压发病年龄的中位数。

表3-7 某社区125例男性高血压发病年龄分布

发病年龄	20～	30～	40～	50～	60～	70～
例数	1	8	29	61	24	2

第一步:编制频数表,见表3-7或表3-8中(1)、(2)栏。

第二步:计算累计频数和累计频率。累计频数=本组频数+上一组累计频数。累计频率=本组累计频数/总例数×100%。表3-8中(3)、(4)栏所示。

表 3 − 8 某社区 125 例男性高血压发病年龄中位数计算表

发病年龄（岁）	例数	累计频数	累计频率（％）
（1）	（2）	（3）	（4）
20～	1	1	0.8
30～	8	9	7.2
40～	29	38	30.4
50～	61	99	79.2
60～	24	123	98.4
70～	2	125	100.0

第三步：确定中位数所在组段。累计频数超过半数的组段，或累计频率≥50％的组段即为中位数所在组段。

第四步：确定 L、i、f_M、$\sum f_L$ 的数值。$L = 50$，$f_M = 61$，$i = 10$，$\sum f_L = 38$。

第五步：代入式 3 − 8，计算中位数。

$$M = L + \frac{i}{f_M}\left(\frac{n}{2} - \sum f_L\right) = 50 + \frac{10}{61}\left(\frac{125}{2} - 38\right) = 54 \ 岁$$

故该社区 125 例男性高血压平均发病年龄为 54 岁。

百分位数是资料分布数列的百等份分割值，表示将 n 个观察值从小到大依次排列并 100 等分，处于第 x 百分位的数值，用 P_x 表示，即有 $x\%$ 的观察值比它小，$(100-x)\%$ 的观察值比它大，故中位数为 P_{50}。

2. 应用　叙述如下。

（1）中位数和百分位数用于描述偏态分布资料的集中位置。

（2）频数分布的一端或两端无确定数值的资料也可用中位数描述其平均水平，它不受两端特大、特小值的影响，当分布末端无确切数据时也可计算。

（3）中位数用于分布不清的资料的集中位置描述。

（4）百分位数用于描述样本或总体变量值序列某百分位置的水平，应用中注意，样本例数不够多时，两端的百分位数不稳定。百分位数还用于确定参考值范围。

二、离散趋势

多组资料均数相同，只说明其集中趋势相同，各组数据内部变量值参差不齐的程度可能不同。此时，常用极差（range，R）、方差（variance，Var）、标准差、变异系数（CV）等指标来描述资料的离散趋势。

（一）极差

极差又称全距，即最大和最小变量值之间的间距，用符号 R 表示。

用极差描述资料的离散程度简单明了，但由于极差只涉及最大值和最小值两个数值，没有利用观察值中的全部信息，不能反映观察值的整个变异度，样本的例数越多，极差越大，不够稳定。

(二)方差

如何用一个指标反映整个资料的变异程度呢?

每一个观察值与均数相减,即为离均差,$x-\mu$。离均差的和为0,即 $\sum (x-\mu) = 0$。显然,离均差的和不能反映资料的变异程度。采用离均差的绝对值之和或离均差平方和(SS)可用来描述资料的变异度,$SS = \sum (x-\mu)^2$。SS 有变量值个数(N)和变异度两个影响因素。SS 的均数(即方差)不受变量值个数的影响,用来描述资料的离散趋势较离均差的绝对值之和或离均差平方和更好。方差包括总体方差和样本方差。总体方差用符号 σ^2 表示,样本方差用符号 S^2 表示,计算公式如下。

$$\sigma^2 = \frac{\sum (x-\mu)^2}{N} \qquad (式 3-9)$$

样本方差计算公式中,分母用 $n-1$ 代替 N。

$$S^2 = \frac{\sum (x-\bar{x})^2}{n-1} \qquad (式 3-10)$$

式中 $n-1$ 称为自由度,符号为希腊字母 ν。若表示有 n 个变量受到 r 个必要条件的限制,则 $n-r$ 就是自由度,也就是有 $n-r$ 个变量值是可以自由变动的。

(三)标准差

因为方差的单位是原单位的平方,所以使用方差仍不方便。方差的算术平方根,即标准差,是一个更好的指标。相应的,标准差也有总体标准差和样本标准差之分,分别用希腊字母 σ 和英文 S 表示。

1. 计算方法 标准差的计算方法有直接法和加权法两种。

(1)直接法:适用于样本例数少的资料。

$$S = \sqrt{\frac{\sum (x-\bar{x})^2}{n-1}} = \sqrt{\frac{\sum x^2 - (\sum x)^2/n}{n-1}} \qquad (式 3-11)$$

【例 3-10】 某大学某女生宿舍的身高(cm)分别为 $164,160,163,159,166$。试计算其标准差。

$$\sum x = 164 + 160 + 163 + 159 + 166 = 812 \text{ cm}$$

$$\sum x^2 = 164^2 + 160^2 + 163^2 + 159^2 + 166^2 = 131902 \text{ cm}^2$$

$$S = \sqrt{\frac{\sum x^2 - (\sum x)^2/n}{n-1}} = \sqrt{\frac{131902 - 812^2/5}{5-1}} = 2.88 \text{ cm}$$

故女生身高值的标准差为 2.88 cm。

(2)加权法:适用于样本例数多的资料。

计算公式:
$$S = \sqrt{\frac{\sum fx_0^2 - (\sum fx_0)^2/\sum f}{\sum f - 1}} \qquad (式 3-12)$$

式 3-12 中,f、x_0 分别为各组段的频数、组中值。

【例 3－11】 计算例 3－1 资料的标准差。

先列表 3－9,并计算 x_0、fx_0、fx_0^2、$\sum fx_0$、$\sum fx_0^2$。

表 3－9　120 名 18～35 岁健康成年男性的舒张压值(mmHg)标准差计算表

组段 (1)	频数 f (2)	组中值 x_0 (3)	fx_0 (4)=(2)×(3)	fx_0^2 (5)=(3)×(4)
58～	1	59.5	59.5	3540.25
61～	4	62.5	250.0	15625.00
64～	9	65.5	589.5	38612.25
67～	13	68.5	890.5	60999.25
70～	16	71.5	1144.0	3812.45
73～	17	74.5	1266.5	94354.25
76～	19	77.5	1472.5	114118.75
79～	15	80.5	1207.5	97203.75
82～	12	83.5	1002.0	83667.00
85～	10	86.5	865.0	74822.50
88～	3	89.5	268.5	24030.75
91～93	1	92.5	92.5	8556.25
合计	120($\sum f$)	—	9108.0($\sum fx_0$)	619342.45($\sum fx_0^2$)

将数值代入式 3－12,计算标准差:

$$S = \sqrt{\frac{\sum fx_0^2 - (\sum fx_0)^2/\sum f}{\sum f - 1}} = \sqrt{\frac{619342.45 - (9108.0)^2/120}{120 - 1}} = 7.1 \, \text{mmHg}$$

故 120 名 18～35 岁健康成年男性的舒张压值(mmHg)标准差为 7.1 mmHg。

2. 用途 叙述如下。

(1)标准差可用于描述变量值的离散趋势和样本均数的代表性。在均数相近和单位相同的条件下,标准差越大,变量值分布的离散趋势越大,其均数的代表性越差;反之,标准差越小,变量值分布越集中,其均数的代表性越好。

(2)与均数结合可描述资料的分布情况。由于符合正态分布或近似正态分布的资料,其变量值的频数分布与正态分布是相近的,因此可以用正态分布理论对变量值分布类型进行概括估计。

(3)与均数结合可以计算变异系数。

(4)可以计算标准误。

(5)可以估计参考值范围。

(四)变异系数

变异系数又称离散系数,是标准差占均数的百分比例,用于比较单位不同或均数相差悬殊的多组资料的离散程度,用符号 CV 表示。其计算公式如下。

$$CV = \frac{S}{\bar{x}} \times 100\%$$ （式 3 - 13）

【例 3 - 12】 某年调查学龄儿童青少年生长发育情况,结果如下。7 岁女生体重均数 20.9 kg、标准差 2.6 kg,17 岁女生体重均数 50.5 kg、标准差 5.2 kg。试比较不同年龄阶段体重变异程度。

分析:本例中不同年龄阶段的体重单位虽然相同,但均数相差悬殊。因此,不宜比较标准差反映不同年龄体重变异程度,而适宜比较变异系数。

7 岁女生体重变异系数: $CV = \frac{S}{\bar{x}} \times 100\% = \frac{2.6}{20.9} \times 100\% = 12.44\%$

17 岁女生体重变异系数: $CV = \frac{S}{\bar{x}} \times 100\% = \frac{5.2}{50.5} \times 100\% = 10.30\%$

故 7 岁女生体重的变异程度更大些。

三、正态分布

(一)正态分布

1. 正态分布的概念 当对同质观察单位进行观察,且观察例数不断增多时,其频数分布会越来越表现出中间高两边低、左右对称的特征,这样的分布称为正态分布。

2. 正态分布的图形 将表 3 - 2 的 120 名 18～35 岁健康成年男性的舒张压值 (mmHg)频数分布绘成图 3 - 3 中的(1),可见高峰位于中部,左右两侧大致对称。可以设想,如果抽样观察例数逐渐增多,组距不断分细,就会逐渐形成一条高峰位于中央(均数所在处)、两侧完全对称地降低、但永远不与横轴相交的钟形曲线(图 3 - 3 中的(3)),这条曲线近似于数学上的正态分布(normal distribution)曲线。

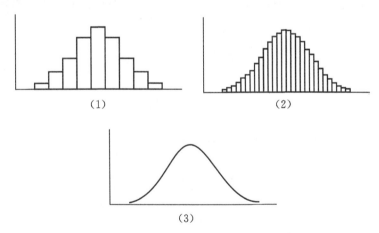

(1)　　　　　　　　　　(2)

(3)

图 3 - 3　频数分布逐渐接近正态分布示意图

统计学家按其变化参数,推导出正态分布密度函数 $f(x)$。

$$f(x) = \frac{1}{\sqrt{2\pi}\sigma} e^{-\frac{1}{2\sigma^2}(x-\mu)^2}, (-\infty < x < +\infty)$$ （式 3 - 14）

式中 μ 为均数; σ 为标准差; π 为圆周率; e 为自然对数的底,即 2.71828。以上均为常数,仅 x 为变量。

3. 正态分布的特征 其特征包括以下几方面(图 3 - 4)。

(1)正态分布曲线在横轴上方均数处最高。

(2)正态分布以均数为中心,左右对称。

(3)正态分布有两个参数,即均数 μ 和标准差 σ;常用 $N(\mu,\sigma^2)$ 表示均数为 μ、标准差为 σ 的正态分布。

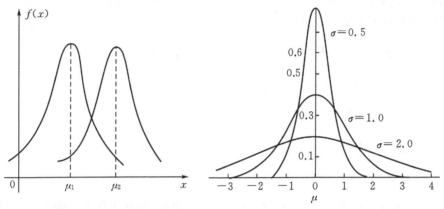

a. 均数不同、标准差相同的正态曲线   b. 均数相同、标准差不同的正态曲线

图 3 - 4 均数不同、标准差不同的正态分布示意图

(4)正态曲线下的面积分布有一定的规律(图 3 - 5)。曲线下和横轴间所包围的总面积为 1 或 100%。正态分布是一种对称分布,其对称轴为直线 $x=\mu$,即 $x>\mu$ 与 $x<\mu$ 范围内曲线下的面积相等,各占 50%(0.5);在 $\mu\pm\sigma$ 范围内的面积占总面积的 68.27%;在 $\mu\pm1.96\sigma$ 范围内的面积占总面积的 95%;在 $\mu\pm2.58\sigma$ 范围内的面积占总面积的 99%。

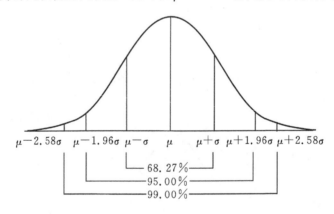

图 3 - 5 正态曲线下的面积分布有一定的规律

(二)标准正态分布

1. 标准正态分布的概念 标准正态分布是均数为 0、标准差为 1 的正态分布,符号表示 $N(0,1)$。对于任何一个均数为 μ、标准差为 σ 的正态分布,都可以转换成 $\mu=0$、$\sigma=1$ 的标准正态分布。为了应用方便,常将式 3 - 14 进行变量变换,即 $Z=(x-\mu)/\sigma$,

Z 变换后,$\mu=0$,$\sigma=1$,使原来的正态分布变换为标准正态分布,亦称 Z 分布或 u 分布(附表 1),如图 3-6。

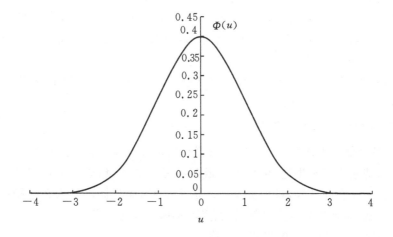

图 3-6 标准正态分布示意图

此时,式 3-14 化成:

$$\varphi(u)=\frac{1}{\sqrt{2\pi}}e^{-\frac{u^2}{2}},(-\infty<u<+\infty)\qquad(式3-15)$$

式 3-15 中,$\varphi(u)$ 为标准正态分布的密度函数,即纵轴高度。

根据 u 的不同取值,按式 3-15 可以绘出标准正态分布的图形(图 3-6)。

2. 标准正态曲线下面积的分布规律 其分布规律的图形见图 3-7。

(1)标准正态分布曲线下(-1,1)范围内的面积占总面积的 68.27%。

(2)标准正态分布曲线下(-1.96,1.96)范围内的面积占总面积的 95.00%。

(3)标准正态分布曲线下(-2.58,2.58)范围内的面积占总面积的 99.00%。

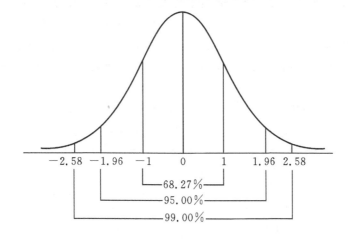

图 3-7 正态与标准正态曲线及其面积分布

(三)正态分布的应用

(1)估计频数分布类型:可初步检查样本资料的频数分布是否为正态分布。求出样本资料频数的实际分布后,再与理论分布对照,若实际分布与理论分布基本符合,则可初步认为该样本资料的频数分布是接近正态分布,否则不一定属于近似正态分布。

(2)估计医学参考值范围。

(3)实施质量控制:为了控制实验中的误差,实验室的质量控制中,常以 $\bar{x} \pm 2S$ 作为上、下警戒限;以 $\bar{x} \pm 3S$ 作为上、下控制限。

(四)医学参考值范围的估计

1. 医学参考值范围的意义 医学参考值是指正常人体或动物体的各种生理常数,正常人体液和排泄物中某种生理、生化指标或某种元素的含量,以及人体对各种试验的正常反应值等。由于存在变异,各种数据不仅因人而异,而且同一个人还会随机体内外环境的改变而改变,因而需要确定其波动的范围,即医学参考值范围。

2. 制订医学参考值范围的步骤 叙述如下。

(1)首先要确定一批样本含量足够的"正常人"。所谓"正常人"不是指机体任何器官、组织的形态及功能都正常的人,而是指排除了影响所研究指标的有关因素的同质人群,并对所选定的正常人进行准确测量。一般估计医学参考值的范围所需样本含量应在100 例以上,例数过少,确定的参考值范围往往不够准确。

(2)统一测定方法和标准以控制系统误差。

(3)根据专业知识确定单侧或双侧界值。若某种指标过高或过低均属异常,需要确定医学参考值范围的下限和上限,如白细胞计数;若某些指标过高为异常,需确定上限;若某指标过低为异常,需确定下限,如肺活量。

(4)根据研究目的和专业知识选定适当的百分界值,常用 80%、90%、95% 或 99%,其中最常用的是 95%。

(5)根据资料的分布特点,选用恰当参考值估计方法,如正态分布资料用正态分布法;对数正态分布资料用对数正态分布法;偏态分布资料用百分位数法。

3. 医学参考值范围估计方法 估计医学参考值百分界值的方法甚多,如正态分布法、对数正态分布法、百分位数法、曲线拟合法、容许区间法等。但最常用的方法主要有以下三种。

(1)正态分布法:适用于正态分布或近似正态分布资料,见表 3-10。

表 3-10 正态分布法估计医学参考值范围

百分界值(%)	双侧	单侧	
		上限值	下限值
90	$\bar{x} \pm 1.645S$	$\bar{x} + 1.282S$	$\bar{x} - 1.282S$
95	$\bar{x} \pm 1.960S$	$\bar{x} + 1.645S$	$\bar{x} - 1.645S$
99	$\bar{x} \pm 2.576S$	$\bar{x} + 2.326S$	$\bar{x} - 2.326S$

【例 3-13】 计算例 3-1 资料的医学参考值范围。

分析：某年某地 120 名 18～35 岁健康成年男性的舒张压值(mmHg)，服从正态分布，因此制订某地 18～35 岁健康成年男性的舒张压值的 95% 医学参考值范围，应采用正态分布法；又因为舒张压值过高过低都对健康不利，因此医学参考值范围需要制订双侧界值。

已知 $\bar{x}=75.9$ mmHg、$S=7.1$ mmHg、$z_{0.05/2}=1.96$

故 95% 的医学参考值范围为 $75.9\pm1.96\times7.1$ (mmHg)，即某地 18～35 岁健康成年男性的舒张压值的 95% 医学参考值范围为 62.0～89.8(mmHg)。

(2)对数正态分布法：适用于对数正态分布资料，见表 3-11。

表 3-11 对数正态分布法估计医学参考值范围

百分界值(%)	双侧	单侧	
		上限值	下限值
90	$\lg^{-1}(\bar{x}_{\lg x}\pm1.645S_{\lg x})$	$\lg^{-1}(\bar{x}_{\lg x}+1.282S_{\lg x})$	$\lg^{-1}(\bar{x}_{\lg x}-1.282S_{\lg x})$
95	$\lg^{-1}(\bar{x}_{\lg x}\pm1.96S_{\lg x})$	$\lg^{-1}(\bar{x}_{\lg x}+1.645S_{\lg x})$	$\lg^{-1}(\bar{x}_{\lg x}-1.645S_{\lg x})$
99	$\lg^{-1}(\bar{x}_{\lg x}\pm2.576S_{\lg x})$	$\lg^{-1}(\bar{x}_{\lg x}+2.326S_{\lg x})$	$\lg^{-1}(\bar{x}_{\lg x}-2.326S_{\lg x})$

(3)百分位数法：常用于偏态分布资料，见表 3-12。

表 3-12 百分位数法估计医学参考值范围

百分界值(%)	双侧	单侧	
		上限值	下限值
90	$P_5\sim P_{10}$	P_{90}	P_{10}
95	$P_{2.5}\sim P_{97.5}$	P_{95}	P_5
99	$P_{0.5}\sim P_{99.5}$	P_{99}	P_1

第三节 分类变量资料的统计描述

一、相对数

(一)相对数概念

相对数是指两个有联系的指标之比，是分类变量资料的统计描述指标。它可以是两个有联系的绝对数之比，也可以是两个统计指标之比。计算相对数的意义主要是在相同基数下相互比较。例如，某病用 A 法治疗 100 人，其中 80 人有效，B 法治疗 150 人，100人有效。若仅比较两组有效的绝对人数是不能得出正确结论的，而通过计算有效率 $\frac{80}{100}\times100\%=80.0\%$ 与 $\frac{100}{150}\times100\%=66.7\%$，可以容易地看出该样本 A 法优于 B 法。

常用相对数按性质和用途不同分为率、构成比及相对比。

(二)常用的相对数指标

1. 率 率(rate)表示在一定范围内,某现象的实际发生数与可能发生该现象的总数之比,用以说明某现象发生的频率大小或强度。其计算公式如下。

$$率 = \frac{某现象的实际发生数}{可能发生该现象的总数} \times k \qquad (式 3-16)$$

式 3-16 中的 k 为比例基数,可以是 100%、1000‰、10000/万、100000/10 万等,比例基数是由习惯用法的,常用的是百分率,如病死率、治愈率等;出生率、死亡率等则常用千分率;恶性肿瘤死亡率大都用十万分率,原则是保证计算的结果保留 1~2 位整数。

【例 3-14】 某医生用中西医结合疗法治疗胃溃疡,选择患者共 89 人,经 1 个月的治疗,治愈 47 人,则该疗法治愈率是多少?

$$该疗法治愈率 = \frac{47}{89} \times 100\% = 52.8\%$$

2. 构成比 构成比(constituent ratio)是指某事物内部某一组成部分的观察单位数与该事物各组成部分的观察单位总数之比,用以说明某一事物内部各组成部分所占的比重或分布。其计算公式如下。

$$构成比 = \frac{事物内部某一组成部分的观察单位数}{同一事物各个组成部分的观察单位总数} \times 100\% \qquad (式 3-17)$$

【例 3-15】 某正常人的白细胞分类计数见表 3-11 第(2)栏。试计算其构成比。

按式 3-17 计算得:

$$中性粒细胞构成比 = \frac{140}{200} \times 100\% = 70\%$$

其余类推。

从表 3-13 中可看出,构成比有如下特点:构成比说明某事物中各部分所占的比重,不能反映事物发生的频率或强度;分子是分母的组成部分;某一部分的构成比一定小于 100%,各部分构成比之和为 100%;某一部分构成比发生变化,其他部分构成比相应发生变化。

表 3-13 某正常人的白细胞分类计数构成比

白细胞分类 (1)	分类计数 (2)	构成比(%) (3)
中性粒细胞	140	70.0
淋巴细胞	50	25.0
单核细胞	5	2.5
嗜酸性粒细胞	4	2.0
嗜碱性粒细胞	1	0.5
合计	200	100.0

3. 相对比 相对比(relative ratio)是两个有关指标之比,用以描述两者的对比水平,说明甲是乙的若干倍或百分之几。其计算公式如下。

$$相对比 = \frac{甲指标}{乙指标}(倍或 \times 100\%)\qquad\qquad(式\ 3-18)$$

【例 3-16】 我国某年人口普查结果:男性人口 65355 万,女性人口 61228 万。试计算人口男女性别比。

$$性别比 = \frac{65355}{61228} = 1.067\ 倍$$

【例 3-17】 某市某年肺癌死亡率:城区为 19.39/10 万,郊区为 9.99/10 万。试计算相对比。

$$城区郊区肺癌死亡率比 = \frac{19.39}{9.99} = 1.94\ 倍$$

$$郊区城区肺癌死亡率比 = \frac{9.99}{19.39} = 51.52\%$$

(三)应用相对数时应注意的问题

(1)计算相对数的分母一般不宜太小。计算相对数时,如果样本含量过小,则相对数不稳定,很容易造成较大误差。如用某药治疗某病时,5 例中有 4 例治愈,即报道治愈率为 80%,显然这个治愈率很不稳定,此时最好直接用绝对数表示。

(2)资料分析时不能以构成比代替率。构成比通常只能说明某事物各组成部分的比重或分布,率则说明某现象发生的频率或强度。

如表 3-14 中某地各年龄组妇女宫颈癌普查资料,从第(4)栏患者构成比看,50~组患者的比重最高(37.2%),但不能认为该组的患病最严重,60~组的患病有所减少。若要了解究竟哪个年龄组的患病机会大,则必须计算各年龄组患病率,即第(5)栏,从各年龄组患病率可以看出,宫颈癌的患病率随着年龄增长而增高。尽管该地 60 岁以上的妇女患病率很高,但因该年龄组检查人数比低年龄组为少,致使该年龄段的患者人数少,故所占总患者数的比重小。

表 3-14 某地各年龄组妇女宫颈癌患病情况统计

年龄(岁) (1)	检查人数 (2)	患者数 (3)	患者构成比(%) (4)	患病率(1/万) (5)
<30	100000	3	1.2	0.3
30~	96667	29	11.2	3.0
40~	63000	82	31.8	13.0
50~	24000	96	37.2	40.0
60~	6000	48	18.6	80.0
合计	289667	258	100.0	8.9

(3)合计率也称平均率,计算观察单位不等的几个率的平均率时,不能将几个率直接相加求其平均率,必须将几个单位的总病例数除以总人口数求得。如表 3-14 中,合计患病率应为 $\frac{258}{289667} \times 10000/万 = 8.9/万$。

(4)做率或构成比的比较时应注意资料的可比性。用率或构成比做对比分析时,需检查相互比较的两组或几组资料是否具有可比性,这是分析比较的前提。除了研究因素之外,其余的因素应相同或相近。应注意以下两个方面。

1)研究对象是否同质,研究方法、观察时间、种族、地区、客观环境和条件是否一致。

2)其他影响因素在各组内部构成是否相同,若比较死亡率,要考虑各组的性别、年龄构成是否可比;若比较治愈率,要考虑各组的年龄、性别、病情、病程的构成是否相同;若内部构成不同,可比较分性别、年龄的率或者对率进行标准化。

(5)样本率(或构成比)的比较应做假设检验。进行样本率(或构成比)的比较,与均数的抽样研究一样应遵循随机化抽样原则。因样本率(或构成比)也有抽样误差的存在,所以不能凭数字表面大小作结论,应作差别的假设检验。

二、率的标准化法

(一)率的标准化法的意义

率的标准化法就是在一个指定的标准构成条件下进行率的对比的方法。

在医学科研和疾病防治工作中,我们对两个或多个频率指标进行比较时,如果这两组(或两组以上)对象内部构成存在差异,且差异又影响分析结果,则应该用率的标准化法消除这种影响,再做对比。

标准化法的基本思想就是采用统一的标准,消除混杂因素的影响,使资料具有可比性。

【例 3 - 18】 某地甲、乙两医院某病治愈情况,见表 3 - 15。试对两医院的治愈率进行比较。

表 3 - 15　甲、乙两医院某传染病治愈情况比较

类型	甲医院		乙医院	
	患者数	治愈率(%)	患者数	治愈率(%)
普通型	300	60.0	100	65.0
重型	100	40.0	300	45.0
爆发型	100	20.0	100	25.0
合计	500	48.0	500	45.0

从表 3 - 15 发现,甲医院各型传染病治愈率均低于乙医院,但总的传染病治愈率甲医院高于乙医院。其原因是甲、乙两医院该传染病的各型患者构成不同,甲医院以普通型患者为主,而乙医院则以重型患者为主,因此造成甲医院传染病总的治愈率较乙医院高。

为消除各型传染病患者构成不同的影响,需用标准化法。经标准化校正后的率,称为标准化率,亦称调整率。

(二)标准化率的计算

标准化率的计算方法有直接法和间接法两种。现仅介绍直接法。

1. 直接法　标准化的计算公式如下。

$$P' = \frac{N_1 p_1 + N_2 p_2 + \cdots + N_k p_k}{N} = \frac{\sum Np}{N} \qquad (式 3 - 19)$$

式 3-19 中，P' 为标准化率，$N_1, N_2, \cdots, N_k$ 为标准构成的每层例数，$p_1, p_2, \cdots, p_k$ 为原始数据中各层的率，N 为标准构成的总例数。上式也可写成：

$$P' = C_1 p_1 + C_2 p_2 + \cdots + C_k p_k = \sum Cp \qquad (式 3-20)$$

式 3-20 中，$C_i = \dfrac{N_i}{N}$ 为标准构成比。

2. 标准构成的选取 叙述如下。

(1)选取有代表性的、较稳定的、数量较大的人群构成作为标准，如全国范围或全省范围的数据作为标准构成。国际比较时需要采用世界通用的标准。

(2)取两组之和作为标准构成。

(3)任意选取其中一组的构成作为标准构成。

【**例 3-19**】 据表 3-15 资料计算甲、乙两医院传染病的标准化治愈率。

取比较各组的各层例数的合计作为标准构成，即将两医院同病型的人数之和作为标准构成。根据两医院原各层的治愈率，计算甲、乙两医院各型传染病患者的预期治愈人数，最后得到甲、乙两医院某传染病标化后的总治愈率，其计算如表 3-16 所示。

表 3-16　消除构成影响后两医院某传染病治愈率的比较

类型	标准构成人数	甲医院		乙医院	
		原治愈率(%)	预期治愈人数	原治愈率(%)	预期治愈人数
普通型	400	60.0	240	65.0	260
重型	400	40.0	160	45.0	180
爆发型	200	20.0	40	25.0	50
合计	1000	48.0	440	45.0	490

按式 3-19 计算得到甲医院标准化后的总治愈率为：

$$P' = \frac{440}{1000} \times 100\% = 44.0\%$$

乙医院标准化后的总治愈率为：

$$P' = \frac{490}{1000} \times 100\% = 49.0\%$$

经标准化后，消除了两医院各型传染病患者构成不同的影响，得出乙医院标准化后的总治愈率高于甲医院标准化后的总治愈率。

(三)应用标准化法的注意事项

(1)标准化法只适用于两组资料内部构成不同有可能影响两组总率比较的情况，否则，则不必标准化。

(2)标准化率不反映某时、某地的实际水平，只表明相互比较资料间的相对水平。当选用标准不同时，所得的标准化率的数据也不同，但结论是一致的，故在比较几组资料标化率时，须采用相同的标准和相同的标准化方法。

(3)如果不计算标准化率，而分别比较各分组的率时，也可得出正确结论，但不能直接比较总率的大小。

(4)比较样本代表的总体标准化率是否存在差异时，需做假设检验。

三、动态数列

动态数列又称时间数列或时间序列,是一系列按时间顺序排列起来的统计指标,包括绝对数、相对数或平均数,用以说明事物在时间上的变化和发展趋势。

动态数列分析是建立在相对比基础上,常采用定基比和环比两种指标,常用的分析指标有绝对增长量、发展速度与增长速度、平均发展速度与平均增长速度。

【例 3 - 20】 某医院 1990—1998 年床位的统计数据见表 3 - 17。试做动态分析。

表 3 - 17　某地 1990—1998 年床位动态变化

年份 (1)	指标 符号 (2)	年末 床位数 (3)	绝对增长量		发展速度(%)		增长速度(%)	
			累计 (4)	逐年 (5)	定基比 (6)	环比 (7)	定基比 (8)	环比 (9)
1990	a_0	5420	—	—	100.0	100.0	—	—
1991	a_1	5608	188	188	103.4	103.4	3.4	3.4
1992	a_2	5766	346	158	106.4	102.9	6.4	2.9
1993	a_3	5886	466	120	108.6	102.1	8.6	2.1
1994	a_4	5991	571	105	110.5	101.7	10.5	1.7
1995	a_5	6284	864	293	115.9	104.9	15.9	4.9
1996	a_6	6609	1189	325	121.9	105.2	21.9	5.2
1997	a_7	6955	1535	346	128.3	105.3	28.3	5.3
1998	a_8	7352	1932	397	135.6	105.7	35.6	5.7

1. 绝对增长量　说明事物在一定时期所增长的绝对值。

(1)累计增长量,若以 1990 年床位数为基数,则各年床位数与其相减即得,如表 3 - 17 第(4)栏中 1995 年较 1990 年,床位数增长量为 6284 - 5420 = 864(张)。

(2)逐年增长量,即以下一年床位数与上一年相减,如表 3 - 17 第(5)栏。

2. 发展速度和增长速度　叙述如下。

(1)定基比,即统一用某个时间的指标为基数,以各时间的指标与之相比。

(2)环比,即以前一个时间的指标为基数,以相邻的后一指标与之相比。发展速度和增长速度均为比值,说明事物在一定时期的速度变化。

$$增长速度 = 发展速度 - 1(或 100\%)　　　　　　（式 3 - 21）$$

3. 平均发展速度和平均增长速度　用于概括某一时期的速度变化,即该时期环比的几何均数。其计算公式如下。

$$平均发展速度 = \sqrt[n]{\frac{a_n}{a_0}}　　　　　　（式 3 - 22）$$

式中 a_0:基期指标;a_n:第 n 年指标。

$$平均增长速度 = 平均发展速度 - 1　　　　　　（式 3 - 23）$$

现对例 3 - 20 表 3 - 17 第(1)、(3)栏资料做动态分析。

本例平均发展速度 $= \sqrt[8]{7352/5420} = 1.039(103.9\%)$

平均增长速度 $= 1.039 - 1 = 0.039(3.9\%)$

由表 3-17 可见,该地 1990 年设有床位 5420 张,至 1998 年已达到 7352 张,相当于原有数的 135.6%,九年间共增加了 1932 张,增加了 35.6%。虽然每年床位均有增加,但发展不平衡,1990—1994 年间每年递增 105~188 张,递增速度 1.7%~3.4%,且逐年下降;1995—1998 年每年递增 293~397 张,递增速度达 4.9%~5.7%,且逐年上升。此期间的平均发展速度为 103.9%,平均增长速度为 3.9%。

动态数列的分析不仅可以总结过去,而且可以进行预测,以及根据平均发展速度式 3-22 计算几年后达到的指标。如根据表 3-15 资料预测 2000 年的床位数,代入式 3-22。

$$1.039 = \sqrt[10]{a_{10}/5420}$$

得 $a_{10} = 7946$ 张,即根据该地 1990—1998 年平均发展速度,到 2000 年末,该地床位数可达 7946 张。预测时宜用近期比较稳定的发展速度,可求得更为接近实际的预测值。

综合测试题

一、选择题

1. 统计分析包括

A. 参数估计和假设检验 　　　　　 B. 参数估计

C. 假设检验 　　　　　　　　　　 D. 统计描述

E. 统计描述和统计推断

2. 研究一组变量值的分布规律时,编制频数表的第一个步骤应该是

A. 列表划记 　　　　　　　　　　 B. 确定组数

C. 确定组距 　　　　　　　　　　 D. 找出这组变量值的最大值和最小值

E. 以上都不是

3. 编制频数表时适宜组数一般为

A. 5~10 　　　　 B. 8~15 　　　　 C. 15~20 　　　　 D. 20~25

E. 25~30

4. 编制频数表的主要目的是

A. 进行统计推断 　　　　　　　　 B. 参数估计

C. 假设检验 　　　　　　　　　　 D. 参数估计和假设检验

E. 观察变量值的分布规律

5. 绘制频数表的直方图时,如果其峰向变量值小的一侧偏移,则此分布称为

A. 正偏态分布 　　 B. 二项分布 　　 C. 正态分布 　　 D. 负偏态分布

E. 以上都不是

6. 绘制频数表的直方图时,如果其峰向变量值大的一侧偏移,则此分布称为

A. 正偏态分布 　　 B. 二项分布 　　 C. 正态分布 　　 D. 负偏态分布

E. 以上都不是

7. 描述一组正态分布资料的平均水平应选择用

A. 算术均数　　　　B. 几何均数　　　　C. 中位数　　　　D. 变异系数

E. 标准差

8. 描述一组呈等比关系资料的平均水平应选择用

A. 算术均数　　　　B. 方差　　　　C. 中位数　　　　D. 变异系数

E. 几何均数

9. 一组变量值呈对数正态分布,描述其集中趋势应选择用

A. 算术均数　　　　B. 几何均数　　　　C. 中位数　　　　D. 变异系数

E. 标准差

10. 一组变量值呈负偏态分布,描述其集中趋势应选择用

A. 算术均数　　　　B. 几何均数　　　　C. 中位数　　　　D. 变异系数

E. 标准差

11. 下列不能计算几何均数的是

A. 变量值呈对数正态分布　　　　　　B. 变量值超过 1000

C. 变量值全为负数　　　　　　　　　D. 变量值呈等比关系

E. 变量值中有 0

12. 一组变量值均同乘(或除)以一个常数(不为 0 或 1 的数)后

A. 均数不变　　　　　　　　　　　B. 标准差不变

C. 中位数不变　　　　　　　　　　D. 变异系数不变

E. 以上都变

13. 一组变量值均同加(或减)去一个常数(不为 0 的数)后

A. 均数不变　　　　　　　　　　　B. 标准差不变

C. 中位数不变　　　　　　　　　　D. 变异系数不变

E. 以上都变

14. 描述抗体滴度的平均水平应选择用

A. 算术均数　　　　B. 几何均数　　　　C. 中位数　　　　D. 变异系数

E. 标准差

15. 描述正态分布资料的离散趋势最常用的指标是

A. 极差　　　　B. 四分位数间距　　　　C. 标准差　　　　D. 变异系数

E. 均数

16. 正态曲线下横轴上方,从 μ 到 $\mu+1.96\sigma$ 的面积为

A. 95%　　　　B. 99%　　　　C. 47.5%　　　　D. 49.5%

E. 97.5%

17. 正态曲线下横轴上方,从 μ 到 $\mu-2.58\sigma$ 的面积为

A. 95%　　　　B. 99%　　　　C. 47.5%　　　　D. 49.5%

E. 97.5%

18. 标准正态曲线下横轴上方,从 0 到 -1.96 的面积为

A. 95%　　　　B. 99%　　　　C. 47.5%　　　　D. 49.5%

E. 97.5%

19. 关于相对数的论述,下列说法正确的是

A. 计算相对数时,分母的例数不应该太少,例数少时,计算结果的误差较大,此时使用绝对数较好

B. 构成比和率都是相对数,因此其表示的实际意义是相同的

C. 如果要将两个率合并时,将各组率相加求和即可

D. 任何资料间都可进行率的比较

E. 样本率和构成比都无抽样误差无须做统计分析

20. 某医院某年住院患者中胃癌患者占 4%,此处 4% 为

A. 率　　　　　　B. 构成比　　　　　　C. 相对比　　　　　　D. 强度指标

E. 频率指标

21. 计算麻疹疫苗接种后血清检查的阳转率,分母为

A. 麻疹易感人群　　　　　　　　　　B. 麻疹患者数

C. 麻疹疫苗接种后阳转人数　　　　　D. 麻疹疫苗接种人数

E. 该地所有患过麻疹的儿童人数

22. 对计数资料进行统计描述的主要指标是

A. 平均数　　　　　　B. 相对数　　　　　　C. 标准差　　　　　　D. 变异系数

E. 中位数

23. 下列为相对比的指标是

A. 中位数　　　　　　B. 几何均数　　　　　　C. 均数　　　　　　D. 标准差

E. 变异系数

24. 说明某现象发生强度的指标为

A. 构成比　　　　　　B. 相对比　　　　　　C. 定基比　　　　　　D. 环比

E. 率

25. 在 2008 年国家卫生服务调查中,随机调查了某村 60 户的 195 名居民,其中已婚育龄妇女 32 人,近 1 年有孕产妇 3 名,其中乡镇卫生院分娩的 1 名,家中分娩的 2 名,则正确的表述为

　　A. 3 名产妇中有 1 名住院分娩　　　　B. 住院分娩率为 0.5%

　　C. 住院分娩率为 33.3%　　　　　　　D. 住院分娩率为 3.1%

　　E. 住院分娩率为 50.0%

26. 用某新药治疗急性腹泻患者 31 例,一周后痊愈 25 例,由此可认为

A. 新药疗效好

B. 该新药疗效一般

C. 该新药只有近期疗效

D. 此治疗例数少,可用置信区间推论治疗情况

E. 无法说明该新药疗效是否有意义

27. 经调查得知甲、乙两地的冠心病粗死亡率为 40/10 万,按年龄构成标化后,甲地冠心病标化死亡率为 45/10 万;乙地为 38/10 万,因此可以认为

　　A. 甲地年龄别人口构成较乙地年轻　　　B. 乙地年龄别人口构成较甲地年轻

　　C. 甲地冠心病诊断较乙地准确　　　　　D. 乙地冠心病诊断较甲地准确

E. 甲地年轻人患冠心病较乙地多

28. 某地区某种疾病在某年的发病人数为 a_0，以后历年为 $a_1, a_2, \cdots, a_n$，则该疾病发病人数的年平均增长速度为

A. $\dfrac{a_0 + a_1 + \cdots + a_n}{n+1}$

B. $\sqrt[n+1]{a_0 \times a_1 \times \cdots \times a_n}$

C. $\dfrac{a_n - a_0}{n}$

D. $\sqrt[n]{a_n / a_0}$

E. $\sqrt[n]{a_n / a_0} - 1$

二、简答题

1. 反映总体集中趋势的指标有哪几种？集中趋势指标有什么特点和作用？

2. 表示离散趋势指标有哪些？它有哪些用途？

三、计算分析题

1. 某校 2015 年 11 岁女学生身高的均数为 146.7 cm，标准差 10.2 cm；体重的均值为 34.1 kg，标准差为 7.9 kg。请分析 11 岁女生的身高和体重哪个变异度更大。

2. 某医院现有工作人员 900 人，其中男性 760 人，女性 140 人，在一次流感中发病者有 108 人，其中男性患者 79 人，而女性患者 29 人。试计算：①该院总流感发病率；②男、女流感发病率；③男、女患者占总发病人数的百分比。

3. 试就表 3-18 资料分析比较甲、乙两医院乳腺癌手术后的五年生存率。

表 3-18　甲、乙两医院乳腺癌手术后的五年生存率(%)

腋下淋巴结转移	甲医院			乙医院		
	病例数	生存数	生存率	病例数	生存数	生存率
无	45	35	77.77	300	215	71.67
有	710	450	68.38	83	42	50.60
合计	755	485	64.24	383	257	67.19

（闫瑞霞　刘双喜）

第四章 抽样误差与参数估计

统计分析包括统计描述和统计推断。前面已介绍用于样本资料特征描述的各种统计量，如样本均数、样本标准差、样本率等。计算样本统计量的一个重要目的在于对总体特征进行统计推断(statistical inference)，即利用样本所提供的信息来推断总体的特征，但是，由于个体差异的存在，当利用样本统计量推断总体参数的过程中，不可避免地存在抽样误差，而对于随机样本，抽样误差的大小是可以控制的。参数估计(parameter estimation)有点值估计(point estimation)和区间估计(interval estimation)两种方法。本章主要介绍统计分析过程中抽样误差以及参数估计的基本概念和有关方法。

第一节 抽 样 误 差

一、均数的抽样误差

了解总体特征的最好办法是对于总体的每一个研究对象进行观察、实验。但在医学研究过程中甚至其他领域的实际研究过程中，由于总体的特点，我们很难拿到总体信息。例如，当遇到人类平均寿命的这个问题时，我们对于这样的一个无限总体，不可能收集到所有的数据；当遇到一个有限总体，但由于人力、物力和时间等，我们不可能也没有必要收集所有的数据。所以，只能通过抽样研究，利用样本信息来了解总体信息。在之前的学习过程中我们介绍了参数、统计量与误差的基本概念。由于存在个体差异，当用样本统计量作为相应总体参数的估计值时，不可避免地存在抽样误差，但对于随机样本，抽样误差的大小是可以度量的，且与样本含量有关。由于抽样造成了样本均数与总体均数之间、样本均数与样本均数之间的差别，称为抽样误差。

下面以均数的模拟抽样实验为例，说明样本均数的抽样误差的概念以及其度量方法。假设从正态总体 $N(6.00, 0.22^2)$ 中随机产生 $n = 100$ 的 100 个样本，计算每个样本的均数和标准差，结果见表 4-1。

由表 4-1 可见，从同一总体中随机抽取样本含量 $n = 100$ 的若干样本，各样本算得的样本均数 $\bar{x}_i$ 并不等于相应的总体均数 6.00，且各样本均数 $\bar{x}_i$ 也不完全相同。

表 4-1 100 个样本模拟抽样实验的均数、标准差和 95% 可信区间 ($\mu = 6.00$, $\sigma = 0.22$)

样本编号	均数 $\bar{x}_i$	标准差 S_i	95%可信区间 下限	95%可信区间 上限	样本编号	均数 $\bar{x}_i$	标准差 S_i	95%可信区间 下限	95%可信区间 上限
1	5.99	0.24	5.94	6.04	51	6.01	0.22	5.97	6.06
2*	6.05	0.21	6.01	6.09	52	5.98	0.22	5.94	6.03
3	6.02	0.20	5.98	6.05	53	6.00	0.27	5.95	6.05

续表

样本编号	均数 $\bar{x}_i$	标准差 S_i	95%可信区间		样本编号	均数 $\bar{x}_i$	标准差 S_i	95%可信区间	
			下限	上限				下限	上限
4	5.99	0.23	5.95	6.04	54	5.99	0.23	5.94	6.04
5	6.00	0.20	5.96	6.04	55	6.03	0.22	5.99	6.07
6	5.98	0.22	5.94	6.03	56	6.01	0.24	5.96	6.06
7	6.02	0.19	5.98	6.05	57	5.98	0.23	5.93	6.02
8	6.00	0.25	5.96	6.05	58	6.03	0.22	5.99	6.07
9	6.02	0.23	5.97	6.06	59	6.00	0.21	5.96	6.04
10	6.02	0.23	5.98	6.07	60	5.99	0.24	5.95	6.03
11	5.99	0.23	5.94	6.03	61	5.97	0.22	5.92	6.01
12	6.01	0.23	5.97	6.06	62	5.99	0.23	5.95	6.04
13	6.02	0.21	5.97	6.06	63*	6.05	0.20	6.01	6.09
14	6.02	0.26	5.96	6.07	64	6.02	0.19	5.98	6.05
15	5.99	0.25	5.94	6.04	65	5.99	0.22	5.95	6.03
16	6.01	0.23	5.97	6.06	66	6.00	0.19	5.96	6.04
17*	6.04	0.21	6.02	6.08	67	5.98	0.21	5.94	6.02
18	6.01	0.21	5.97	6.05	68	6.02	0.18	5.98	6.05
19	6.00	0.23	5.95	6.04	69	6.00	0.24	5.96	6.05
20	5.99	0.23	5.95	6.04	70	6.02	0.22	5.97	6.06
21	6.01	0.23	5.96	6.05	71	6.02	0.21	5.98	6.06
22	5.98	0.24	5.93	6.03	72	6.00	0.22	5.95	6.04
23	5.96	0.24	5.92	6.01	73	6.01	0.22	5.97	6.06
24	5.98	0.23	5.93	6.02	74	6.01	0.20	5.98	6.05
25	6.00	0.24	5.95	6.04	75	6.01	0.26	5.96	6.06
26	6.03	0.24	5.98	6.07	76	5.99	0.24	5.95	6.04
27	6.04	0.23	5.99	6.08	77	6.01	0.23	5.97	6.05
28	6.01	0.21	5.97	6.05	78	6.03	0.20	5.99	6.07
29*	6.05	0.24	6.02	6.10	79	6.01	0.21	5.97	6.06
30	6.01	0.22	5.97	6.05	80	6.00	0.22	5.96	6.04
31	5.99	0.25	5.94	6.04	81	6.01	0.21	5.96	6.05
32	6.04	0.24	5.99	6.08	82	6.02	0.21	5.98	6.06
33	5.99	0.23	5.94	6.03	83	5.98	0.23	5.93	6.02
34	5.98	0.24	5.93	6.02	84	5.96	0.23	5.92	6.01
35	5.99	0.23	5.94	6.03	85	5.98	0.22	5.94	6.02
36	6.02	0.22	5.98	6.06	86	5.98	0.23	5.93	6.02
37	5.98	0.23	5.93	6.02	87*	6.04	0.23	6.01	6.09
38	5.99	0.22	5.95	6.04	88	6.02	0.22	5.98	6.07

样本编号	均数 $\bar{x}_i$	标准差 S_i	95%可信区间 下限	95%可信区间 上限	样本编号	均数 $\bar{x}_i$	标准差 S_i	95%可信区间 下限	95%可信区间 上限
39	5.99	0.24	5.95	6.04	89	6.01	0.20	5.97	6.05
40	6.03	0.24	5.99	6.08	90	6.04	0.22	6.01	6.08
41	5.96	0.21	5.92	6.00	91	6.02	0.21	5.98	6.07
42	5.99	0.26	5.95	6.05	92	6.00	0.23	5.94	6.04
43	6.02	0.23	5.98	6.06	93	6.03	0.23	5.98	6.07
44	6.03	0.26	5.98	6.08	94	5.99	0.22	5.95	6.03
45	5.98	0.22	5.93	6.02	95	5.98	0.23	5.94	6.03
46	6.02	0.21	5.98	6.07	96	5.99	0.21	5.96	6.04
47	5.96	0.25	5.92	6.01	97	6.01	0.21	5.97	6.05
48	6.03	0.22	5.98	6.07	98	5.99	0.22	5.95	6.04
49	6.01	0.23	5.96	6.05	99	5.99	0.21	5.95	6.03
50	5.98	0.23	5.94	6.03	100	6.00	0.22	5.95	6.04

* 表示该样本资料算得的可信区间未包含已知总体均数 6.00。

根据结果可以看出,从正态总体 $N(\mu,\sigma^2)$ 中随机抽取样本含量为 n 的样本,每抽取一个样本可计算一个样本均数 $\bar{x}$,重复多次抽样可得到许多样本均数,有一定的特点:各样本均数不一定等于总体均数,同时各样本均数之间也存在着差异,进一步研究发现这些样本均数服从正态分布。如前面所述的抽样实验中已求得 100 个样本均数,其中多数与总体均数 6.00 比较接近而集中分布在其周围,且左右基本对称,见表 4-2 和图 4-1。

表 4-2 抽样实验中 100 个样本均数的分布

样本均数	频率	百分比(%)	有效百分比(%)	累积百分比(%)
5.96	4	4.0	4.0	4.0
5.97	1	1.0	1.0	5.0
5.98	14	14.0	14.0	19.0
5.99	20	20.0	20.0	39.0
6.00	12	12.0	12.0	51.0
6.01	17	17.0	17.0	68.0
6.02	16	16.0	16.0	84.0
6.03	8	8.0	8.0	92.0
6.04	5	5.0	5.0	97.0
6.05	3	3.0	3.0	100.0
合计	100	100.0	100.0	—

由中心极限定理可知,样本均数的抽样分布具有如下特点:①从正态总体 $N(\mu,\sigma^2)$ 中随机抽取例数为 n 的样本,其样本均数 $\bar{x}$ 的分布服从正态分布 $x \sim N(\mu,\sigma^2/n)$;②从非正态总体中抽样,当 n 足够大时,则 $\bar{x}$ 的抽样分布近似服从正态分布 $N(\mu,\sigma^2/n)$。

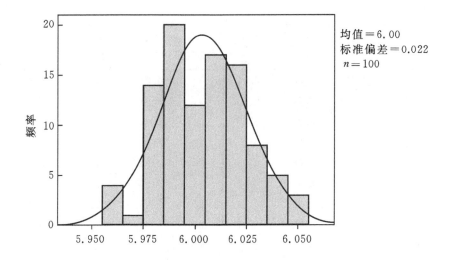

图 4-1　抽样实验中 100 个样本均数的分布

为了与反映个体差异的标准差 σ 相区别,样本均数的标准差用 $\sigma_{\bar{x}}$ 表示,称为均数的标准误。它表示样本均数的离散程度,用以反映样本均数抽样误差的大小。其计算公式如下。

$$\sigma_{\bar{x}} = \frac{\sigma}{\sqrt{n}} \qquad (式4-1)$$

如表 4-1 的抽样实验,$\sigma=0.22$,$\sigma_{\bar{x}}=0.22/\sqrt{100}=0.022$。$\sigma=0.22$ 表示个体变异,$\sigma_{\bar{x}}=0.022$ 为 $n=100$ 时样本均数 $\bar{x}_i$ 的标准差,即抽样误差的大小。

统计上通常将统计量(如样本均数 $\bar{x}$、样本率 P 等)的标准差称为标准误(SE)。标准误是反映样本统计量抽样误差大小的指标。由式 4-1 可见,样本均数 $\bar{x}$ 的标准误 $\sigma_{\bar{x}}$ 的大小与总体标准差成正比,与样本含量的平方根成反比。也就是说,当样本含量 n 一定时,σ 越大,即样本的个体差异越大,$\sigma_{\bar{x}}$ 就越大,样本均数的抽样误差就越大;σ 越小,$\sigma_{\bar{x}}$ 就越小,即样本均数抽样误差就越小。当 σ 一定时,n 越大,$\sigma_{\bar{x}}$ 就越小;n 越小,$\sigma_{\bar{x}}$ 就越大。故影响抽样误差大小的主要因素是样本含量。σ 作为总体参数(常数)通常是未知的,在实际工作中常用样本标准差 S 来估计 σ。因此,通过样本估计标准误的计算公式如下。

$$S_{\bar{x}} = \frac{S}{\sqrt{n}} \qquad (式4-2)$$

将上述抽样实验的第一个样本的标准差 $S=0.24$ 及例数 $n=100$ 代入式 4-2 得到结果。

$$S_{\bar{x}} = \frac{0.24}{\sqrt{100}} = 0.024$$

二、率的抽样误差

在同一总体中随机抽取样本含量相同的若干样本时,样本指标之间的差异以及样本指标与总体指标的差异,称为抽样误差。统计学上,对于抽样过程中产生的样本率与总体率之间,样本率与样本率之间的差异称为率的抽样误差。

详见本教材第六章第一节内容。

第二节　t 值与 t 分布

由正态分布以及标准正态分布的内容可知,若随机变量 x 服从正态分布 $N(\mu, \sigma^2)$,则通过 u 变换($u = \dfrac{x-\mu}{\sigma}$),可将一般的正态分布转换为 $\mu=0$、$\sigma=1$ 的标准正态分布,即 u 分布。同理,样本均数若服从正态分布也可以经 u 变换转化为标准正态分布,如式 4-3。

$$u = \frac{\overline{x} - \mu}{\sigma_{\overline{x}}} \qquad\qquad \text{(式 4-3)}$$

在实际工作中,由于 $\sigma_{\overline{x}}$ 未知,用 $S_{\overline{x}}$ 代替,则 $\dfrac{\overline{x}-\mu}{S_{\overline{x}}}$ 不再服从标准正态分布,而服从 t 分布。

$$t = \frac{|\overline{x} - \mu|}{S_{\overline{x}}} = \frac{|\overline{x} - \mu|}{S/\sqrt{n}} \qquad \upsilon = n-1 \qquad \text{(式 4-4)}$$

式中 υ 为 t 分布的自由度。当一种分布(如 t 分布)与自由度有关时,每个自由度都对应一条分布曲线(如 t 分布曲线),见图 4-2。

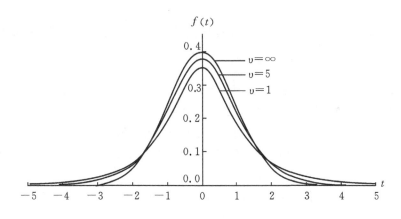

图 4-2　自由度分别为 1、5 和 ∞ 时对应的 t 分布曲线

由图 4-2 可见,t 分布是一簇曲线。当自由度 υ 不同时,曲线的形状不同。当 $\upsilon \to \infty$ 时,t 分布趋近于标准正态分布,但当自由度 υ 较小时,与标准正态分布差异较大。

t 分布与标准正态分布相比有以下特点。

(1)二者都是单峰分布,t 分布曲线以 $t=0$ 为中心左右两侧对称。

(2)t 分布曲线的峰值较低,而尾部曲线较高,说明远侧 t 值的个数相对较多,自由度越小这种情况越明显。

(3)随着自由度的增大,t 分布越来越接近于标准正态分布;当 $\upsilon=\infty$ 时,t 分布的极限分布是标准正态分布。

t 分布临界值表(附表 2)是在给定自由度 υ 的条件下,t 分布曲线下双侧尾部面积为 α

时对应的 t 分布临界值,记作 $t_{a/2,v}$。例如,双侧 $t_{0.05/2,10}=2.228$。当 $v=\infty$ 时,$t_{a/2,\infty}=u_{a/2}$,所以标准正态分布的常用临界值也可以在 t 分布临界值表中查到。同时给出了 t 分布曲线下单侧尾部面积的临界值 $t_{a,v}$,如单侧 $t_{0.05,10}=1.812$。同一个临界值对应的双侧 P 值为单侧 P 值的两倍,如查 t 分布临界值表,双侧 $t_{0.10/2,20}=$ 单侧 $t_{0.05,20}=1.725$。

第三节 参 数 估 计

统计学的目的是要了解总体信息,因为实际情况的局限性,我们通常会通过了解样本信息进而了解总体信息,所以参数估计就是利用样本信息估计总体信息的一种方法,即样本统计量估计总体参数的一种方法,包括点值估计和区间估计两种方法。由于点值估计就是把样本信息作为总体信息的一种方法,较为简单,同时也没有考虑抽样误差的影响这样的缺点,本节内容主要介绍区间估计的方法。

一、总体均数的可信区间估计

区间估计是指用已知样本统计量和标准误确定一个有概率意义的区间,且该区间具有较大可信度(置信度)$1-\alpha$ 包含总体参数的估计方法。该区间称为总体参数的可信区间或置信区间(CI)。可信度(置信度)$1-\alpha$ 常取 95% 或 99%,如没有特别说明,一般取双侧 95%。

(1)σ 未知时,按 t 分布原理,用样本标准差 S 作为 σ 的估计值计算标准误 $S_{\bar{x}}$。

$$P\left(-t_{a/2,v}<\frac{\bar{x}-\mu}{S_{\bar{x}}}<t_{a/2,v}\right)=1-\alpha \qquad (式4-5)$$

式 4-5 中,$1-\alpha$ 为可信度,也称把握度,$t_{a/2,v}$ 为双侧 t 分布临界值。式 4-5 中只有 μ 为未知参数,稍做变换即得总体均数 μ 的可信区间。

$$\bar{x}-t_{a/2,v}S_{\bar{x}}<\mu<\bar{x}+t_{a/2,v}S_{\bar{x}} \qquad (式4-6)$$

或缩写为 $\bar{x}\pm t_{a/2,v}S_{\bar{x}}$。当 $\alpha=0.05$,可信度为 $100(1-\alpha)\%=95\%$;当 $\alpha=0.01$,可信度为 $100(1-\alpha)\%=99\%$。

(2)σ 已知,或 σ 未知但 n 足够大时,按正态分布原理。

$$P\left(-u_{a/2}<\frac{\bar{x}-\mu}{\sigma/\sqrt{n}}<u_{a/2}\right)=1-\alpha \qquad (式4-7)$$

满足式 4-7 的总体均数 μ 可信区间为:

$$\bar{x}-u_{a/2}\sigma/\sqrt{n}<\mu<\bar{x}+u_{a/2}\sigma/\sqrt{n} \quad \text{或} \quad \bar{x}\pm u_{a/2}\sigma/\sqrt{n} \qquad (式4-8)$$

【例 4-1】 某地调查了 30 名 60 岁以上冠心病患者的血清胆固醇,其均数为 230.8 mg/dl,标准差为 54.9 mg/dl;同时调查了 500 名 40~50 岁冠心病患者的血清胆固醇,其均数为 228.6 mg/dl,标准差为 46.8 mg/dl。试计算两个不同年龄组冠心病患者血清胆固醇 99% 可信区间。

60 岁以上冠心病患者 $n=30$,视为小样本,$v=30-1=29$,$\alpha=0.01$(双侧),$t_{0.01/2,29}=2.756$,由式 4-6 计算。

$$230.8-2.756\times\frac{54.9}{\sqrt{30}}<\mu<230.8+2.756\times\frac{54.9}{\sqrt{30}}$$

该地 60 岁以上冠心病患者血清胆固醇 99％可信区间为 203.2～258.4 mg/dl。

40～50 岁冠心病患者 $n=500$，视为大样本，由式 4-8 计算。

$$228.6 \pm 2.58 \times \frac{46.8}{\sqrt{500}} = (223.2, 234.0)$$

该地 40～50 岁冠心病患者血清胆固醇 99％可信区间为 223.2～234.0 mg/dl。

二、总体率的可信区间估计

对服从二项分布的样本资料，可估计其总体率的 $1-\alpha$ 可信区间。这里，α 一般取 0.05 或 0.01，具体估计方法见本教材第六章第一节内容。

综合测试题

一、名词解释

抽样误差　标准误　参数估计　置信区间

二、选择题

1. 抽样误差产生的原因是
A. 观察对象不纯 　　　　　　　　　　B. 非正态分布资料
C. 个体差异 　　　　　　　　　　　　D. 非分类变量资料
E. 随机抽样方法错误

2. 均数的抽样误差反映了
A. 个体变异程度 　　　　　　　　　　B. 指标的分布特征
C. 集中趋势的位置 　　　　　　　　　D. 样本均数与总体均数的差异
E. 频数分布规律

3. 关于 t 分布，错误的是
A. t 分布是一簇曲线 　　　　　　　　B. t 分布是单峰分布
C. t 分布图以 0 为中心，左右对称 　　D. 相同自由度时，t 值越大，P 越大
E. t 值大小与自由度有关

4. 均数 95％置信区间主要用于
A. 估计"正常人群"某指标 95％观察值所在的范围
B. 反映总体均数有 95％的可能在此范围内
C. 反映某指标的可能取值范围
D. 反映某指标观测值的波动范围
E. 反映 95％的样本均数在此范围内

三、简答题

如何区分置信区间与医学参考值范围？

（师先锋）

第五章 均数的假设检验

假设检验亦称显著性检验,是统计推断的另一个重要方面,是用来判断样本与样本,样本与总体的差异,是由抽样误差引起还是本质差别造成的统计推断方法。实际应用中多是用样本数据去推断总体,由于存在生物个体变异和随机测量误差,不能简单地根据样本统计量数值的大小直接比较总体参数。

第一节 假设检验概述

一、假设检验的概念与原理

【例 5-1】 已知北方地区一般儿童前囟门闭合月龄均值为 14 个月,某研究人员从东北某县(缺钙地区)随机抽取 36 名儿童,测得前囟门闭合月龄均值为 14.5 个月,标准差为 5.1 个月。试问该县儿童前囟门闭合月龄是否大于一般儿童的前囟门闭合的月龄。

分析:该县儿童前囟门闭合月龄与一般儿童前囟门闭合月龄的差别可能考虑两种情况。其一,若该县儿童前囟门闭合月龄与一般儿童前囟门闭合月龄相同,即 $\mu=\mu_0$,样本均数 $\bar{x}=14.5$ 与总体均数 $\mu_0=14$ 之间的差异是由于抽样误差造成的。其二,若该县儿童前囟门闭合月龄大于一般儿童的前囟门闭合月龄,即 $\mu>\mu_0$(根据专业知识认为当地儿童前囟门闭合月龄不可能低于一般儿童前囟门闭合月龄),样本均数 $\bar{x}=14.5$ 与总体均数 $\mu_0=14$ 之间的差异不能完全由抽样误差解释,该县儿童前囟门闭合月龄与一般儿童的前囟门闭合月龄存在着本质差别。根据现有样本信息,上述哪种情况更合理,需要依靠假设检验作出科学的判断。

所谓假设检验,就是对样本所属的总体提出某种假设,然后根据统计量的分布规律计算出检验统计量,再由计算出来的检验统计量确定其概率 P 值,最后根据 P 值判断样本信息是否支持原假设,并对假设作出取舍决定,从而作出最终统计推断。

假设检验的基本原理包括小概率事件思想和反证法思想,即在总体参数相等这一假设成立的前提下,计算出获得现有样本的概率 P 值,如果 P 值很小,小于事先规定的一个界值(如 0.05),出现了小概率事件,则推断假设是不成立的,结论就是拒绝无效假设"总体参数相同",认为"总体参数不同",如果 P 值大于事先规定的界值,不是小概率事件,则认为假设是成立的,就不能拒绝这个假设,尚不能认为总体参数间不同。

二、假设检验的基本步骤

(一)建立检验假设,确定检验水准

假设检验中首先将需要推断的问题表述为关于总体特征的一对假设。其中一个假设称为零假设,又称无效假设,记为 H_0。另一个称为对立假设,又称备择假设,记为 H_1。

H_1 与 H_0 应该既有联系又相互对立，两个检验假设应该包括两种(所有)可能的判断。研究者要按照假设检验的规则在两个假设(即两种对立的判断)之间做出抉择。这种假设有单、双侧之分。例如，对立假设为两个总体均数不相等，因为 $\mu_1 \neq \mu_2$ 包含 $\mu_1 > \mu_2$ 和 $\mu_1 < \mu_2$ 两种情形，故称为双侧检验；如果凭借专业知识有充分把握可以排除某一侧，对立假设为 $\mu_1 > \mu_2$ 或 $\mu_1 < \mu_2$，就称为单侧检验。为了稳妥起见，一般情况下均采用双侧检验。

对例 5-1 的问题，建立的零假设为 $H_0:\mu = \mu_0$，μ 为该县儿童前囟门闭合月龄的总体均数，μ_0 为一般儿童前囟门闭合月龄的总体均数，意为"就总体而言，该县儿童前囟门闭合月龄的均数与一般儿童的均数相同"。因为该县是个缺钙地区，研究人员认为当地儿童前囟门闭合月龄不可能低于一般儿童前囟门闭合月龄的均数，故对立假设取为 $H_1:\mu > \mu_0$，意为"该县儿童前囟门闭合月龄的均数高于一般儿童的均数"，属于单侧假设。

通常检验水准 α(size of a test)是预先规定的拒绝域的概率值，通常取 $\alpha = 0.05$ 或 $\alpha = 0.01$。

(二)在 H_0 成立的前提下，计算检验统计量

根据研究目的、研究设计的类型和资料特点(变量种类、样本大小)等因素选择合适的检验方法，根据样本数据计算相应的统计量。例 5-1 根据资料的设计类型应选择 t 检验。

$$t = \frac{|\bar{x} - \mu_0|}{S_{\bar{x}}} = \frac{|\bar{x} - \mu_0|}{S/\sqrt{n}} \qquad (式 5-1)$$

将例 5-1 样本数据代入式 5-1，得：

$$t = \frac{|14.5 - 14|}{5.1/\sqrt{36}} = 0.59$$

自由度：$\upsilon = n - 1 = 36 - 1 = 35$。

(三)确定 P 值，作出统计推断结论

查 t 分布临界值表(附表 2)得到拒绝域的临界值，然后将算得的检验统计量与临界值做比较，确定 P 值。如双侧 t 检验 $|t| \geq t_{0.05/2,\upsilon}$，则 $P \leq \alpha$，按照 α 检验水准拒绝 H_0，接受 H_1；若 $|t| < t_{0.05/2,\upsilon}$，则 $P > \alpha$，则不能拒绝 H_0。P 值是假设检验下结论的主要依据，其含义是：在 H_0 成立的条件下，出现统计量目前值及更不利于 H_0 数值的概率。如例 5-1 当零假设 $H_0:\mu = 14$ 成立时，我们依据样本中所见的 $\bar{x} = 14.5$ 去拒绝 H_0(作出阳性结论)，有可能犯假阳性错误，犯假阳性错误的概率就是 P。若 P 值较小，表明"不大可能"犯假阳性错误，于是拒绝 H_0。反之，如果 P 值较大，表明"颇有可能"犯假阳性错误，故不能拒绝 H_0。因此，P 值越小越有理由拒绝零假设，认为总体之间有差别的统计学证据越充分。需要注意的是，不拒绝 H_0，不等于支持 H_0 成立，仅表示现有样本信息不足以拒绝 H_0。

例 5-1 中，根据自由度 $\upsilon = 35$ 查 t 分布临界值表，得 $t_{0.05,35} = 1.69$，$t < t_{0.05,35}$，故 $P > 0.05$，不能拒绝 H_0，即根据现有样本信息还不能认为该县儿童前囟门闭合月龄大于一般儿童前囟门闭合月龄。

第二节 几种 t 检验方法

前面已经介绍了 t 分布，t 分布的发现使得小样本统计推断成为可能。因而，它被认

为是统计学发展史上的里程碑之一。以 t 分布为基础的检验称为 t 检验(t – test)。在医学统计学中,t 检验是应用较多的一类假设检验方法。根据研究设计和资料的性质有单个样本的 t 检验,配对样本 t 检验,两个独立样本 t 检验以及方差不齐时的 t' 检验等。实际应用时应把握各种检验方法的用途、适用条件和注意事项。

t 检验的应用条件如下。

(1)各样本均是随机样本。

(2)各样本均来自正态分布总体。

(3)两小样本均数比较时,要求两总体方差相等(方差齐性)。

一、样本均数与总体均数比较的 t 检验

例 5-1 就是典型的样本均数与总体均数比较的 t 检验,又称单样本资料的 t 检验,比较的目的是推断该样本总体均数 μ 与已知的某一总体均数 μ_0(常为理论值、标准值或经大量观察得到的较稳定的指标值)有无差别。

【例 5 – 2】 已知一般无肝肾疾患的健康人群尿素氮的均值为 4.88 mmol/L,现有 15 名脂肪肝患者的尿素氮测定值(mmol/L)分别为 5.72,5.75,4.27,6.42,5.38,7.68,6.43,5.14,4.23,5.56,5.62,4.36,5.20,6.86,4.98。试分析脂肪肝患者尿素氮含量与健康人是否不同。

本例即样本均数与总体均数的比较,假定脂肪肝患者的尿素氮含量服从正态分布。

(1)建立检验假设,确定检验水准。

$H_0 : \mu = \mu_0$,脂肪肝患者尿素氮含量的总体均数与一般健康人尿素氮含量的总体均数相等。

$H_1 : \mu \neq \mu_0$,脂肪肝患者尿素氮含量的总体均数与一般健康人尿素氮含量的总体均数不等。

$\alpha = 0.05$。

(2)在 H_0 成立的前提下,计算统计量。

对 15 名脂肪肝患者的尿素氮含量测定值进行描述性统计分析,得:

$$\bar{x} = 5.57, S = 0.97$$

$$t = \frac{|\bar{x} - \mu_0|}{S_{\bar{x}}} = \frac{|5.57 - 4.88|}{0.97/\sqrt{15}} = 2.76$$

相应的自由度:$\upsilon = n - 1 = 15 - 1 = 14$。

(3)确定 P 值,作出推断结论。

查 t 分布临界值表,$t_{0.02/2,14} = 2.624$,$t_{0.01/2,14} = 2.977$,由于 $t_{0.02/2,14} < t < t_{0.01/2,14}$,故 $0.01 < P < 0.02$,在 $\alpha = 0.05$ 的水准上拒绝 H_0,接受 H_1,差异有统计学意义,可以认为脂肪肝患者的尿素氮测定值与健康人不同,高于健康人。

二、配对样本资料的 t 检验

配对设计(paired design)是一种比较特殊的设计形式,这种设计能够较好地控制非实验因素对研究结果的影响,在医学科学研究中的配对设计主要有以下情况。

第一,自身配对。同一受试对象的两个部位分别接受两种处理,可视为自己和自己

配对。在实际应用中,同一受试对象接受某种处理之前和之后的数据,也可视为自身配对,但如果受试对象随时间变化,就不能视为自身配对了。

第二,异体配对。为消除混杂因素的影响,将某些重要特征相似的每两个受试对象配成一对,每对两个对象分别接受两种不同的处理方法。

配对设计资料的分析着眼于每对中两个观察值之差,这些差值构成一组资料,用 t 检验推断差值的总体均数是否为"0"。检验假设为:

$H_0: \mu_d = 0$,差数的总体均数为 0。

$H_1: \mu_d \neq 0$,差数的总体均数不为 0。

当 H_0 成立时,检验统计量:

$$t = \frac{|\bar{d} - 0|}{S_{\bar{d}}} = \frac{|\bar{d} - 0|}{S_d / \sqrt{n}} \qquad \upsilon = n - 1 \qquad (式 5-2)$$

其中 $\bar{d}$ 为差值的均数,S_d 为差值的标准差,$S_{\bar{d}}$ 为差值的标准误,n 是对子数。同样,给定一个小概率 α 作为检验水准,如果与 t 值相应的 P 值小于给定的 α,拒绝 H_0;否则,不拒绝 H_0。

【例 5-3】 用两种方法测定 12 份血清样品中 Mg^{2+} 含量(mmol/L)的结果见表 5-1。试分析两种方法测定结果有无差异。

表 5-1 两种方法测定血清 Mg^{2+} (mmol/L)的结果

试样号	甲基百里酚蓝法	葡萄糖激酶两点法	差值 d
1	0.94	0.92	0.02
2	1.02	1.01	0.01
3	1.14	1.11	0.03
4	1.23	1.22	0.01
5	1.31	1.32	-0.01
6	1.41	1.42	-0.01
7	1.53	1.51	0.02
8	1.61	1.61	0
9	1.72	1.72	0
10	1.81	1.82	-0.01
11	1.93	1.93	0
12	2.02	2.04	-0.02

该资料为比较两种方法测定结果有无差异,为同体配对设计;因为甲基百里酚蓝法和葡萄糖激酶两点法的差值服从正态分布,t 检验步骤如下。

(1)建立检验假设,确定检验水准。

$H_0: \mu_d = 0$,甲基百里酚蓝法和葡萄糖激酶两点法测定结果的差值总体均数为零。

$H_1: \mu_d \neq 0$,甲基百里酚蓝法和葡萄糖激酶两点法测定结果的差值总体均数不为零。

$\alpha = 0.05$。

(2)在 H_0 成立的前提下,计算统计量。

这里 $n = 12$,$\bar{d} = 0.0033$,$S_d = 0.015$,代入式 5-2 得:

$$t = \frac{|\bar{d} - 0|}{S_d / \sqrt{n}} = \frac{|0.0033 - 0|}{0.015 / \sqrt{12}} = 0.762$$

$$\upsilon = n - 1 = 12 - 1 = 11$$

(3)确定 P 值,作出推断结论。

查 t 分布临界值表,$t_{0.05/2, 11} = 0.697$,$t_{0.40/2, 11} = 0.876$,由于 $t_{0.05/2, 11} < t < t_{0.40/2, 11}$,故 $0.40 < P < 0.50$,在 $\alpha = 0.05$ 的水准上不拒绝 H_0,差异无统计学意义,尚不能认为两种方法测定结果有差异。

【例 5-4】 为了研究孪生兄弟的出生体重是否与其出生顺序有关,共收集了 15 对孪生兄弟的出生顺序和出生体重,见表 5-2。试分析孪生兄弟中先出生者的出生体重与后出生者的出生体重是否相同。

表 5-2 孪生兄弟的出生体重(kg)

编号	先出生者体重	后出生者体重	差值 d
1	2.79	2.69	0.10
2	3.06	2.89	0.17
3	2.34	2.24	0.10
4	3.41	3.37	0.04
5	3.48	3.50	−0.02
6	3.23	2.93	0.30
7	2.27	2.24	0.03
8	2.48	2.55	−0.07
9	3.03	2.82	0.21
10	3.07	3.05	0.02
11	3.61	3.58	0.03
12	2.69	2.66	0.03
13	3.09	3.20	−0.11
14	2.98	2.92	0.06
15	2.65	2.60	0.05

该资料研究孪生兄弟的出生体重是否与其出生顺序有关,为异体配对设计。因为先出生者体重与后出生者体重的差值服从正态分布,进行 t 检验如下。

(1)建立检验假设,确定检验水准。

$H_0: \mu_d = 0$,先出生者与后出生者出生体重差值的总体均数为零。

$H_1: \mu_d \neq 0$,先出生者与后出生者出生体重差值的总体均数不为零。

$\alpha = 0.05$。

(2)在 H_0 成立的前提下,计算统计量。

这里 $n = 15$,$\bar{d} = 0.06$,$S_d = 0.10$,代入式 5-2 得:

$$t = \frac{|\bar{d} - 0|}{S_d / \sqrt{n}} = \frac{|0.06 - 0|}{0.10 / \sqrt{15}} = 2.33$$

$$\upsilon = n - 1 = 15 - 1 = 14$$

（3）确定 P 值，作出推断结论。

查 t 分布临界值表，$t_{0.05/2,14} = 2.145$，$t_{0.02/2,14} = 2.624$，由于 $t_{0.05/2,14} < t < t_{0.02/2,14}$，故 $0.02 < P < 0.05$，在 $\alpha = 0.05$ 的水准上拒绝 H_0，接受 H_1，差异有统计学意义，可以认为孪生兄弟的出生体重与其出生顺序有关，且孪生兄弟中先出生者的出生体重大于后出生者的出生体重。

三、完全随机设计的两样本均数比较

完全随机设计的两样本均数比较的研究目的是检验两样本所来自的总体均数是否相等。完全随机设计是将受试对象随机分配成两个处理组，每一组对象接受一种处理，分析比较两组的处理效应。一般把这样获得的两组资料视为代表两个不同总体的两个独立样本，据以推断它们的总体均数是否相等。此外，从两个人群（某年龄组男性与女性）分别随机抽取一定数量的观察对象，测量某项指标进行比较，这也属于两独立样本的资料，也要检验两个总体均数是否相等。此类检验也基于 t 分布，故必须假定两个总体均服从正态分布。

（一）两样本所属总体方差相等，即具有方差齐性

将两个正态分布总体分别记为 $N_1(\mu_1, \sigma_1^2)$ 和 $N_2(\mu_2, \sigma_2^2)$，检验假设为：

$H_0: \mu_1 = \mu_2$，两样本所属的两个总体均数相等。

$H_1: \mu_1 \neq \mu_2$，两样本所属的两个总体均数不相等。

$\alpha = 0.05$。

检验统计量为：

$$t = \frac{|\bar{x}_1 - \bar{x}_2|}{\sqrt{S_C^2(\frac{1}{n_1} + \frac{1}{n_2})}} \qquad \upsilon = n_1 + n_2 - 2 \qquad \text{（式 5-3）}$$

$$S_C^2 = \frac{(n_1-1)S_1^2 + (n_2-1)S_2^2}{n_1 + n_2 - 2} = \frac{\sum(x_1-\bar{x}_1)^2 + \sum(x_2-\bar{x}_2)^2}{n_1 + n_2 - 2}$$

（式 5-4）

式 5-3 的分子是两个样本均数之差，分母是两样本均数之差的合并标准误，S_C^2 是两样本合并的方差。

可以证明，当 H_0 成立时，这个统计量服从自由度为 $\upsilon = n_1 + n_2 - 2$ 的 t 分布。

根据式 5-3 计算的统计量数值，利用 t 分布可得到相应的 P 值。同样，给定一个小概率 α 作为检验水准，如果与 t 值相应的 P 值小于给定的 α，则拒绝 H_0；否则不拒绝 H_0。

【例 5-5】 分别测得 15 名健康人和 13 名Ⅲ度肺气肿患者痰中 α_1 抗胰蛋白酶含量（g/L）如下。试分析健康人与Ⅲ度肺气肿患者 α_1 抗胰蛋白酶含量是否不同。

健康人：2.7, 2.2, 4.1, 4.3, 2.6, 1.9, 1.7, 0.6, 1.9, 1.3, 1.5, 1.7, 1.3, 1.3, 1.9；$n_1 = 15$。

Ⅲ度肺气肿患者：3.6, 3.4, 3.7, 5.4, 3.6, 6.8, 4.7, 2.9, 4.8, 5.6, 4.1, 3.3, 4.3；$n_2 = 13$。

经检验两组人群的 α_1 抗胰蛋白酶含量均服从正态分布，且具有方差齐性（请见本章后续内容），可以进行两独立样本资料的 t 检验。

（1）建立检验假设，确定检验水准。

$H_0: \mu_1 = \mu_2$，健康人与Ⅲ度肺气肿患者的 α_1 抗胰蛋白酶含量的总体均数相等。

$H_1: \mu_1 \neq \mu_2$，健康人与Ⅲ度肺气肿患者的 α_1 抗胰蛋白酶含量的总体均数不相等。

$\alpha = 0.05$。

（2）在 H_0 成立的前提下，计算统计量。

本例中 $\overline{x}_1 = 2.0667, S_1 = 1.0147; \overline{x}_2 = 4.3231, S_2 = 1.1069; n_1 = 15, n_2 = 13$。

$$S_C^2 = \frac{(n_1 - 1)S_1^2 + (n_2 - 1)S_2^2}{n_1 + n_2 - 2} = \frac{(15 - 1) \times 1.0147^2 + (13 - 1) \times 1.1069^2}{15 + 13 - 2} = 1.12$$

$$t = \frac{|\overline{x}_1 - \overline{x}_2|}{\sqrt{S_C^2\left(\frac{1}{n_1} + \frac{1}{n_2}\right)}} = \frac{|2.0667 - 4.3231|}{\sqrt{1.12\left(\frac{1}{15} + \frac{1}{13}\right)}} = 5.627$$

（3）确定 P 值，作出推断结论。

自由度 $v = 15 + 13 - 2 = 26$，查 t 分布临界值表，$t_{0.001/2, 26} = 3.707$，由于 $t > t_{0.001/2, 26}$，故 $P < 0.001$。在 $\alpha = 0.05$ 的水准上拒绝 H_0，接受 H_1，差异有统计学意义，可以认为两组人群的 α_1 抗胰蛋白酶含量不同，Ⅲ度肺气肿患者 α_1 抗胰蛋白酶含量高于健康人。

（二）两样本所属总体方差不等（Satterthwaite 近似法）

两正态分布总体分别记为 $N(\mu_1, \sigma_1^2)$ 和 $N(\mu_2, \sigma_2^2)$，$\sigma_1^2 \neq \sigma_2^2$，检验假设同前。

$H_0: \mu_1 = \mu_2$，两样本所属的两个总体均数相等。

$H_1: \mu_1 \neq \mu_2$，两样本所属的两个总体均数不相等。

统计量 t' 的计算公式为：

$$t' = \frac{|\overline{x}_1 - \overline{x}_2|}{\sqrt{\frac{S_1^2}{n_1} + \frac{S_2^2}{n_2}}} \qquad （式 5-5）$$

式 5-5 中的分子仍是两样本均数之差，分母是两均数之差的标准误。

H_0 成立时，t' 的分布比较复杂，Satterthwaite（1946）提出，可用自由度为式 5-6 的 t 分布来近似地作为 t' 的分布。

$$v = \frac{\left(\frac{S_1^2}{n_1} + \frac{S_2^2}{n_2}\right)^2}{\frac{\left(\frac{S_1^2}{n_1}\right)^2}{n_1 - 1} + \frac{\left(\frac{S_2^2}{n_2}\right)^2}{n_2 - 1}} \qquad （式 5-6）$$

利用式 5-5 计算统计量 t' 的数值后，据此近似的 t 分布可以得到相应的 P 值。

同样，给定一个小概率 α 作为检验水准，如果与 t 值相应的 P 值小于给定的 α，拒绝 H_0；否则不拒绝 H_0。

（三）两独立样本资料的方差齐性检验

假定两个随机样本分别独立地来自两个正态分布总体，欲判断其总体方差 σ_1^2 和 σ_2^2 是否相等，即是否方差齐性（homogeneity of variance），可以做如下的检验。

$H_0: \sigma_1^2 = \sigma_2^2$，两总体方差相等。

$H_1: \sigma_1^2 \neq \sigma_2^2$，两总体方差不相等。

检验统计量为：

$$F = \frac{S_1^2}{S_2^2} \qquad \upsilon_1 = n_1 - 1 \quad \upsilon_2 = n_2 - 1 \qquad \text{(式 5-7)}$$

式 5-7 中，S_1^2 与 S_2^2 为两个样本方差，S_1^2 表示数值较大的那个方差。F 统计量是方差之比，反映较大方差是较小方差的多少倍。

可以证明，H_0 成立时，F 统计量服从 F 分布。F 分布有两个自由度，分子的自由度 υ_1 和分母的自由度 υ_2，根据两个自由度和 F 统计量的值可以在附表 3 的 F 分布临界值表（方差齐性检验用）中查到相应双侧检验的 P 值，F 值越大，对应的 P 值越小。同样，给定一个小概率 α 作为检验水准，如果与 F 值相应的 P 值小于给定的 α，拒绝 H_0；否则不拒绝 H_0。

【例 5-6】 某地区口腔医院选择 40～50 岁慢性牙周炎患者 36 例，测得吸烟组（18人）菌斑指数均值为 84.71，标准差为 8.14；非吸烟组（18人）菌斑指数的均值为 82.20，标准差为 6.18。试检验两总体方差是否相等。

(1)建立检验假设，确定检验水准。

$H_0: \sigma_1^2 = \sigma_2^2$，两总体方差相等。

$H_1: \sigma_1^2 \neq \sigma_2^2$，两总体方差不相等。

$\alpha = 0.05$。

(2)在 H_0 成立的前提下，计算统计量。

$$F = \frac{S_1^2}{S_2^2} = \frac{8.14^2}{6.18^2} = 1.7348$$

$$\upsilon_1 = n_1 - 1 = 18 - 1 = 17 \quad \upsilon_2 = n_2 - 1 = 18 - 1 = 17$$

(3)确定 P 值，作出推断结论。

查 F 分布临界值表（方差齐性检验用），$F_{0.05/2,(17,17)} = 2.68$，由于 $F < F_{0.05/2,(17,17)}$（如图 5-1），故 $P > 0.05$，在 $\alpha = 0.05$ 的水准上不拒绝 H_0，即两总体方差相等。

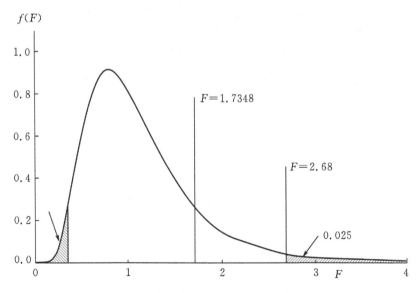

图 5-1 自由度 $\upsilon_1 = 17, \upsilon_2 = 17$ 的 F 分布曲线及 P 值

第三节　假设检验的注意事项

一、Ⅰ型错误和Ⅱ型错误

假设检验采用小概率与反证法的思想,根据 P 值作出的统计推断具有概率性,因此其结论不可能完全正确,不论作出哪一种推断结论,都有可能发生错误。

如果实际情况与 H_0 一致,检验结论为不拒绝 H_0,或者实际情况与 H_0 不一致,检验结论为拒绝 H_0,这两种推断结论都是正确的。如果实际情况与 H_0 一致,仅仅由于抽样的原因,使得统计量的观察值落到拒绝域,拒绝原本正确的 H_0,导致推断结论错误。这样的错误称为Ⅰ型错误。如果实际情况与 H_0 不一致,也仅仅是抽样的原因使得统计量的观察值落到接受域,不能拒绝原本错误的 H_0,则导致了另一种推断错误,这样的错误称为Ⅱ型错误。统计推断过程中可能发生的两种错误及概率见表 5 – 3。

表 5 – 3　Ⅰ型错误和Ⅱ型错误及其概率

实际情况	统计推断	
	拒绝 H_0,有差异	不拒绝 H_0,无差异
H_0 成立,无差异	Ⅰ型错误(假阳性) 概率 $=\alpha$	推断正确 概率 $=1-\alpha$
H_1 成立,有差异	推断正确 概率 $=1-\beta$	Ⅱ型错误(假阴性) 概率 $=\beta$

Ⅰ型错误的概率用 α 来控制,其大小与检验水准相同。根据研究者的需要 α 常取为 0.05 或 0.01 等。当 α 取为 0.05 时,其意义是:如果无效假设 H_0 成立,按照同样的方法在 H_0 规定的总体中重复抽样,那么在每 100 次检验结论中平均可以有 5 次拒绝 H_0(假阳性,Ⅰ型错误)。Ⅱ型错误的概率用 β 来控制,因为 H_0 不成立时检验统计量的精确分布往往难以确定,所以在多数情况下准确估计 β 的数值比较困难。β 的意义是:如果 H_0 并不成立,即所研究的总体与 H_0 有实质差异(例如 $\mu_1 \neq \mu_2$),按照同样的方法在总体中重复抽样,那么在每 100 次检验结论中平均可以有 100β 次不拒绝 H_0(假阴性,Ⅱ型错误)。从图 5 – 2 可以看出,对于某一具体的检验来说,当样本含量 n 一定时,α 越小,β 越大;α

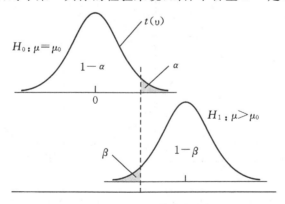

图 5 – 2　假设检验中的Ⅰ型错误和Ⅱ型错误

越大,β 越小。在实际应用中,往往通过 α 去控制 β。在样本量确定时,如果要减小 β,就把 α 取大一些。

通常在假设检验过程中可能出现的 I 型错误和 II 型错误,往往会有一种错误危害较大,故要权衡两种错误的危害来确定 α 的大小。例如,在一种新药与某常规药物疗效比较的假设检验中,如果发生 I 型错误,意味着可能过高地评价疗效一般的新药,淘汰比较成熟的常规药物,为了不轻易淘汰比较成熟的常规药物,应控制 I 型错误的概率,将 α 取得小一些。

二、假设检验应注意的问题

1. 要有严密的研究设计 严密的研究设计是假设检验的前提。对比组间应该均衡,具有可比性,也就是除对比的主要因素(如临床试验用新药和对照药)外,其他可能影响结果的因素(如年龄、性别、病程、病情轻重等)在对比组间应相同或相近。保证均衡性的方法主要是从同质总体中随机抽取样本,或随机分配样本。

2. 选择检验方法必须符合资料的适用条件 每一种假设检验方法都有相应的适用条件。在实际应用中,应该根据研究设计类型、变量类型、样本大小等因素选择合适的检验方法。例如,一般的 t 检验要求样本取自正态分布总体,而且各总体方差齐性;完全随机设计下两总体均数比较的资料如果方差不齐,宜用 t' 检验;配对设计的资料不宜应用两独立样本资料的 t 检验。如果资料与所用检验方法的条件不符,得出的推断结论就不可靠。

3. 单侧检验和双侧检验的选择 单侧检验和双侧检验的选择需根据研究目的和专业知识确定。例如,比较两种降血压药物的疗效,因无法判断两种药物的优劣,应选用双侧检验;如果是检验一种药物的降血压作用,因为根据专业知识了解药物一般总能降低血压而不是升高血压,这时可以采用单侧检验。由于双侧检验将拒绝域的概率等分在 t 分布两侧的尾部,因此单侧检验的界值总是小于双侧检验的界值。对同一样本,双侧检验得出有统计学意义的结论,单侧检验也一定是有统计学意义的。因此,在实际应用中使用较多的是双侧检验。

4. 正确理解 P 值的意义 P 值很小时"拒绝 H_0,接受 H_1",但是不要把很小的 P 值误解为总体参数间差异很大。拒绝 H_0 只是说明差异不为零,P 值小只是说明发生 I 型错误的机会远小于 α。所以在报告检验结论时,如果 $P < \alpha$,宜说成差异"有统计学意义"(statistically significance),同时写明 P 的具体数值或相应的不等式。

5. 统计推断结论不能绝对化 因统计推断结论具有概率性质,故"肯定""一定""必定"等词不要使用。在报告结论时,最好列出检验统计量的值,尽量写出具体的 P 值或 P 值的确切范围,以便读者与同类研究进行比较。

6. 可信区间与假设检验的区别和联系 前面已经初步介绍了可信区间与假设检验两种统计推断的方法。进行 t 检验的资料可以计算相应的可信区间。

结合例 5-2 的资料,脂肪肝患者尿素氮总体均数的 95% 可信区间为:

$$\bar{x} \pm t_{0.05/2,14} \frac{S}{\sqrt{n}} = 5.57 \pm (2.145) \frac{0.97}{\sqrt{15}} = (5.03, 6.11)$$

显然,$H_0 : \mu = \mu_0 = 4.88$ 不在此区间之内。这与按照 $\alpha = 0.05$ 水准拒绝 H_0 的推断结论是等价的。

此外,可信区间在回答差别有无统计学意义的同时,还可以提示差别是否具有实际意义。在图 5-3 中,可信区间(1)至(3)均不包含 H_0,意味着相应的差异具有统计学意义,且(1)提示差异具有实际意义,(2)提示可能具有实际意义,(3)提示实际意义不大。图中的(4)与(5)均无统计学意义,但(4)因可信区间较宽,提示样本量不足,抽样误差太大,难以作出推断结论,(5)属于不拒绝 H_0 的情况。

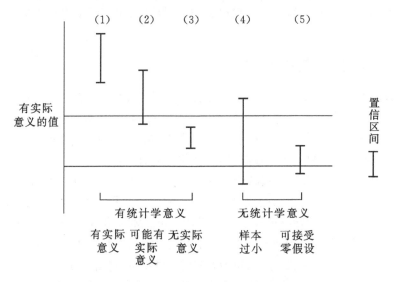

图 5-3　可信区间提供的信息

综上所述,可信区间与相应的假设检验既能提供相互等价的信息,又有各自不同的功能。把可信区间与假设检验结合起来,可以提供更为全面、完整的信息。因此国际上规定,在报告假设检验结论的同时,必须报告相应可信区间的结果。

综合测试题

一、选择题

1. $t < t_{0.05/2, \nu}$，统计上认为

A. 两总体均数差别无统计学意义　　　　B. 两样本均数差别无统计学意义

C. 两总体均数差别有统计学意义　　　　D. 两样本均数差别有统计学意义

E. 两总体均数差别较大

2. 配对 t 检验的无效假设（双侧检验）可写为

A. $\mu = \mu_0$　　　　B. $\mu_d = 0$　　　　C. $\mu_d \neq 0$　　　　D. $\mu_1 = \mu_2$

E. $\mu_1 \neq \mu_2$

3. 两样本均数比较，假设检验结果 $P > 0.05$ 说明

A. 两总体均数的差别较小　　　　B. 两总体均数的差别较大

C. 支持两总体无差别的结论　　　　D. 不支持两总体有差别的结论

E. 可以确认两总体无差别

4. 由两样本均数的差别推断两总体均数的差别，其差别有统计学意义是指

A. 两样本均数的差别具有实际意义

B. 两总体均数的差别具有实际意义

C. 两样本和两总体均数的差别都具有实际意义

D. 有理由认为两样本均数有差别

E. 有理由认为两总体均数有差别

5. 两样本均数比较，差别具有统计学意义时，P 值越小说明

A. 两样本均数差别越大　　　　B. 两总体均数差别越大

C. 越有理由认为两样本均数不同　　　　D. 越有理由认为两总体均数不同

E. 越有理由认为两样本均数相同

6. 为研究新旧两种仪器测量血生化指标的差异，分别用这两台仪器测量同一批样品，则统计检验方法应用

A. 成组设计 t 检验　　　　B. 成组设计 Z 检验

C. 配对设计 t 检验　　　　D. 配对设计 Z 检验

E. 配对设计 χ^2 检验

7. 若总例数相同，则成组资料的 t 检验与配对资料的 t 检验相比

A. 成组 t 检验的效率高些　　　　B. 配对 t 检验的效率高些

C. 两者效率相等　　　　D. 两者效率相差不大

E. 两者效率不可比

8. 两样本均数比较的 t 检验的应用条件是

A. 可比性、正态性   B. 正态性、方差齐性

C. 小样本、可比性   D. 小样本、可比性、正态性

E. 小样本、可比性、正态性、方差齐性

9. 假设检验时,应该使用单侧检验却误用了双侧检验,可导致

A. 增大了 Ⅰ 型错误   B. 增大了 Ⅱ 型错误

C. 减小了可信度   D. 增大了把握度

E. 统计结论更准确

10. 方差齐性检验时,检验水准取下列哪个时,第二类错误最小

A. $\alpha=0.01$ B. $\alpha=0.05$ C. $\alpha=0.10$ D. $\alpha=0.20$

E. $\alpha=0.30$

11. 下列哪个说法是统计推断的内容

A. 区间估计和点值估计   B. 参数估计与假设检验

C. 统计预测和统计控制   D. 统计描述和统计图表

E. 参数估计和统计预测

12. 假设检验中,P 与 α 的关系是

A. P 越大,α 越大   B. P 越小,α 越大

C. 二者均可事先确定   D. 二者均需通过计算确定

E. P 值的大小与 α 的大小无关

二、计算分析题

1. 一般正常成年男子血红蛋白的平均值为 140 g/L,某研究者随机抽取 25 名高原地区成年男子进行检查,得到血红蛋白均数为 155 g/L,标准差为 25 g/L。试分析高原地区成年男子的血红蛋白是否比一般正常成年男子高。

2. 研究者为比较垂体催乳素微腺瘤手术前后的血催乳素浓度,测量了 10 例患者手术前后的血催乳素浓度(mg/ml),见表 5-4。试比较手术前后血催乳素浓度有无不同。

表 5-4   手术前后患者血催乳素浓度(mg/ml)

例号	1	2	3	4	5	6	7	8	9	10
术前	276	880	1600	324	398	266	500	1700	500	220
术后	41	110	280	61	105	43	25	300	215	92

3. 25 例糖尿病患者随机分成两组,甲组单纯用药物治疗,乙组采用药物治疗合并饮食疗法,两个月后测空腹血糖(mmol/L)如表 5-5 所示。试分析两种疗法治疗后患者血糖值是否相同。

表 5-5 25 名糖尿病患者两种疗法治疗两个月后血糖值(mmol/L)

编号	甲组血糖值(x_1)	编号	乙组血糖值(x_2)
1	8.4	1	5.4
2	10.5	2	6.4
3	12.0	3	6.4
4	12.0	4	7.5
5	13.9	5	7.6
6	15.3	6	8.1
7	16.7	7	11.6
8	18.0	8	12.0
9	18.7	9	13.4
10	20.7	10	13.5
11	21.1	11	14.8
12	15.2	12	15.6
		13	18.7

（肖焕波）

第六章 分类资料的假设检验

第一节 二项分布与率的 u 检验

一、二项分布

个体间的变异总是客观存在的,且受事物内部客观因素的支配,因此,变量值的分布是有一定规律的。概率分布是统计学赖以发展的理论基础,是研究随机现象的基本工具。任何统计分析方法都离不开特定的统计分布,而不同的分布又各具特性。通过对随机现象分布特征的描述,可以发现内在的客观规律。

一般来说,数值变量属于连续型随机变量,常见分布有正态分布、t 分布、F 分布,而分类变量属于离散型随机变量,常见分布有二项分布和泊松分布。本章主要学习前者。

(一)二项分布的定义

在医学上常遇到一些事物,其结局只有两种互相对立的结果。如在毒理试验中,动物的生存与死亡;在动物诱癌实验中,动物的发癌与不发癌;在流行病学观察中,接触某危险因素的个体发病与不发病;在临床治疗中,患者的治愈与未愈;理化检验结果的阴性与阳性等等,均表现为两种互相对立的结果,每个个体的观察结果只能取其中之一。这类试验称为 Bernoulli 试验,是为纪念 17 世纪瑞士数学家 James Bernoulli(1654—1705)而命名的。如果 Bernoulli 试验中"成功"的概率为 $\pi(0<\pi<1)$,"失败"概率为 $1-\pi$。二项分布就是 n 次独立重复的 Bernoulli 试验中出现 k 次"成功"的概率分布,$0 \leqslant k \leqslant 1$。

【例 6-1】 设给小白鼠注射某种毒物一定剂量时,其死亡率为 $\pi=80\%$,则对于每只小白鼠而言,其死亡概率为 $\pi=0.8$,生存概率为 $1-\pi=0.2$。若每组各用三只小白鼠(分别记为甲、乙、丙),对每只鼠独立进行实验,故各鼠的实验结果(生存或死亡)是互不影响的。观察每组小白鼠存亡情况,如果计算生与死的顺序,则共有八种排列方式,如表 6-1 第(1)栏所示;如果只计生存与死亡的数目,则只四种组合方式,如表 6-1 第(3)、(4)栏所示。

因实验是独立进行的,故每只小鼠的实验结果是互相独立的。根据概率的乘法法则(即几个独立事件同时发生的概率,等于各独立事件的概率之积),可算出每种结果的概率,见第(2)栏。再根据概率的加法法则(即互不相容事件和的概率等于各事件的概率之和),于是算得死亡数分别为 0、1、2、3 时的概率,见第(5)栏。其值正好与下列二项展开式的各项对应且相等。

表 6-1 三只小白鼠存亡的排列和组合方式及其概率的计算

所有可能结果 甲、乙、丙	每种结果的概率	死亡数 x	生存数 $n-x$	不同死亡数的概率 $c_n^x(1-\pi)^{n-x}\pi^x$
(1)	(2)	(3)	(4)	(5)
生 生 生	$0.2 \times 0.2 \times 0.2 = 0.008$	0	3	0.008
生 生 死	$0.2 \times 0.2 \times 0.8 = 0.032$			
生 死 生	$0.2 \times 0.8 \times 0.2 = 0.032$	1	2	0.096
死 生 生	$0.8 \times 0.2 \times 0.2 = 0.032$			
生 死 死	$0.2 \times 0.8 \times 0.8 = 0.128$			
死 生 死	$0.8 \times 0.2 \times 0.8 = 0.128$	2	1	0.384
死 死 生	$0.8 \times 0.8 \times 0.2 = 0.128$			
死 死 死	$0.8 \times 0.8 \times 0.8 = 0.512$	3	0	0.512
	1.000			1.000

$(0.2+0.8)^3 = (0.2)^3 + 3 \times (0.2)^2 \times (0.8) + 3 \times (0.2) \times (0.8)^2 + (0.8)^3$

生存 死亡 三生 二死一生 一生二死 三死
概率 概率

其一般表达式为式 6-1。

$$[(1-\pi)+\pi]^n = (1-\pi)^n + C_n^1(1-\pi)^{n-1}\pi + C_n^2(1-\pi)^{n-2}\pi^2 + \cdots +$$
$$C_n^x(1-\pi)^{n-x}\pi^x + \cdots + C_n^{n-1}(1-\pi)\pi^{n-1} + \pi^n \qquad (式 6-1)$$

式中 π 为总体阳性率，n 为样本例数，x 为阳性样本数，C_n^x 为从 n 个中抽 x 个的组合数，其计算公式为式 6-2。

$$C_n^x = \frac{n!}{x!(n-x)!} \qquad (式 6-2)$$

式中 "!" 为阶乘符号，$n! = 1 \times 2 \times 3 \times \cdots \times n$，并约定 $0! = 1$。二项式展开式中的各项就是对应于各死亡数 (x) 的概率 $P(x)$，二项分布由此得名。从阳性率为 π 的总体中随机抽取含量为 n 的样本，恰有 x 例阳性的概率。

$$P(x) = C_n^x(1-\pi)^{n-x}\pi^x \qquad x = 0,1,2,\cdots,n \qquad (式 6-3)$$

称 x 服从参数为 n 和 π 的二项分布，记为 $x \sim B(n,\pi)$。其中参数 n 由实验者确定，而 π 常常是未知的。如已知 $n=3, \pi=0.8$，则恰有 1 例阳性的概率 $P(1)$ 为：

$$P(1) = C_n^x(1-\pi)^{n-x}\pi^x = \frac{3!}{1!(3-1)!}(1-0.8)^{3-1}0.8^1 = 0.096$$

结果同表 6-1 第 (5) 栏。

(二) 二项分布的性质

1. 均数与标准差 在二项分布资料中，当 π 和 n 已知时，阳性数 x 的均值 μ 及其标准差 σ 可由下式算出。

$$\mu = n\pi \qquad (式 6-4)$$

$$\sigma = \sqrt{n\pi(1-\pi)} \qquad\qquad (式\,6-5)$$

若均数与标准差不用绝对数而用率表示时,即对上式分别除以 n。

$$\mu_p = \pi \qquad\qquad (式\,6-6)$$

$$\sigma_p = \sqrt{\frac{\pi(1-\pi)}{n}} \qquad\qquad (式\,6-7)$$

2. 累计概率　常用的累计概率有左侧累计与右侧累计两种方法。从阳性率为 π 的总体中随机抽取 n 个个体,有:

①最多有 k 例阳性的概率:

$$P(x \leqslant k) = \sum_{i=0}^{k} P(x) = P(0) + P(1) + \cdots + P(k) \qquad (式\,6-8)$$

②最少有 k 例阳性的概率:

$$P(x \geqslant k) = \sum_{i=k}^{n} P(x) = 1 - P(x \leqslant k-1)$$
$$= P(k) + P(k+1) + \cdots + P(n) \qquad (式\,6-9)$$

其中,$x = 0, 1, 2, \cdots, k, \cdots, n$。

计算时可以借助式 6-10 递推。

$$P(x+1) = \frac{n-x}{x+1} \cdot \frac{\pi}{1-\pi} P(x) \qquad\qquad (式\,6-10)$$

【例 6-2】　据以往经验,用某药治疗小儿上呼吸道感染、支气管炎,有效率为 85%,今有 5 个患者用该药治疗。问:①至少 3 人有效的概率为多少。②最多 1 人有效的概率为多少。

本例 $\pi = 0.85, 1-\pi = 0.15, n = 5$,据题意有:

①至少 3 人有效的概率:

$$P(x \geqslant k) = \sum_{i=k}^{n} P(x) = P(k) + P(k+1) + \cdots + P(n)$$

即 $P(x \geqslant 3) = P(3) + P(4) + P(5) = 0.973388126$。

②最多 1 人有效的概率:

$$P(x \leqslant k) = \sum_{i=0}^{k} P(x) = P(0) + P(1) + \cdots + P(k)$$

即 $P(x \leqslant 1) = P(0) + P(1) = 0.002227501$。

(三)二项分布的图形

在正态分布或其他连续性分布中,常用分布曲线下的面积表示某区间的概率。在二项分布中则用线段的长短表示取某变量值时的概率。以 x 为横坐标,以 $P(x)$ 为纵坐标作图,即可绘出二项分布的图形,如图 6-1。由图可见,给定 n 后,二项分布的形状取决于参数 π 的大小。当 $\pi = 0.5$ 时,分布对称;当 $\pi \neq 0.5$,分布呈偏态;当 $\pi < 0.5$ 时分布呈正偏态;当 $\pi > 0.5$ 时分布呈负偏态;特别是当 n 值不是很大时,π 偏离 0.5 愈远,分布愈偏。随着 n 的增大,二项分布逐渐逼近正态分布。同时,当 $(n+1)\pi$ 为整数时,二项分布在 $x = (n+1)\pi - 1$ 和 $x = (n+1)\pi$ 处概率达到最大值;当 $(n+1)\pi$ 为非整数时,二项分布

在 $x=(n+1)\pi$ 处概率达到最大值。这里 $[x]$ 表示 x 的取整函数,为不超过 x 的最大整数。如 $\pi=0.5$,$n=9$,则 $x=4$ 和 $x=5$ 时,概率 $P(x=4)$ 和 $P(x=5)$ 达到最大值。若 $\pi=0.30$,$n=5$ 和 $n=10$ 时,图形呈偏态,当 $n=30$ 时,图形已接近正态分布。一般地说,如果 $n\pi$ 或 $n(1-\pi)$ 大于 5 时,常可用正态近似原理处理二项分布问题,以简化计算。

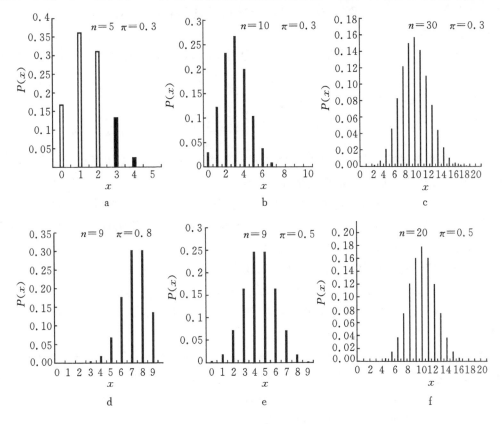

图 6-1 不同 n 与 π 时二项分布示意图

(四)二项分布的适用条件

(1)二项分布中的观察单位数 n 是事先确定的。

(2)各观察单位只能有互相对立的一种结果,属于二分类资料。如阳性或阴性,生存或死亡等,不允许考虑"可疑"等模糊结果。

(3)已知发生某一结果(如阳性)的概率 π 不变,其对立结果(如阴性)的概率则为 $1-\pi$。实际工作中要求 π 是从大量观察中获得的比较稳定的数值。

(4)n 次试验在相同条件下进行,且各观察单位的结果互相独立,即每个观察单位的观察结果不会影响到其他观察单位的结果。如要求疾病无传染性、无家族聚集性等。

(五)二项分布的应用

1. 率的抽样误差及标准误 与均数一样,在同一总体中随机抽取部分观察单位计算样本率,则样本率与总体率之间也存在抽样误差。率的抽样误差用率的标准误来表示,具体内容已在第四章叙述。由本章二项分布性质式 6-7 可知。

当 π 未知时,常以样本率 p 来估计之,如式 6-11。

$$S_p = \sqrt{\frac{p(1-p)}{n}} \qquad (\text{式 } 6-11)$$

但率常呈偏态分布,当总体率 $\pi<0.5$ 时为正偏态,当 $\pi>0.5$ 时为负偏态,当 $\pi=0.5$ 时为对称分布。只有当 n 较大、率 π 和 $(1-\pi)$ 都不太小时,$n\pi$ 和 $n(1-\pi)$ 均大于 5 时,率的抽样分布近似服从正态分布。

【例 6-3】 已知某新药治疗某传染病患者 10 人,发现 9 人有效。试计算率的标准误。

本例 $n=10$,$x=9$,$p=9/10=0.9$

$$S_p = \sqrt{\frac{p(1-p)}{n}} = \sqrt{\frac{0.9(1-0.9)}{10}} = 0.094868$$

2. 总体率 π 的区间估计　根据样本含量 n 和样本率的大小,总体率的可信区间的估计可以用精确概率法或正态近似法估计。

(1)精确概率法:也即查表法,当样本含量较小(如 $n<50$)时,特别是 p 接近 0 或 1 时,应根据二项分布的原理确定总体率的可信区间,但由于其计算烦琐,可以通过查阅工具表(附表 4),直接查出百分率的可信区间。

【例 6-4】 有人在服刑人员中调查 29 名非吸毒妇女,出狱时有 1 名人类免疫缺陷病毒(HIV)阳性。试问 HIV 阳性率的 95% 的可信区间是多少。

本例 $n=29$,$x=1$,查附表 4 得 0~18,即该 HIV 阳性率的 95% 的可信区间为 0~18% 。

【例 6-5】 有人在某幼儿园调查 5 岁学龄前儿童肠道蛔虫感染情况,20 份幼儿大便标本中,阳性 14 份。试问该幼儿园 5 岁幼儿蛔虫感染阳性率的 95% 的可信区间是多少。

本例 $n=20$,$x=14$,$x>n/2$,可以先查出阴性率 $n=20$,$x=6$ 查附表 4 得 12~54,再用 100 减去查得的数值,即得所求可信区间为 46%~88%。

注意:附表 4 中 x 值只列出了 $x \leqslant n/2$ 部分,当 $x>n/2$ 时,可用 $(n-x)$ 查表。

(2)正态近似法:当样本例数 n 足够大(如 $n>50$),且样本率 p 和 $(1-p)$ 都不太小时,即 np 和 $n(1-p)$ 均大于 5 时,样本率 p 的抽样分布近似服从正态分布,故可按式 6-12 估计总体率 π 的可信区间。

$$(p-u_\alpha S_p, p+u_\alpha S_p) \qquad (\text{式 } 6-12)$$

式 6-12 中,u_α 为标准正态分布临界值。

【例 6-6】 从某地人群中随机抽取 144 人,检查乙型肝炎表面抗原携带状况,阳性率为 9.03%。求该地人群的乙型肝炎表面抗原阳性率的 95% 可信区间。

本例 $n=144$,$p=9.03\%$,先按式 6-2 计算 S_p。

$$S_p = \sqrt{\frac{p(1-p)}{n}} = \sqrt{0.0903 \times (1-0.0903)/144} = 0.0239 = 2.39\%$$

95% 可信限为 $9.03\% \pm 1.96 \times 2.39\%$,即该地人群的乙型肝炎表面抗原阳性率的 95% 可信区间为 4.35%~13.71% 。

3. 两总体率之差 $\pi_1-\pi_2$ 的区间估计　当样本含量 n_1、n_2 足够大,两样本率之差的可信区间可用正态近似法完成。

设 $p_1=x_1/n_1$，$p_2=x_2/n_2$ 是两个样本率，p_1-p_2 是它们的差。

如果 n_1p_1，$n_1(1-p_1)$，n_2p_2，$n_2(1-p_2)$ 大于 5，则总体率之差的可信区间为

$$((p_1-p_2)-u_aS_{p_1-p_2}, (p_1-p_2)+u_aS_{p_1-p_2}) \tag{式 6-13}$$

其中，$S_{p_1-p_2}$ 为率差的合并标准误。

$$S_{p_1-p_2}=\sqrt{\frac{p_1(1-p_1)}{n_1}+\frac{p_2(1-p_2)}{n_2}} \tag{式 6-14}$$

二、率的 u 检验

(一)样本率与总体率比较

样本率与总体率比较的目的是推断该样本所代表的未知总体率 π 与已知总体率 π_0 是否相等，即 $H_0:\pi=\pi_0$；$H_1:\pi\neq\pi_0$（或 $\pi>\pi_0$，或 $\pi<\pi_0$）。

1. 正态近似法 率的分布服从二项分布，当 n 较大，且 p 与 $1-p$ 均不太小（即 $np>5$ 且 $n(1-p)>5$）时，率近似服从均数为 p，方差为 $\frac{p(1-p)}{n}$ 的正态分布。

检验统计量为式 6-15。

$$u=\frac{|p-\pi_0|}{\sqrt{\frac{\pi_0(1-\pi_0)}{n}}} \tag{式 6-15}$$

【例 6-7】 根据以往经验，一般胃溃疡病患者有 20% 发生胃出血症状，现某医院观察 65 岁以上胃溃疡病患者 304 例，有 31.6% 发生胃出血症状。问老年胃溃疡病患者是否较一般患者容易出血。

(1)建立建设，确立检验水准。

H_0:老年胃溃疡病患者胃出血率 $\pi=\pi_0=0.2$。

H_1:老年胃溃疡病患者胃出血率 $\pi>\pi_0=0.2$。

单侧检验 $\alpha=0.05$。

(2)在 H_0 成立的前提下，计算 u 值。

$$u=\frac{|p-\pi_0|}{\sqrt{\pi_0(1-\pi_0)/n}}=\frac{|0.316-0.2|}{\sqrt{0.2(1-0.2)/304}}=5.06$$

(3)确定 P 值，作出统计推断。

查附表 $u_{0.001,单侧}=3.09$，$u>u_{0.001,单侧}$ 得 $P<0.001$，按 $\alpha=0.05$ 的水准，拒绝 H_0，接受 H_1，差别有统计学意义，故可认为老年胃溃疡病患者较容易出血。

2. 直接计算概率法 在不满足正态近似条件时，可以利用二项分布的原理，直接求出概率。

【例 6-8】 据以往经验，新生儿染色体异常率一般为 1%，某医院观察了当地 400 名新生儿，只有 1 例异常。问该地新生儿染色体异常率是否低于一般水平。

(1)建立建设，确立检验水准。

H_0:该地新生儿染色体异常率与一般水平相同，即异常率 $\pi=\pi_0=0.01$。

H_1：该地新生儿染色体异常率低于一般水平，$\pi < 0.01$。

单侧检验 $\alpha = 0.05$。

(2)在 H_0 成立的前提下，计算 P 值。

$$P(x \leqslant 1) = P(0) + P(1) = c_{400}^0 \pi_0^0 (1-\pi)^{400} + c_{400}^1 \pi_0^1 (1-\pi)^{399}$$
$$= 0.99^{400} + 400 \times 0.01 \times 0.99^{399} = 0.0905$$

(3)作出统计推断。

$P > 0.05$，所以按 $\alpha = 0.05$ 的水准，不拒绝 H_0，差别无统计学意义，故尚不能认为该地新生儿染色体异常率低于一般水平。

(二)两样本率的比较

两样本率比较的 u 检验样本率比较的目的是推断两样本率所代表的总体率是否相等，即 $H_0 : \pi_1 = \pi_2$；$H_1 : \pi_1 \neq \pi_2$（或 $\pi_1 > \pi_2$，或 $\pi_1 < \pi_2$）。两样本率的比较时，要求 p_1、p_2、$1-p_1$、$1-p_2$ 均不太小且 $n_1 p_1$，$n_1(1-p_1)$，$n_2 p_2$，$n_2(1-p_2)$ 均大于5，可采用 u 检验。检验统计量为式 6-16。

$$u = \frac{|p_1 - p_2|}{\sqrt{p_c(1-p_c)(\frac{1}{n_1} + \frac{1}{n_2})}} \qquad (式 6-16)$$

式 6-18 中，p_1、p_2 分别为两样本率；p_c 为合并阳性率；$p_c = \frac{x_1 + x_2}{n_1 + n_2}$。

【例 6-9】 某医师在用蛙王露口服液治疗贫血的临床试验中，将 109 名受试者随机分为两组，一组为试验组，接受蛙王露口服液的治疗，结果为有效 43 人，无效 10 人；另一组为对照组，接受复方阿胶浆的治疗，结果为有效 40 人，无效 16 人。问两组有效率有无差别。

(1)建立建设，确立检验水准。

H_0：两组有效率无差别，即 $\pi_1 = \pi_2$。

H_1：两组有效率有差别，即 $\pi_1 \neq \pi_2$。

$\alpha = 0.05$。

(2)在 H_0 成立的前提下，计算 u 值。

$p_1 = 43/53 = 0.8113$，$p_2 = 40/56 = 0.7143$

$p_c = (43+40)/(53+56) = 0.7615$

$$u = \frac{|p_1 - p_2|}{\sqrt{p_c(1-p_c)(\frac{1}{n_1} + \frac{1}{n_2})}} = \frac{|0.8113 - 0.7143|}{\sqrt{0.7615(1-0.7615)(\frac{1}{53} + \frac{1}{56})}} = 1.188$$

(3)确定 P 值，作出统计推断。

$u = 1.188 < 1.96$，故 $P > 0.05$，按 $\alpha = 0.05$ 的水准，不拒绝 H_0，差别无统计学意义，故尚不能认为两组的有效率有差别。

第二节 χ^2 检 验

前面我们介绍了两样本率比较的 u 检验，用以推断两总体率是否相等。但是多个样本率或构成比的比较,χ^2 检验(chi-square test)更适合。

χ^2 检验是英国统计学家 K. Pearson(1900)提出的,以 χ^2 分布和拟合优度检验为理论基础,应用广泛,主要应用于推断两个总体率或构成比之间,多个总体率或构成比之间有无差别,多个样本率的多重比较,两个分类变量之间有无关联性,频数分布拟合优度检验等。

一、四格表资料 χ^2 检验

【例 6-10】 某年某院一位医生通过两种方法治疗贫血,结果见表 6-2。请问两种方法治疗贫血是否有差异。

表 6-2 两药治疗贫血有效率的比较

组别	有效人数	无效人数	合计	有效率(%)
试验组	43(a)	10(b)	53(a+b)	81.13
对照组	40(c)	16(d)	56(c+d)	71.43
合计	83(a+c)	26(b+d)	109(n=a+b+c+d)	76.15

表 6-2 中,43、10、40、16 是整个表的基本数据,合计数与有效率都是从这四个基本数据推算出来的,这种资料称为四格表资料。

43(a)	10(b)
40(c)	16(d)

如果 H_0 成立,即试验组和对照组的有效率相同,则可以用两组合计的有效率 83/109=76.15% 作为总体有效率的一个点估计,在此有效率下,试验组观察了 53 例患者,则理论上应有 $T_{11}=53\times76.15\%=40.36$ 例有效,而有 $T_{12}=53\times(1-76.15\%)=12.64$ 例无效;同理,对照组应有 $T_{21}=56\times76.15\%=42.64$ 例有效,$T_{22}=56\times(1-76.15\%)=13.36$ 例无效。

(一)χ^2 检验的基本思想

如果 H_0 成立,则实际频数应与相应的理论频数比较接近。用 χ^2 统计量来表示实际频数(A)与理论频数(T)的差别。

$$\chi^2 = \sum \frac{(A-T)^2}{T} \qquad \text{(式 6-17)}$$

$$T_{RC} = \frac{n_R n_C}{n} \qquad \text{(式 6-18)}$$

$$自由度 \upsilon = (R-1)(C-1) \qquad \text{(式 6-19)}$$

其中,n_R 为相应行的合计,n_C 为相应列的合计,n 为总例数,T_{RC} 为理论频数,R 表示行数,C 表示行数。

这里,χ^2 值服从 χ^2 分布,见图 6-2。

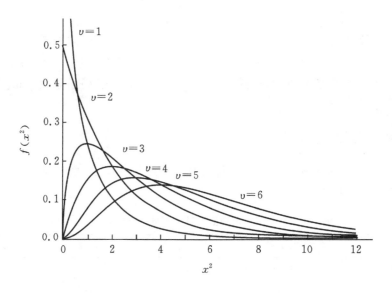

图 6-2   自由度为 1~6 的 χ^2 分布曲线

图 6-2 中,不同自由度时的 χ^2 分布不同,相应的 χ^2 分布临界值可查 χ^2 分布临界值表(附表 5)。对于四格表资料来说,自由度为 1,$\alpha=0.05$ 时,相应的临界值为 3.84。在 H_0 成立的条件下,由式 6-17 计算的 χ^2 检验统计量不应太大,如果实际频数与理论频数相差较大,χ^2 检验统计量超出了界值,则拒绝 H_0。

解答例 6-10 如下。

(1)建立检验假设,确定检验水准。

H_0:两组总体有效率相同,即 $\pi_1=\pi_2$。

H_1:两组总体有效率不同,即 $\pi_1\neq\pi_2$。

$\alpha=0.05$。

(2)在 H_0 成立的前提下,计算检验统计量 χ^2 值。

$T_{11}=53\times83/109=40.36, T_{12}=53\times26/109=12.64$

$T_{21}=56\times83/109=42.64, T_{22}=56\times26/109=13.36$

资料理论频数的计算见表 6-3。

表 6-3   资料理论频数的计算

组别	有效人数	无效人数	合计
试验组	43(40.36)	10(12.64)	53
对照组	40(42.64)	16(13.36)	56
合计	83	26	109

$$\chi^2=\sum\frac{(A-T)^2}{T}=\frac{(43-40.36)^2}{40.36}+\frac{(10-12.64)^2}{12.64}+\frac{(40-42.64)^2}{42.64}+\frac{(16-13.36)^2}{13.36}$$
$$=1.41$$

$$\nu = (R-1)(C-1) = (2-1) \times (2-1) = 1$$

（3）确定 P 值，作出统计推断。

用 $\nu=1$ 查 χ^2 分布临界值表得：$\chi^2_{0.10,1}=2.71$，$\chi^2_{0.25,1}=1.32$，故 $0.10<P<0.25$，因此，按 $\alpha=0.05$ 的检验水准，不拒绝 H_0，尚不能认为两种方法治疗贫血有差异。四格表 χ^2 检验时，也可用专用公式计算 χ^2 值，如式 6-20。

$$\chi^2 = \frac{(ad-bc)^2 n}{(a+b)(c+d)(a+c)(b+d)} \qquad \text{（式 6-20）}$$

$$\chi^2 = \frac{(43 \times 16 - 40 \times 10)^2 \times 109}{53 \times 56 \times 83 \times 26} = 1.41$$

与通用公式计算结果相同。

（二）四格表 χ^2 值的校正

χ^2 分布临界值表是由一个连续型分布 χ^2 分布计算出来的，但四格表中的数据属分类资料，是离散的，由此计算出来的 χ^2 值也是离散的。为此，英国统计学家 F. Yates（1934）提出，对四格表资料例数较少时，需要做连续性校正，否则所求 χ^2 值偏大，所得概率 P 值偏小。当 $n>40$，且 $T>5$ 时，不需校正，直接用式 6-17 或式 6-20 计算 χ^2 值；当 $n>40$，且有任一理论频数 $1<T\leqslant5$ 时，需要对基本公式或专用公式校正，如式 6-21 和 6-22。

$$\chi^2 = \sum \frac{(|A-T|-0.5)^2}{T} \qquad \text{（式 6-21）}$$

$$\chi^2 = \frac{(|ad-bc|-\frac{n}{2})^2 n}{(a+b)(c+d)(a+c)(b+d)} \qquad \text{（式 6-22）}$$

【例 6-11】 某矿石粉厂生产一种矿石粉时，数天内会有部分工人患职业性皮肤炎。在生产季节开始时，从 43 名车间工人中，随机抽取 15 名穿上新防护服，其余仍穿原用的防护服，生产进行一个月后，检查两组工人的皮肤炎患病率，结果见表 6-4。问两组工人的皮肤炎患病率有无差别。

表 6-4 穿新旧两种防护服工人的皮肤炎患病率比较

防护服种类	阳性例数	阴性例数	合计	患病率（%）
新	1	14	15	6.7
旧	10	18	28	35.7
合计	11	32	43	25.6

（1）建立建设，确立检验水准。

H_0：两组工人的皮肤炎患病率无差别，即 $\pi_1=\pi_2$。

H_1：两组工人的皮肤炎患病率有差别，即 $\pi_1\neq\pi_2$。

检验水准 $\alpha=0.05$。

（2）在 H_0 成立的前提下，计算检验统计量 χ^2 值。

求得最小的理论频数 $T_{11}=15 \times 11/43 = 3.84$，$1<T_{11}<5$ 且 $n=43>40$，所以宜用 χ^2 检验的校正公式。

$$\chi^2 = \frac{(|1 \times 18 - 14 \times 10| - 43/2)^2 \times 43}{15 \times 28 \times 11 \times 32} = 2.94$$

$$\upsilon = 1$$

(3)确定 P 值,作出统计推断。

查 χ^2 分布临界值表得,$\chi^2_{0.05,1} = 3.84$,故 $P > 0.05$,因此,按 $\alpha = 0.05$ 的检验水准,不拒绝 H_0,差别无统计学意义,尚不能认为穿不同防护服的皮肤炎患病率有差别。

此例若不校正的话,求得的 $\chi^2 = 4.33$,查附表得 $P < 0.05$,所得统计推断结论截然相反。

(三)Fisher 精确概率法

当四格表资料中出现 $n \leq 40$ 或 $T \leq 1$,或者计算出来的 P 值与 α 非常接近时,需改用四格表资料的 Fisher 确切概率法。该法是一种直接计算概率的假设检验方法,其理论依据是超几何分布。四格表的确切概率法不属于 χ^2 检验的范畴,但常作为四格表资料假设检验的补充。

确切概率计算法的基本思想是:在四格表周边合计数固定不变的条件下,利用公式直接计算表内四个格子数据的各种组合的概率 P,然后计算单侧或双侧累计概率 P,并与检验水准 α 比较,作出是否拒绝 H_0 的结论。

【例 6 - 12】 用两种方法治疗黑色素瘤患者,结果见表 6 - 5。问两种疗法治疗该病的疗效是否相同。

表 6 - 5 两种方法治疗黑色素瘤疗效比较

方法	缓解数	未缓解数	合计	缓解率(%)
A	13	1	14	92.9
B	7	3	10	70.0
合计	20	4	24	83.3

(1)建立建设,确立检验水准。

H_0:两法缓解率相等,即 $\pi_1 = \pi_2$。

H_1:两法缓解率不等,即 $\pi_1 \neq \pi_2$。

$\alpha = 0.05$。

(2)计算 P 值。

计算每种情况下的阳性率 P_1,P_2,$|P_1 - P_2|$ 和概率 $P_{(i)}$ 值,$P_{(i)}$ 值按式 6 - 23 来计算。

$$P_{(i)} = \frac{(a+b)!(c+d)!(a+c)!(b+d)!}{n!a!b!c!d!} \qquad \text{(式 6 - 23)}$$

本例 $n = 24 < 40$,宜用 Fisher 精确概率法。

具体计算方法如下:在原四格表的行与列和保持不变的条件下,变动四格表中的数字(必须是非负整数),得到各种不同的情况,见表 6 - 6。

表 6 - 6 Fisher 精确概率的计算

序号	缓解数	未缓解数	缓解率 P_1 与 P_2	$\|P_1-P_2\|$	概率 $P_{(i)}$
1	14	0	1.000	0.400	0.0198
	6	4	0.600		
2*	13	1	0.929	0.229*	0.1581
	7	3	0.700		
3	12	2	0.857	0.057	—
	8	2	0.800		
4	11	3	0.786	0.114	—
	9	1	0.900		
5	10	4	0.714	0.286	0.0942
	10	0	1.000		

* 原来四格表序号及其 $\|P_1-P_2\|$ 的值。

精确概率 P 为各组中 $\|P_1-P_2\|$ 大于等于原来四格表 $\|P_1-P_2\|$ 的值(0.229)情况下的几组 $P_{(i)}$ 的和。本例精确概率 P 为:

$$P = P_{(1)} + P_{(2)} + P_{(5)} = 0.0198 + 0.1581 + 0.0942 = 0.2721$$

(3)作出统计推断。

$P>0.05$,所以按照 $\alpha=0.05$ 的检验水准,不拒绝 H_0,差别无统计学意义,尚不能认为两法疗效不等。

二、配对资料的 χ^2 检验

配对两分类资料的 χ^2 检验又称作 McNemar 检验。

【例 6-13】 有 205 份咽喉涂抹标本,把每份标本依同样的条件分别接种于甲、乙两种白喉杆菌培养基上,观察白喉杆菌生长的情况,观察结果见表 6-7。问两种培养基的阳性率有无差别。

表 6-7 甲、乙两种培养法的比较

乙种培养法	甲种培养法		合计
	$+$	$-$	
$+$	36(a)	24(b)	60
$-$	10(c)	135(d)	145
合计	46	159	205

分析:现在的目的是比较两法阳性率的差异。如果将两法的阳性率 46/205 与 60/205 用上述四格表的方法做比较是不正确的,因为理论频数是在两组样本相互独立假设下推算出来的,而本例中甲法与乙法培养的是相同的样本。比较两法阳性率有无差别,要着眼于两法培养结果不一致的部分,即格子 b 和 c。因此检验假设 H_0:总体 B=C,即甲种培养法培养阳性且乙种培养法培养阴性的例数与甲法培养阴性且乙法培养阳性例数相等;H_1:总体 B≠C。

检验统计量的计算如下。

当 $b+c>40$ 时,用式 6-24 计算。

$$\chi^2 = \frac{(b-c)^2}{b+c} \qquad \upsilon = 1 \qquad (式 6-24)$$

当 $20<b+c\leq40$ 时,用式 6-25 计算。

$$\chi^2 = \frac{(|b-c|-1)^2}{b+c} \qquad \upsilon = 1 \qquad (式 6-25)$$

当 $b+c\leq20$ 时,可以利用二项分布的概率公式直接计算概率。

(1)建立建设,确立检验水准。

H_0:两种检验方法的阳性率相同,即总体 B=C。

H_1:两种检验方法的阳性率不同,即总体 B≠C。

$\alpha=0.05$。

(2)在 H_0 成立的前提下,计算 χ^2 值。

本例 $b+c=34$,小于 40 但大于 20,按式 6-25 计算。

$$\chi^2 = \frac{(|24-10|-1)^2}{24+10} = 4.971 \qquad \upsilon = 1$$

(3)确定 P 值,作出统计推断。

查 χ^2 分布临界值表,$\chi^2_{0.05,1}=3.84<4.971$,故 $P<0.05$,按 $\alpha=0.05$ 的检验水准,拒绝 H_0,接受 H_1,差别有统计学意义,可以认为两法培养阳性率不一样,乙法培养阳性率高于甲法。

三、行×列表资料 χ^2 检验

前面介绍的四格表只有 2 行 2 列,只能对 2 个率作出比较。在医学研究中,有时要比较多个率,如要比较某市城区、城郊接合部和农村三个地区的出生婴儿的致畸率。有时要分析几组多类构成的构成比是否相同,如以母乳、牛乳、混合三种不同方式喂养的新生儿体重增长的构成是否一致。多组率或构成比比较时,由于行数或列数超出了 2,因此统一将这样的资料称为行×列表资料。

行×列表的 χ^2 检验统计量由式 6-26 计算。

$$\chi^2 = n\left(\sum \frac{A^2}{n_R n_C} - 1\right) \qquad \upsilon = (R-1)(C-1) \qquad (式 6-26)$$

(一)多个样本率的比较

【例 6-14】 某县防疫站观察三种药物驱钩虫的疗效,在服药后 7 天得粪检钩虫卵阴转率(%)见表 6-8。问三种药物疗效是否不同。

表 6-8 三种药物虫卵阴转率的比较

药物	阴转例数	未阴转例数	合计	阴转率(%)
复方敌百虫片	28	9	37	75.7
纯敌百虫片	18	20	38	47.4
灭虫灵	10	24	34	29.4
合计	56	53	109	51.4

(1)建立建设,确立检验水准。

H_0:三种药物的虫卵阴转率相同,即 $\pi_1 = \pi_2 = \pi_3$。

H_1:三种药物的虫卵阴转率不同或不全同,即 π_1、π_2、π_3 不等或不全相等。

$\alpha = 0.05$。

(2)在 H_0 成立的前提下,计算 χ^2 值。

$$\chi^2 = 109 \times \left(\frac{28^2}{37 \times 56} + \frac{9^2}{37 \times 53} + \frac{18^2}{38 \times 56} + \frac{20^2}{38 \times 53} + \frac{10^2}{34 \times 56} + \frac{24^2}{34 \times 53} - 1 \right) = 15.556$$

$$\upsilon = (R-1)(C-1) = (3-1)(2-1) = 2$$

(3)确定 P 值,作出统计推断。

查 χ^2 分布临界值表,$\chi^2_{0.005,2} = 10.60 < \chi^2_{0.005,2}$,故 $P < 0.005$。因此,按 $\alpha = 0.05$ 的检验水准拒绝 H_0,接受 H_1,可以认为三种药物的虫卵阴转率不相同或不全同。

(二)多个构成比比较

【例 6-15】 某医院研究鼻咽癌患者与眼科患者的血型构成情况有无不同,收集到资料见表 6-9。问两组患者血型构成比有无差别。

表 6-9 鼻咽癌患者与眼科患者的血型构成比较

分组	A	B	O	AB	合计
鼻咽癌患者	33	6	56	5	100
眼科患者	54	14	52	5	125
合计	87	20	108	10	225

(1)建立建设,确立检验水准。

H_0:两组患者中血型构成比相同。

H_1:两组患者中血型构成比不同或不全同。

$\alpha = 0.05$。

(2)在 H_0 成立的前提下,计算 χ^2 值。

$$\chi^2 = 225 \times \left(\frac{33^2}{100 \times 87} + \frac{6^2}{100 \times 20} + \frac{56^2}{100 \times 108} + \frac{5^2}{100 \times 10} + \frac{54^2}{125 \times 87} + \frac{14^2}{125 \times 20} + \right.$$

$$\left. \frac{52^2}{125 \times 108} + \frac{5^2}{125 \times 100} - 1 \right)$$

$$= 5.710$$

$$\upsilon = 3$$

(3)确定 P 值,作出统计推断。

查 χ^2 分布临界值表,$\chi^2_{0.05,3} = 7.81$,$5.71 < 7.81$,故 $P > 0.05$。所以按 $\alpha = 0.05$ 的检验水准不拒绝 H_0,差别无统计学意义,故尚且不能认为两组患者中血型的构成比不相同。

(三)行×列表的 χ^2 检验的注意事项

(1)行×列表的 χ^2 检验要求理论频数不宜太小,一般不宜有理论频数小于等于 1 的格子,且 $1 < T < 5$ 的格子数不宜超过总格子数的 1/5。

(2)如果以上条件不能满足时,不能直接做 χ^2 检验,此时可以采用以下方法:①增加样本含量,当样本含量增加时必然会引起理论频数的变化,此时可能会使得数据满足 χ^2

检验的条件。②删去某行或某列,删去理论频数较小的行或列使得资料满足 χ^2 检验的条件,但删去某行或某列往往会减少收集到的数据信息。③合理地合并部分行或列。④用 Fisher 精确概率法计算。

(3)多个率或构成比比较的 χ^2 检验,结论为拒绝 H_0 时,仅表示几组之间有差别,并非任两组之间都有差别。若要进一步进行两两比较,可进行行×列表的分割或用区间估计法计算。

四、多个样本率间的多重比较

当多个样本率比较的 $R \times 2$ 表资料 χ^2 检验,推断结论为拒绝 H_0,接受 H_1 时,要进一步推断哪两两总体率有差别,若直接用四格表资料的 χ^2 检验进行多重比较,将会加大犯 I 类错误的概率。因此,样本率间的多重比较不能直接用四格表资料的 χ^2 检验。多个样本率间的多重比较的方法有 χ^2 分割法、Scheffe' 可信区间法和 SNK 法。本节仅介绍一种基于 χ^2 分割法的多个样本率间多重比较的方法,后两种方法可参阅有关书籍。

χ^2 分割法多个样本率比较的资料可整理成 $2 \times k$ 表资料,若经行×列表资料 χ^2 检验的结论为拒绝 H_0,接受 H_1 时,可不经任何处理,直接用分割法把 $2 \times k$ 表分成多个独立的四格表进行两两比较,但必须重新规定检验水准。其目的是为保证检验假设中 I 型错误 α 的概率不变。

因分析目的不同,k 个样本率两两比较的次数不同,故重新规定的检验水准的估计方法亦不同。通常有以下两种情况。

(一)多个实验组间的两两比较

分析目的为 k 个实验组间,任两个率均进行比较时,须进行 $\binom{k}{2}$ 次独立的四格表 χ^2 检验,再加上总的行×列表资料的 χ^2 检验,共 $\binom{k}{2}+1$。

$$\alpha' = \frac{\alpha}{\binom{k}{2}+1} \qquad (式 6-27)$$

式中 $\binom{k}{2} = \frac{k!}{2!\ (k-2)!} = \frac{k(k-1)}{2}$,$k$ 为样本率个数。

【例 6-16】 某医师研究物理疗法、药物治疗和外用膏药三种疗法治疗周围性面神经麻痹的疗效,资料见表 6-10。问三种疗法的有效率有无差别。

表 6-10　三种疗法有效率的比较

疗法	有效	无效	合计	有效率(%)
物理疗法组	199	7	206	96.60
药物治疗组	164	18	182	90.11
外用膏药组	118	26	144	81.94
合计	481	51	532	90.41

(1)建立建设,确立检验水准。

$H_0: \pi_1 = \pi_2$,即任两对比组的总体有效率相等。

$H_1: \pi_1 \neq \pi_2$,即任两对比组的总体有效率不等。

$\alpha = 0.05$。

(2)计算 χ^2 值。

本例为三个实验组间的两两比较,见表 6-11。

$$\alpha' = \frac{0.05}{3 \times (3-1)/2 + 1} = \frac{0.05}{4} = 0.0125$$

表 6-11 三种疗法有效率的两两比较

对比组	有效	无效	合计	χ^2 值	P
物理疗法组	199	7	206		
药物治疗组	164	18	182	6.76	<0.01250
合计	363	25	388		
物理疗法组	199	7	206		
外用膏药组	118	26	144	21.32	<0.00313
合计	317	33	350		
药物治疗组	164	18	182		
外用膏药组	118	26	144	4.59	>0.01250
合计	282	44	326		

(3)确定 P 值,作出统计推断。

按 $\alpha' = 0.0125$ 的检验水准,物理疗法组与药物治疗组拒绝 H_0,接受 H_1;物理疗法组与外用膏药组拒绝 H_0,接受 H_1;药物治疗组与外用膏药组不拒绝 H_0。可认为物理疗法与药物治疗、外用膏药的有效率均有差别,还不能认为药物治疗与外用膏药的有效率有差别。结合表 6-11 资料,可认为物理疗法组的总体有效率高于其他两组,但尚不能认为药物治疗组与外用膏药组的总体有效率不等。

(二)实验组与同一个对照组的比较

分析目的为各实验组与同一个对照组的比较,而各实验组间不须比较。其检验水准 α' 用下式估计。

$$\alpha' = \frac{\alpha}{2(k-1)} \tag{式 6-28}$$

式中 k 为样本率的个数。由该式估计的检验水准 α' 较保守(α' 通常较小)。

表 6-12 所列的 $\upsilon = 1$ 时 χ^2 分布界值表可供多个样本率间的多重比较用。

表 6-12　$v=1$ 时 χ^2 分布界值表

χ^2	P	χ^2	P	χ^2	P
6.24	0.01250	7.48	0.00625	8.21	0.00417
6.96	0.00833	7.88	0.00500	8.49	0.00358
7.24	0.00714	8.05	0.00455	8.73	0.00313

【例 6-17】　以表 6-10 资料中的药物治疗组为对照组,物理疗法组与外用膏药组为试验组。试分析两试验组与对照组的总体有效率有无差别。

(1)建立建设,确立检验水准。

$H_0:\pi_T=\pi_C$,即各试验组与对照组的总体有效率相等。

$H_1:\pi_T\neq\pi_C$,即各试验组与对照组的总体有效率不等。

$\alpha=0.05$。

(2)计算 χ^2 值。

本例为各实验组与同一对照组的比较。

$$\alpha'=\frac{0.05}{2\times(3-1)}=\frac{0.05}{4}=0.0125$$

物理疗法组与药物治疗组比较:$\chi^2=6.76,P<0.0125$。

外用膏药组与药物治疗组比较:$\chi^2=4.59,P>0.0125$。

(3)确定 P 值,作出统计推断。

按 $\alpha'=0.0125$ 的检验水准,物理疗法组与药物治疗组拒绝 H_0,接受 H_1,可认为物理疗法组与药物治疗组的总体有效率有差别;外用膏药组与药物治疗组不拒绝 H_0,尚不能认为两总体有效率有差别。结合资料,物理疗法的有效率高于药物治疗。

综合测试题

一、选择题

1. 若某人群某疾病患病人数 x 服从二项分布,从该人群中随机抽取 n 人,患病人数 x 至少为 k 人的概率为

A. $P(k)+P(k+1)+\cdots+P(n)$　　　　B. $P(k+1)+P(k+2)+\cdots+P(n)$

C. $P(0)+P(1)+\cdots+P(k)$　　　　　D. $P(0)+P(1)+\cdots+P(k-1)$

E. $P(1)+P(2)+\cdots+P(k)$

2. 若某人群某疾病患病人数 x 服从二项分布,从该人群中随机抽取 n 人,患病人数 x 至多为 k 人的概率为

A. $P(k)+P(k+1)+\cdots+P(n)$　　　　B. $P(k+1)+P(k+2)+\cdots+P(n)$

C. $P(0)+P(1)+\cdots+P(k)$　　　　　D. $P(0)+P(1)+\cdots+P(k-1)$

E. $P(1)+P(2)+\cdots+P(k)$

3. 随机变量 $x\sim B(10,0.6)$,概率为最大值时,随机变量 x 的取值为

A. 5　　　　　　　B. 6　　　　　　　C. 7　　　　　　　D. 10

E. 6 和 7

4. 对于二项分布,其对应的样本率 p 近似正态分布的条件是

A. $np > 5$

B. $n(1-p) > 5$

C. $n > 5$

D. $n(1-p)$ 或 $n > 5$

E. $n(1-p)$ 且 $np > 5$

5. χ^2 检验不能用于

A. 两个及两个以上样本均数的比较

B. 配对设计两样本率的比较

C. 多个样本率或构成比的比较

D. 频数分布的拟合优度检验

E. 率的线性趋势检验

6. 列联表资料 χ^2 检验的自由度计算公式为

A. $R-1$

B. $C-1$

C. $R+C-1$

D. $R \times C-1$

E. $(R-1)(C-1)$

7. 欲了解某药治疗人工荨麻疹的效果,将 100 名人工荨麻疹患者随机等分为两组,实验组用该药,对照组用某阳性药物。治疗 30 天后,试验组有效 30 例,有效率为 60.0%;对照组有效 37 例,有效率为 74.0%;采用独立样本四格表 χ^2 检验,四格表正确的是

A.
50	30
50	37

B.
50	60
50	74

C.
50	20
50	13

D.
30	20
37	13

E.
30	60
37	74

8. 独立样本四格表 χ^2 检验专用公式的应用条件为

A. $A \geq 5$

B. $A \geq 5$ 且 $T \geq 5$

C. $A \geq 5$ 且 $n \geq 40$

D. $T \geq 5$

E. $T \geq 5$ 且 $n \geq 40$

9. 当三个样本率比较,得到 $\chi^2 > \chi^2_{0.05,2}$,可以认为三个

A. 样本率都不相同

B. 总体率都不相同

C. 样本率不全相同

D. 总体率不同或不全相同

E. 样本率和总体率均不相同

10. $R \times C$ 列联表 χ^2 检验时,如果某些格子的理论频数太小,最好的处理方式是

A. 增大样本含量,以达到增大理论频数的目的

B. 删去理论频数太小的格子所对应的行或列

C. 将理论频数太小的行或列合并,使相应的实际频数相加

D. 采用四格表连续性校正的公式进行校正

E. 采用确切概率法

11. 配对四格表用 χ^2 检验比较两样本所代表的总体率有无差别,下列说法正确的是

A. 备择假设为两样本率相等

B. 宜采用四格表专用公式计算 χ^2 值

C. 可以采用配对设计的 t 检验

D. 当有理论频数小于 5 时,需做连续性校正

E. 其自由度与独立样本四格表 χ^2 检验的自由度相同

12. 下列关于 Fisher 确切概率法的说法,错误的是

A. 一种直接计算概率的假设检验方法

B. 包括四格表的确切概率法

C. 理论依据是 χ^2 分布

D. 对于四格表,在周边合计不变的条件下计算各种组合的概率

E. 适用于用其他检验方法所得的概率 P 接近检验水准 α 的分类资料

二、计算分析题

1. 某药物常规剂型治疗某种非传染性疾病的治愈率为 85%,现某医院采用该药新剂型治疗该非传染性疾病患者 20 例,19 例治愈。问该药新剂型能否增加疗效。

2. 某研究欲比较 A、B 两种抗生素治疗单纯性尿路感染的疗效,将 84 例患者随机等分成两组,一组采用 A 药治疗,另一组采用 B 药治疗。7 天后观察疗效,A 药组 37 例有效,B 药组 29 例有效。

(1)将资料整理成合理的表格形式。

(2)该研究设计属于何种类型?资料属于何种类型?

(3)欲比较 A、B 两药的疗效,宜选用什么统计方法?请写出具体的步骤。

3. 某研究欲探讨螺旋 CT 和高分辨率 CT(HRCT)在煤工肺尘埃沉着病肺气肿检出方面的差异,选择 96 例 I 期煤工肺尘埃沉着病患者,进行 64 排螺旋 CT 和 HRCT 扫描检查,结果两种 CT 均检出肺气肿 73 例,均未检出 14 例,螺旋 CT 检出而 HRCT 未检出者 2 例。

(1)将资料整理成合理的表格形式。

(2)该研究设计属于何种类型?资料属于什么类型?

(3)为达到研究目的,宜选用什么统计方法?请写出具体的步骤。

4. 某研究者欲比较甲、乙、丙三种方案治疗单纯性肥胖的有效率,将 120 例患者随机等分为三组,分别采用三种方案治疗,结果见表 6-13。问三种方案治疗单纯性肥胖的有效率有无差异。

表 6-13 三种方案治疗单纯性肥胖的效果

组别	有效	无效	合计	有效率(%)
甲	35	5	40	87.50
乙	27	13	40	67.50
丙	30	10	40	75.00
合计	92	28	120	76.67

5. 某研究者欲评价某药治疗胃溃疡的疗效,将 68 例胃溃疡患者随机等分为两组,试验组采用该新药治疗,对照组采用某阳性对照药治疗。一个疗程后观察疗效,结果表 6-14。

表 6 - 14　两种药物治疗胃溃疡的疗效

组别	痊愈	显效	进步	无效	有效率(%)
试验组	20	6	4	4	76.47
对照组	16	4	8	6	58.82

注:有效＝痊愈＋显效。

(1)若比较两药治疗胃溃疡的疗效构成比有无差异,宜选用什么统计方法? 请写出具体的步骤。

(2)若比较两药治疗胃溃疡的有效率有无差异,宜选用什么统计方法?

(3)若比较两药治疗胃溃疡的疗效有无差异,宜选用什么统计方法?

(彭克林)

第七章 方差分析

方差分析(analysis of variance,ANOVA)又称变异数分析或 F 检验,1918 年由英国统计学家 R. A. Fisher 首先提出,其检验统计量用 F 表示。之前我们所接触的两个服从正态分布的总体均数之间的比较采用的方法是 t 检验或者 u 检验。当我们遇到多个以上的均数之间的比较,采用的方法则是方差分析进行样本均数差别的显著性检验。

多个样本均数比较的方差分析应用条件为:各样本是相互独立的随机样本,均服从正态分布;相互比较的各样本的总体方差相等,即具有方差齐性。本章主要介绍完全随机设计和随机区组设计的方差分析以及多个样本均数的两两比较和方差齐性检验的内容。

第一节 完全随机设计的方差分析

完全随机设计是采用完全随机化的分组,将所有观察单位随机分配到 k 个处理组,分别接受不同水平的处理,观察实验效应。完全随机设计的方差分析又称为单因素方差分析。

【例 7-1】 在大肠湿热证模型研究中,将 32 只大鼠随机分为 4 组,每组 8 只,分别为正常对照组、大肠杆菌模型组、轮状病毒模型组和大肠杆菌加轮状病毒混合模型组。测得大鼠血清白细胞介素-2(IL-2)水平见表 7-1。试比较不同大鼠模型的血清 IL-2 水平是否有差别。

表 7-1 不同大鼠模型血清 IL-2 水平(ng/ml)的比较

	血清 IL-2 水平				合计
	正常对照组	大肠杆菌模型组	轮状病毒模型组	混合模型组	
	0.08	0.83	1.16	2.65	
	0.38	1.16	2.65	2.07	
	0.40	1.55	2.07	2.13	
	0.50	0.56	2.13	2.92	
	0.60	0.36	2.92	2.12	
	0.15	1.57	2.12	1.47	
	0.10	1.04	2.09	2.09	
	0.12	1.09	2.05	2.67	
n_i	8	8	8	8	(n) 32
$\sum_{j=1}^{n_i} x_{ij}$	2.33	8.16	17.19	18.12	$(\sum x)$ 45.80
$\bar{x}_i$	0.2913	1.0200	2.1488	2.2650	$(\bar{x})$ 1.4313

	血清 IL-2 水平				合计	
	正常对照组	大肠杆菌模型组	轮状病毒模型组	混合模型组		
$\sum\limits_{j=1}^{n_i} x_{ij}^2$	0.9677	9.6148	38.7813	42.5230	$\left(\sum x^2\right)$	91.8868
S_i	0.2032	0.4296	0.5133	0.4600	(S)	0.92170

本例将 32 只大鼠完成随机分成了四个处理组,然后比较不同大鼠模型的血清 IL-2 水平的差异,显然用 t 检验完成是有困难的,此时用方差分析比较方便。

方差分析的基本思想就是根据实验设计将总变异分解成若干部分,即组间变异(处理)和组内变异(误差),然后将各部分的变异与随机误差的变异进行比较,即 $SS_{总}=SS_{组间}+SS_{组内}$,$\upsilon_{总}=\upsilon_{组间}+\upsilon_{组内}$。

1. 总变异 所有观测值大小参差不齐,将个体值与总均数间的差异称为总变异。用观察值 x_{ij} 与总均数 $\bar{x}$ 的离均差平方和表示,记作 $SS_{总}=\sum\limits_{i=1}^{k}\sum\limits_{j=1}^{n_i}(x_{ij}-\bar{x})^2$,总自由度 $\upsilon_{总}=n-1$。

2. 组内变异 同一水平处理组内,大鼠 IL-2 水平并不完全相等,该变异称为组内变异或误差变异,主要由小鼠个体差异和随机测量误差造成,统称随机误差。组内变异的大小用各组观察值 x_{ij} 与该组均数 $\bar{x}_i$ 的离均差平方和(SS)表示,记作 $SS_{组内}=\sum\limits_{i=1}^{k}\sum\limits_{j=1}^{n_i}(x_{ij}-\bar{x}_i)^2$,组内(误差)自由度 $\upsilon_{组内}=n-k$,对应的组内方差又称组内均方(MS):$MS_{组内}=\dfrac{SS_{组内}}{n-k}$。

3. 组间变异 不同处理组间大鼠 IL-2 的平均水平不尽相同,该变异称组间变异,除随机误差作用外,还与各组施加的处理因素水平有关。组间变异的大小用各组均数 $\bar{x}_i$ 与总均数 $\bar{x}$ 的离均差平方和表示,以每组例数 n_i 为权重,记作 $SS_{组间}=\sum\limits_{i=1}^{k}n_i(\bar{x}_i-\bar{x})^2$,组间自由度 $\upsilon_{组间}=k-1$,对应的组间均方 $MS_{组间}=\dfrac{SS_{组间}}{k-1}$。

完全随机设计资料的方差分析计算数据见表 7-2。

表 7-2 完全随机设计资料的方差分析计算公式

变异来源	SS	υ	MS	F
组间(处理组间)	$\sum\limits_{i=1}^{k}\dfrac{\left(\sum\limits_{j=1}^{n_i} x_{ij}\right)^2}{n_i}-C^*$	$k-1$	$SS_{组间}/\upsilon_{组间}$	$MS_{组间}/MS_{组内}$
组内(误差)	$SS_{总}-SS_{组间}$	$n-k$	$SS_{组内}/\upsilon_{组内}$	
总变异	$\sum x^2-C$	$n-1$		

$*\,C=\left(\sum x\right)^2/n$。

F 统计量服从自由度 $\upsilon_{组间}=k-1,\upsilon_{组内}=n-k$ 的 F 分布。假设处理因素不起作用,产生组间变异与组内变异的原因相同,即随机误差,则 $MS_{组间}$ 应与 $MS_{组内}$ 相等。从理论上讲,F 值等于 1,但由于抽样误差的影响,一般不一定恰好等于 1,但应接近于 1,当 $F<F_{\alpha,(\upsilon_{组间},\upsilon_{组内})}$ 时,则 $P>\alpha$,按 α 水准,不拒绝 H_0,尚不能认为处理因素效应间差别有统计学意义,即可认为组间差异是由于抽样误差造成。若处理因素有作用,即不同模型对大鼠的 IL-2 水平有影响,则 $MS_{组间}$ 大于 $MS_{组内}$,F 值大于 1,当 $F\geqslant F_{\alpha,(\upsilon_{组间},\upsilon_{组内})}$ 时,$P\leqslant\alpha$,按 α 检验水准,拒绝 H_0,接受 H_1,认为处理因素不同水平间的效应差别总的来讲有统计学意义。

(1)建立检验假设,确定检验水准。

$H_0：\mu_1=\mu_2=\mu_3=\mu_4$,即四组 IL-2 水平总体均数相等。

$H_1：\mu_i$ 不全相等,即四组 IL-2 水平总体均数不相等或不全相等。

$\alpha=0.05$。

(2)在 H_0 成立的前提下,计算统计量。

$C=45.8^2/32=65.5513$

$SS_{总}=91.8868-65.5513=26.3355$

$SS_{组间}=\dfrac{1}{8}\times(2.33^2+8.16^2+17.19^2+18.12^2)-65.5513=21.4294$

$SS_{组内}=SS_{总}-SS_{组间}=26.3355-21.4294=4.9061$

不同大鼠模型血清 IL-2 水平方差分析见表 7-3。

表 7-3　不同大鼠模型血清 IL-2 水平方差分析表

变异来源	SS	υ	MS	F	P
组间(处理组间)	21.4294	3	7.143	40.766	<0.01
组内(误差)	4.9061	28	0.175		
总变异	26.3355	31			

(3)确定 P 值,作出推断结论。

根据 $\upsilon_1=3,\upsilon_2=28$,查附表 6 F 分布临界值表(方差分析用),界值 $F_{0.01,(3,28)}=4.57$,得 $P<0.01$,按 $\alpha=0.05$ 水准,拒绝 H_0,接受 H_1,四组均数间差别有统计学意义,可以认为四个模型组 IL-2 平均水平总的来讲有差别。

第二节　随机区组设计资料的方差分析

随机区组设计又称配伍组设计,首先将研究对象按照自然属性(如性别、年龄、体重等)相同或相近的情况配成 b 个区组,然后把每组的研究对象随机地分配至 k 个水平处理组,根据非处理因素将实验单位每一区组中的 k 个观察单位随机分配到各处理组。区组因素为非处理因素,它不是研究关注的主要问题,而是为了增强组间可比性设置的控制因素,提高了实验效率。

【例 7 - 2】 某研究者采用随机区组设计时行实验,比较三种抗癌药物对小白鼠肉瘤的抑制效果,先将 15 只染有肉瘤小白鼠按体重大小配成五个区组,每个区组内三只小白鼠随机接受三种抗癌药物的治疗,见表 7 - 4。问三种不同药物对肉瘤的抑制效果有无差别。

表 7 - 4 三种不同药物作用后小白鼠肉瘤重量(g)

分组	A 药物	B 药物	C 药物	$\sum_{i=1}^{k} x_{ij}$
1	0.82	0.65	0.51	1.98
2	0.73	0.54	0.23	1.50
3	0.43	0.34	0.28	1.05
4	0.41	0.21	0.31	0.93
5	0.68	0.43	0.24	1.35
$\sum_{j=1}^{n_i} x_{ij}$	3.07	2.17	1.57	6.81
$\bar{x}_i$	0.614	0.434	0.314	0.454
$\sum_{j=1}^{n_i} x_{ij}^2$	2.0207	1.0587	0.5451	3.6245

不同区组小白鼠肉瘤重量 $\bar{x}_j$ 间有一定差异,这一差异称为区组变异。它是由个体差异造成的,在区组设计的方差分析中,将组内变异进一步分解为区组间变异和误差项变异。因此,总变异分解为处理组间(组间)变异、区组间变异和误差变异三个部分,即 $SS_{总} = SS_{处理} + SS_{区组} + SS_{误差}$。

自由度划分为 $\upsilon_{总} = \upsilon_{处理} + \upsilon_{区组} + \upsilon_{误差}$。

处理组间变异主要由处理因素和误差引起,区组间变异由区组(个体)和误差引起,误差项变异可归结于测量误差。由于误差项相对于完全随机设计组内变异而言有所减小,研究设计效率提高。

随机区组设计方差分析计算公式见表 7 - 5。

表 7 - 5 随机区组设计方差分析计算公式

变异来源	SS	υ	MS	F
处理间	$\sum_{i=1}^{k} \dfrac{\left(\sum_{j=1}^{b} x_{ij}\right)^2}{b} - C$	$k-1$	$\dfrac{SS_{处理}}{\upsilon_{处理}}$	$\dfrac{MS_{处理}}{MS_{误差}}$
区组间	$\sum_{j=1}^{b} \dfrac{\left(\sum_{i=1}^{k} x_{ij}\right)^2}{k} - C$	$b-1$	$\dfrac{SS_{区组}}{\upsilon_{区组}}$	$\dfrac{MS_{区组}}{MS_{误差}}$
误差	$SS_{总} - SS_{处理} - SS_{区组}$	$(k-1) \times (b-1)$	$\dfrac{SS_{误差}}{\upsilon_{误差}}$	
总变异	$\sum x^2 - C$	$n-1$		

(1)建立假设,确立检验水准。

$H_0 : \mu_1 = \mu_2 = \mu_3$,三种药物作用后小白鼠肉瘤重量的总体均数相同。

$H_1 : \mu_i$ 不相等或不全相等。

$\alpha = 0.05$。

$H_0 : \mu_1 = \mu_2 = \cdots = \mu_5$,各区组小白鼠肉瘤重量的总体均数相同。

$H_1 : \mu_j$ 不相等或不全相等。

$\alpha = 0.05$。

(2)在 H_0 成立的前提下,计算统计量。

$$C = (\sum x)^2 / n = 6.81^2 / 15 = 3.0917$$

$$SS_{总} = \sum x^2 - C = 3.6245 - 3.0917 = 0.5328$$

$$SS_{处理} = \frac{1}{5} \times (3.07^2 + 2.17^2 + 1.57^2) - 3.0917 = 0.2280$$

$$SS_{区组} = \frac{1}{3} \times (1.98^2 + 1.50^2 + 1.05^2 + 0.93^2 + 1.35^2) - 3.0917 = 0.2284$$

三种不同药物对肉瘤的抑制效果方差分析见表 7-6。

表 7-6 三种不同药物对肉瘤的抑制效果方差分析

变异来源	SS	υ	MS	F	P
处理组间	0.2280	2	0.1140	11.88	<0.01
区组间	0.2284	4	0.0571	5.95	<0.05
误差	0.0764	8	0.0096		
总变异	0.5328	14			

(3)确定 P 值,作出推断结论。

以 $\upsilon_1 = 2$,$\upsilon_2 = 8$,查 F 分布临界值表得 $F_{0.01, (2, 8)} = 8.65$,$11.84 > 8.65$,故 $P < 0.01$,因此按 $\alpha = 0.05$ 的检验水准,拒绝 H_0,接受 H_1,可认为三种药物作用后小白鼠肉瘤重量总的来说有差异。

以 $\upsilon_1 = 4$,$\upsilon_2 = 8$,查 F 分布临界值表得 $F_{0.05, (4, 8)} = 3.84$,$5.95 > 3.84$,故 $P < 0.05$,因此按 $\alpha = 0.05$ 的检验水准,拒绝 H_0,接受 H_1,可认为不同区组小白鼠肉瘤重量总的来说有差异。

第三节 多样本均数的两两比较

多个样本均数的两两比较是方差分析认为在整体上认为多组之间总体均数是有差别的前提下进一步深入的分析,不仅可用于均数的多重比较,也可用于多个率的比较,方法简单适用范围较广,但结果较为保守。本节内容主要介绍常用的 LSD-t 检验和 SNK 检验。

一、LSD-t 检验

LSD-t 检验又称最小显著差法,常用于多个实验组与一个对照组的比较,若按设计要求,重点控制 II 型错误,多采用 LSD - t 检验。

$$t = \frac{|\overline{x}_A - \overline{x}_B|}{S_{\overline{x}_A - \overline{x}_B}} \qquad \upsilon = \upsilon_{组内} \qquad (式 7 - 1)$$

式 7 - 1 中,$\overline{x}_A$、$\overline{x}_B$ 为任意两对比组样本均数,$S_{\overline{x}_A - \overline{x}_B}$ 为任意两比较组均数差的标准误。

$$S_{\overline{x}_A - \overline{x}_B} = \sqrt{MS_{组内}\left(\frac{1}{n_A} + \frac{1}{n_B}\right)} \qquad (式 7 - 2)$$

n_A、n_B 为两比较组样本例数。

【例 7 - 3】 在例 7 - 1 方差分析基础上,对不同大鼠模型的 IL - 2 水平进行多重比较。

(1)建立检验假设,确定检验水准。

$H_0 : \mu_A = \mu_B$。

$H_1 : \mu_A \neq \mu_B$。

$\alpha = 0.05$。

(2)计算检验统计量 t。

因四组例数相同,故任意两比较组标准误为:

$$S_{\overline{x}_A - \overline{x}_B} = \sqrt{0.175 \times \frac{2}{8}} = 0.2092$$

(3)确定 P 值,作出推断结论。

按 $\upsilon = 28$,查 t 分布临界值表,得出 P 值,由多重比较结果可知,除丙组和丁组间尚不能认为差别有统计学意义外,其余五个比较组间差别均有统计学意义,见表 7 - 7。

表 7 - 7 LSD - t 检验多重比较计算表

比较组	$\mid \overline{x}_A - \overline{x}_B \mid$	t	P
(1)	(2)	(3)	(4)
1 与 2	0.7287	3.4849	$0.001 < P < 0.002$
1 与 3	1.8575	8.8833	< 0.001
1 与 4	1.9737	9.4390	< 0.001
2 与 3	1.1288	5.3984	< 0.001
2 与 4	1.2450	5.9541	< 0.001
3 与 4	0.1162	0.5557	> 0.5

二、SNK 检验

SNK 检验又称 Newman - Keuls 检验,适用于多个样本均数任意两组间均数比较全面的比较。

$$q = \frac{|\overline{x}_A - \overline{x}_B|}{S_{\overline{x}_A - \overline{x}_B}} \qquad (式 7 - 3)$$

$$S_{\overline{x}_A - \overline{x}_B} = \sqrt{\frac{MS_{组内}}{2}\left(\frac{1}{n_A} + \frac{1}{n_B}\right)} \qquad (式 7 - 4)$$

q分布随自由度($v_{组内}$)和组数(a)不同而不同。a指样本均数排序后两对比组间所包含的组数,如 1 组与 4 组比较,包含组数 $a=4$。

【例 7-4】 以例 7-2 为例,进行 SNK 的多重比较。

先将样本均数从小到大排序,对比组次从 1 到 4,见表 7-8。

表 7-8 四组基本情况

处理组	正常对照组	大肠杆菌模型组	轮状病毒模型组	混合模型组
$\bar{x}$	0.2913	1.0200	2.1488	2.2650
n_i	8	8	8	8
组次	1	2	3	4

各组例数相等,任意两比较组标准误为:

$$S_{\bar{x}_A - \bar{x}_B} = \sqrt{\frac{0.175}{2} \times \frac{2}{8}} = 0.1479$$

按 $v_{组内}=28$ 及 a,查附表 7(q 分布临界值表),用内插值法计算对应的 q 分布临界值,多重比较的结论与 LSD-t 检验一致(表 7-9)。

表 7-9 多重比较计算表(SNK 检验)

比较组	$|\bar{x}_A - \bar{x}_B|$	a	q	$q_{0.05(a,28)}$	$q_{0.01(a,28)}$	P
(1)	(2)	(3)	(4)	(5)	(6)	(7)
1 与 4	1.9737	4	13.3448	3.87	4.84	<0.01
1 与 3	1.8575	3	12.5592	3.51	4.49	<0.01
1 与 2	0.7287	2	4.9270	2.90	3.92	<0.01
2 与 4	1.2450	3	8.4178	3.51	4.49	<0.01
2 与 3	1.1288	2	7.6322	2.90	3.92	<0.01
3 与 4	0.1162	2	0.7857	2.90	3.92	>0.05

第四节 多样本方差齐性检验

两个小样本均数比较的 t 检验,除要求两组资料均应服从正态分布外,还要求两组资料对应的两总体方差相等,即方差齐性。但即使两总体方差相等,两个样本方差间由于抽样误差的存在而不等,需进行方差齐性检验。在进行方差分析时也要求各样本的总体方差相同,同样也需要进行方差齐性检验。本节内容主要介绍 Bartlett 法,而该方法要求资料具有正态性。

【例 7-5】 例 7-1 的资料中,不同大鼠模型的血清 IL-2 水平是否满足方差齐性?

(1)建立检验假设,确定检验水准 α。

$H_0: \sigma_1^2 = \sigma_2^2 = \sigma_3^2 = \sigma_4^2 = \sigma^2$,总体的方差相同。

$H_1: \sigma_1^2 、 \sigma_2^2 、 \sigma_3^2 、 \sigma_4^2$ 不全相等,总体的方差不全相同。

$\alpha = 0.10$(欲确保 H_0 成立，α 宜稍大)。

(2)计算 Bartlett，建立检验统计量。

$$\chi^2 = \sum (n_i - 1)\ln \frac{S_C^2}{S_i^2} = \sum (n_i - 1)\ln S_C^2 - \sum (n_i - 1)\ln S_i^2 \qquad \upsilon = g - 1$$

(式 7-5)

$$S_C^2 = \frac{\sum (n_i - 1)S_i^2}{\sum (n_i - 1)}$$

(式 7-6)

本例中 $n_1 = n_2 = n_3 = n_4 = 8, g = 4$

例 7-1 的方差齐性检验见表 7-10。

表 7-10 例 7-1 的方差齐性检验表

分组	正常对照组	大肠杆菌模型组	轮状病毒模型组	混合模型组
S_i^2	0.041	0.185	0.263	0.212
$\ln S_i^2$	−3.194	−1.687	−1.336	−1.551

$$S_C^2 = \frac{7 \times 0.041 + 7 \times 0.185 + 7 \times 0.263 + 7 \times 0.212}{7 + 7 + 7 + 7} = 0.1753$$

$$\chi^2 = 7 \times 4 \times \ln 0.1753 - 7 \times (-3.194 - 1.687 - 1.336 - 1.551) = 5.628$$

$$\upsilon = g - 1 = 4 - 1 = 3$$

(3)确定 P 值，作出推断结论。

按 $\alpha = 0.10$ 的检验水准，查 χ^2 分布临界值表，$P > 0.10$，不拒绝 H_0，认为多样本总体均数具有方差齐性。反之拒绝 H_0，认为多样本总体均数方差不具有齐性。

本例中，查 χ^2 分布临界值表得，$0.10 < P < 0.25$，故按 $\alpha = 0.10$ 水准，不拒绝 H_0，四组方差的差别无统计学意义，尚不能认为四组不同大鼠模型的血清 IL-2 水平总体方差不等。

综合测试题

一、名词解释

方差分析 组间变异 组内变异 区组变异

二、选择题

1. 在方差分析中，哪一项反映的是样本数据与其组平均值的差异

A. 总离差   B. 组间误差   C. 抽样误差   D. 组内误差

E. 系统误差

2. 在完全随机设计的方差分析中，必然有

A. $SS_{组内} < SS_{组间}$ B. $MS_{组间} < MS_{组内}$

C. $SS_{总} = SS_{组间} + SS_{组内}$ D. $MS_{总} = MS_{组间} + MS_{组内}$

E. $MS_{组间} > MS_{组内}$

3. 完全随机设计的方差分析中的无效假设是

A. $S_1^2 = S_2^2 = \cdots = S_k^2$ B. $\mu_1 = \mu_2 = \cdots = \mu_k$

C. $\sigma_1^2 = \sigma_2^2 = \cdots = \sigma_k^2$ D. $\bar{x}_1 = \bar{x}_2 = \cdots = \bar{x}_k$

E. $\pi_1 = \pi_2 = \cdots = \pi_k$

4. 方差分析中，$P \leqslant \alpha$ 则结论为

A. 各总体均数全相同   B. 至少有两个总体均数不相同

C. 至少有两个样本均数不相同   D. 各样本均数不全相同

E. 各总体均数互不相同

三、简答题

方差分析的基本思想和前提条件是什么？

（师先锋）

第八章 非参数秩和检验

前面介绍的检验方法,如样本均数的 t 检验、方差分析,样本率比较的 χ^2 检验,都是在总体分布已知的前提下对参数进行的检验,即参数检验方法(parametric test)。然而,在实际中有些资料总体分布类型未知,或者不符合参数检验的适用条件,这时可以使用不以特定的总体分布为前提,也不针对总体参数作出统计推断的方法,即非参数检验方法(non-parametric test)。

非参数检验的方法有很多,本章仅介绍通过样本数据排序编秩后,基于秩次比较的非参数检验。这种方法通常适用于:①总体分布类型未知或非正态分布数据;②有序或半定量资料;③数据两端无确定的数值。非参数检验方法的优点是适用范围广,但由于这种方法只是利用了数据的秩次信息,因此当数据满足参数检验的条件时,应首选参数检验,否则检验效能降低;当数据不满足参数检验的条件时,才应选择非参数检验方法。

第一节 配对设计和单样本资料的符号秩和检验

一、配对设计资料的符号秩和检验

Wilcoxon 符号秩和检验(Wilcoxon signed-rank test),由 F. Wilcoxon 在 1945 年提出,属于配对设计的非参数检验,用于推断配对资料的差值是否来自中位数为 0 的总体。其基本思想是:假定两种处理效应相同,则差值的总体分布对称,总体中位数为 0,也就是说样本的正负秩和绝对值应相近;反之,若两种处理效应不同,则差值总体中位数不为 0,中位数偏离 0 越明显,样本的正负秩和绝对值就会相差越大,原假设 H_0 成立的可能性越小。下面结合实例说明其检验方法。

【例 8-1】 临床研究白癜风患者的 IL-6 指标在白斑部位与正常部位有无差异,检测结果见表 8-1。

表 8-1 白癜风患者的不同部位白细胞介素指标(pg/ml)

患者号 (1)	白斑部位 (2)	正常部位 (3)	$d=(3)-(2)$ (4)	秩次 (5)
1	40.03	88.57	48.54	6
2	97.13	88.00	−9.13	−2
3	80.32	123.72	43.40	4
4	25.32	39.03	13.71	3
5	19.61	24.37	4.76	1

患者号 (1)	白斑部位 (2)	正常部位 (3)	$d=(3)-(2)$ (4)	秩次 (5)
6	14.50	92.75	78.25	8
7	49.63	121.57	71.94	7
8	44.56	89.76	45.20	5
合计	—	—	—	$T_+=34,T_-=2$

(1)建立检验假设,确定检验水准。

$H_0:M_d=0$,即两个不同部位 IL-6 水平差值的总体中位数为零。

$H_1:M_d\neq0$,即两个不同部位 IL-6 水平差值的总体中位数不为零。

$\alpha=0.05$。

(2)编秩次并求秩和统计量。

首先求出各对数据的差值,见表 8-1 的第(4)列。然后编秩次,按照差值绝对值由小到大编秩,并按差值的正负给秩次加上正负号;若差值为"0",舍去不计;若差值的绝对值相等,取其平均秩次。最后,分别求正负秩次之和 T_+ 与 T_-(表 8-1)。双侧检验时,以绝对值较小者为统计量 T 值,即 $T=\min(T_+,T_-)$;单侧检验时,任取 T_+ 或 T_- 为检验统计量 T。记正、负差值的总个数为 n(即 n 为差值不等于零的对子数),则 T_+ 与 T_- 之和为 $n(n+1)/2$。

本例,$T_+=34$,$T_-=2$,T_+ 与 T_- 之和为 36,恰好等于 8(8+1)/2,表明秩和的计算无误;取 $T=\min(T_+,T_-)=2$。

(3)确定 P 值,作出推断结论。

当 $n\leqslant50$ 时,根据 n 和 T 可查配对设计用的 T 分布临界值表(配对比较的符号秩和检验用)(附表 8),若检验统计量 T 值在上下临界值范围内,则 P 值大于表上方对应的概率值;若 T 值在上下临界值外,则 P 值小于表上方对应的概率值。本例 $n=8$,查附表 8 $T_{0.05,8}$ 在 3~33,$T=2$ 不在 3~33 范围内,$P<0.05$,按 $\alpha=0.05$ 水准拒绝 H_0,即白斑部位与正常部位的白细胞介素水平有显著差异。

需要注意:当 $n>50$ 时,无法查表,可利用秩和分布的近似正态法进行检验。已知在原假设 H_0 成立时,近似地有:

$$Z=\frac{|T-n(n+1)/4|-0.5}{\sqrt{n(n+1)(2n+1)/24}} \qquad (式 8-1)$$

式 8-1 中,0.5 为连续性校正数,Z 近似服从标准正态分布。

当相同秩次较多时,Z 值偏小,应采用校正公式。

$$Z_C=\frac{|T-n(n+1)/4|-0.5}{\sqrt{\dfrac{n(n+1)(2n+1)}{24}-\dfrac{\sum(t_j^3-t_j)}{48}}} \qquad (式 8-2)$$

式 8-2 中,t_j 为第 j 个相同秩次(即平均秩次)的个数,假定有 2 个秩次为 2.5,4 个秩次为 8.5,则 $t_1=2$,$t_2=4$。故:

$$\sum(t_j^3 - t_j) = (t_1^3 - t_1) + (t_2^3 - t_2) = (2^3 - 2) + (4^3 - 4) = 66$$

二、单样本资料的符号秩和检验

若单组随机样本来自正态总体,比较其总体均数与某常数是否不同,可用 t 检验;若样本来自非正态总体或总体分布无法确定,也可用 Wilcoxon 符号秩和检验,检验总体中位数是否等于某已知数值。

【例 8-2】 已知某地正常人尿氟含量的中位数为 2.15 mmol/L。今在该地某厂随机抽取 12 名工人,测得尿氟含量(mmol/L),结果见表 8-2。问该厂工人的尿氟含量是否高于当地正常人。

表 8-2 12 名工人尿氟含量(mmol/L)测定结果

尿氟含量 (1)	差值 d (2)	秩次 (3)
2.15	0	—
2.10	-0.05	-2.5
2.20	0.05	2.5
2.12	-0.03	-1
2.42	0.27	4
2.52	0.37	5
2.62	0.47	6
2.72	0.57	7
2.99	0.84	8
3.19	1.04	9
3.37	1.22	10
4.57	2.42	11
合计	—	$T_+ = 62.5$,$T_- = 3.5$

由表 8-2 第(2)列可计算观察值与已知中位数 $M_0 = 2.15$ mmol/L 的差值 d,其均数为 $\bar{d} = 0.5975$,标准差为 $S_d = 0.7141$,对这些差值进行正态性检验,$W = 0.8380$,$P \leqslant 0.03$,因此,不满足 t 检验关于样本来自正态分布的条件,该资料宜用 Wilcoxon 符号秩和检验。

(1)建立检验假设,确定检验水准。

$H_0: M_d = 0$,即差值的总体中位数为零。

$H_1: M_d \neq 0$,即差值的总体中位数不为零。

$\alpha = 0.05$。

(2)编秩次并求秩和统计量。

对差值的绝对值编秩,方法同上。本例,$T_+ = 62.5$,$T_- = 3.5$,T_+ 与 T_- 之和为 66,恰好等于 $11(11+1)/2$,表明秩和的计算无误;取 $T = \min(T_+, T_-) = 3.5$。

(3)确定 P 值,作出推断结论。

本例,$n = 11$,$T = 3.5$,查配对设计用 T 分布临界值表,得 $P < 0.005$,按 $\alpha = 0.05$ 水准

拒绝 H_0，接受 H_1，可认为该厂工人尿氟含量高于当地正常人。

第二节 两独立样本比较的秩和检验

对于计量资料，如果两个样本分别来自方差相等的正态分布总体的假设成立，则可以使用 t 检验比较两样本均数的差别是否具有统计学意义，否则采用非参数秩和检验更为合适。

本节介绍 Wilcoxon 秩和检验（Wilcoxon rank sum test），其目的是比较两样本分别代表的总体分布位置有无差异。

一、两独立样本计量资料的比较

(一)查表法

【例 8-3】 观察有无淋巴细胞转移的胃癌患者的生存时间（表 8-3）。问两组患者的生存时间是否不同。

表 8-3 两组胃癌患者的生存时间（月）

无淋巴细胞转移		有淋巴细胞转移	
时间	秩次	时间	秩次
12	4.5	4	1
24	10	7	2
26	11	12	4.5
28	12.5	12	4.5
38	17	12	4.5
42	19	16	7
46	20	20	8
46	21	23	9
56	23	28	12.5
59	24	30	14
		33	15
		37	16
		40	18
		48	22
$n_1 = 10$	$T_1 = 162$	$n_2 = 14$	$T_2 = 138$

(1)建立检验假设，确定检验水准。

H_0：有无淋巴细胞转移患者生存时间的总体分布位置相同。

H_1：有无淋巴细胞转移患者生存时间的总体分布位置不同。

$\alpha = 0.05$。

(2)确定秩和检验统计量 T。

首先将两样本 24 个数据由小到大统一编秩，结果见表 8-3。排序时若有相同数据，取平均秩次。本例中两组有相同的观察值 12 与 28，原秩次分别应为 3、4、5、6 与 12、13，所以取平均秩次分别为 4.5 和 12.5。然后,将两组数据的秩次分别求和,若两组例数相同,则任取一组的秩和作为统计量;若两组例数不同,则以例数较小者对应的秩和作为统计量。本例中两组例数分别为 10、14,取较小者为 $n_1=10$, $T=T_1=162$。

(3)确定 P 值,作出推断结论。

当 $n_1 \leq 10$, $n_2-n_1 \leq 10$ 时,查两样本比较的 T 分布临界值表(两样本比较的秩和检验用)(附表 9),先从表的左侧查 n_1(两样本量较小者),本例为 10;再从表上方找到两样本量的差值 (n_2-n_1),本例 $n_2-n_1=4$,两者交叉处即为 T 的临界值。将检验统计量 T 值和 T 的临界值做比较,如果 T 在界值范围内,则 P 值大于表上方的概率值;若 T 等于界值或在界值范围外,则 P 值等于或小于表上方的概率值。本例 T 的双侧临界值范围为 91~159,检验统计量 T 值为 162,超出范围,$P<0.05$,拒绝 H_0,说明有无淋巴细胞转移的胃癌患者总体平均生存时间不同,无转移组生存时间相对更长。

(二)正态近似法

假定 $n_1 \leq n_2$,如果 n_1 和 n_2-n_1 超出 T 分布临界值表的范围,可按正态近似检验,检验公式如下。

$$Z = \frac{|T - n_1(N+1)/2| - 0.5}{\sqrt{n_1 n_2(N+1)/12}} \qquad \text{(式 8-3)}$$

式 8-3 中,$N=n_1+n_2$,统计量 Z 近似服从标准正态分布。

当相同秩次较多时(尤其等级资料),采用式 8-4 进行校正。

$$Z_C = \frac{|T - n_1(N+1)/2| - 0.5}{\sqrt{\frac{n_1 n_2}{12N(N-1)}\left[N^3 - N - \sum(t_j^3 - t_j)\right]}} \qquad \text{(式 8-4)}$$

其中 t_j 为相同秩次的个数,计算方法如前。

上述公式的基本思想是:如果 H_0 成立,由于抽样误差的存在,统计量 T 与总体的平均秩和 $n_1(N+1)/2$ 应该相差不大;当 T 与 $n_1(N+1)/2$ 相差太大时,超过了抽样误差可以解释的范围,则有理由怀疑 H_0 的正确性,从而拒绝 H_0。

二、两独立样本等级资料的比较

【例 8-4】 44 名健康人与 24 名慢性气管炎患者痰液嗜酸性粒细胞数的测量结果见表 8-4。问健康人与慢性气管炎患者痰液中嗜酸性粒细胞数有无差别。

表 8-4 两组人痰液嗜酸性粒细胞的秩和计算

嗜酸性粒细胞数 (1)	例数			秩次范围 (5)	平均秩次 (6)	秩和	
	患者 (2)	健康人 (3)	合计 (4)			患者 (7)=(2)×(6)	健康人 (8)=(3)×(6)
—	11	5	16	1~16	8.5	93.5	42.5
+	10	18	28	17~44	30.5	305.0	549.0
++	3	16	19	45~63	54.0	162.0	864.0
+++	0	5	5	64~68	66.0	0.0	330.0
合计	24	44	68	—	—	$T_1=560.5$	$T_2=1785.5$

（1）建立检验假设，确定检验水准。

H_0：健康人与慢性气管炎患者痰液嗜酸性粒细胞数的测量结果总体分布位置相同。

H_1：健康人与慢性气管炎患者痰液嗜酸性粒细胞数的测量结果总体分布位置不同。

$\alpha = 0.05$。

（2）计算检验统计量。

1）编秩。本例为等级资料，在编秩时，相同等级的个体属于相持。先按组段计算各等级的合计人数，见表 8-4 第（4）列，由此确定第（5）列各组段秩次范围，然后计算出各组段的平均秩次，见第（6）列，如嗜酸性粒细胞数"−"共 16 例，其秩次范围为 1～16，平均秩次为 $(1+16)/2 = 8.5$。余仿此。

2）求秩和。以各组段的平均秩次分别与各等级例数相乘，再求和得到 T_1 与 T_2，见第（7）与（8）列。$T_1 = 560.5$，$T_2 = 1785.5$。本例中 $T = T_1 = 560.5$，将其带入式 8-4 得：

$$Z_C = \frac{|T - n_1(N+1)/2| - 0.5}{\sqrt{\dfrac{n_1 n_2}{12N(N-1)}\left[N^3 - N - \sum(t_j^3 - t_j)\right]}}$$

$$= \frac{|560.5 - 24 \times (68+1)/2| - 0.5}{\sqrt{\dfrac{24 \times 44}{12 \times 68 \times (68-1)} - \left[68^3 - 68 - (16^3 - 16 + 28^3 - 28 + 19^3 - 19 + 5^3 - 5)\right]}}$$

$$= 3.62$$

（3）确定 P 值，作出推断结论。

查标准正态分布临界值表 $Z_{0.05/2} = 1.96$，本例中 $Z_C = 3.62 > 1.96$，$P < 0.05$，按 $\alpha = 0.05$ 水准拒绝 H_0，接受 H_1，认为健康人与慢性气管炎患者痰液嗜酸性粒细胞数的测量结果总体分布位置不同。

第三节　多个独立样本比较的秩和检验

多组计量资料比较时，若数据不满足方差分析的条件时，可以使用本节介绍的 Kruskal-Wallis 检验（Kruskal-Wallis test），又称为 K-W 检验或 H 检验。这种方法主要用于推断多个计量资料或多组有序资料的总体分布位置有无差别。

一、多个独立样本计量资料的比较

【例 8-5】　对按完全随机设计分组的四组大白鼠，给予不同剂量的某种激素后，测量耻骨间隙宽度的增加量（mm），结果见表 8-5。试分析给予不同剂量的某种激素后大白鼠耻骨间隙宽度的平均增加量有无差异。

表 8-5 耻骨间隙宽度的增加量(mm)的秩次与秩和

第一组		第二组		第三组		第四组	
增加量	秩次	增加量	秩次	增加量	秩次	增加量	秩次
0.15	1.0	1.20	6.5	0.50	4.5	1.50	12.0
0.30	2.0	1.35	8.0	1.20	6.5	1.50	12.0
0.40	3.0	1.40	9.5	1.40	9.5	2.50	19.5
0.50	4.5	1.50	12.0	2.00	15.0	2.50	19.5
—	—	1.90	14.0	2.20	16.5	—	—
—	—	2.30	18.0	2.20	16.5	—	—
R_i	10.5	—	68.0	—	68.5	—	63.0
n_i	4	—	6	—	6	—	4

(1)建立检验假设,确定检验水准。

H_0:接受不同剂量激素的大白鼠耻骨间隙宽度的增加量总体分布相同。

H_1:接受不同剂量激素的大白鼠耻骨间隙宽度的增加量总体分布不同或不全相同。

$\alpha = 0.05$。

(2)计算检验统计量 H。

首先将各组数据统一按从小到大顺序编秩,若有相等数值则取平均秩次,如第一组和第三组各有一个 0.50,按照顺序,所居位次是 4 和 5,取平均秩次为 4.5,依次类推。然后分别计算各组的秩和 R_i;最后计算检验统计量 H,即:

$$H = \frac{12}{N(N+1)} \sum \frac{R_i^2}{n_i} - 3(N+1) \qquad (式 8-5)$$

式 8-5 中,R_i 为各组的秩和,n_i 为各组对应的例数,$N = \sum n_i$。本例,$N=20$,$R_1 = 10.5$,$R_2 = 68.0$,$R_3 = 68.5$,$R_4 = 63.0$,由此得到:

$$H = \frac{12}{20(20+1)} \times \left(\frac{10.5^2}{4} + \frac{68.0^2}{6} + \frac{68.5^2}{6} + \frac{63.0^2}{4} \right) - 3 \times (20+1) = 10.50$$

当各样本数据存在较多的相同秩次时,按照上式算得的 H 值偏小,需按式 8-6 进行校正 H_C 值,即:

$$H_C = \frac{H}{C} = \frac{H}{1 - \dfrac{\sum (t_j^3 - t_j)}{N^3 - N}} \qquad (式 8-6)$$

其中,t_j 为第 j 个相同秩次(即平均秩次)的个数。本例相同秩次较多,数据中有六个相同数据,其中 0.5,1.2,1.4,2.2,2.5 各两个,1.5 有三个,所以根据式 8-6 有:

$$H_C = \frac{10.50}{1 - \dfrac{5 \times (2^3 - 2) + (3^3 - 3)}{20^3 - 20}} = 10.57$$

(3)确定 P 值,作出推断结论。

当组数 $k=3$ 且每组例数 $n_i \leqslant 5$ 时,可查 H 分布临界值表(附表10)得到 P 值;当 $k > 3$ 或 $k=3$ 且最小样本例数 $n_i > 5$ 时,H 近似地服从自由度为 $\upsilon = k-1$ 的 χ^2 分布,可查 χ^2

分布临界值表得到 P 值。

本例 $k=4$，查 χ^2 分布临界值表，$v=k-1=4-1=3$，$\chi^2_{0.05,3}=7.81$，$H_C=10.57>\chi^2_{0.05,3}$，$P<0.05$，按 $\alpha=0.05$ 水准拒绝 H_0，接受 H_1，故可认为接受不同剂量激素的大白鼠平均耻骨间隙宽度的增加量总体分布不全相同。

二、多个独立样本等级资料的比较

【例 8-6】 四种疾病患者痰液内嗜酸性粒细胞的检查结果见表 8-6。问四种疾病患者痰液内嗜酸性粒细胞的等级分布有无差别。

表 8-6 四种疾病患者痰液内嗜酸性粒细胞等级比较

白细胞等级	例数					秩次范围	平均秩次	秩和			
	支气管扩张	肺水肿	肺癌	病毒性呼吸道感染	合计			支气管扩张	肺水肿	肺癌	病毒性呼吸道感染
(1)	(2)	(3)	(4)	(5)	(6)	(7)	(8)	(9)	(10)	(11)	(12)
—	0	3	5	3	11	1～11	6.0	0.0	18.0	30.0	18.0
＋	2	5	7	5	19	12～30	21.0	42.0	105.0	147.0	105.0
＋＋	9	5	3	3	20	31～50	40.5	364.5	202.5	121.5	121.5
＋＋＋	6	2	2	0	10	51～60	55.5	333.0	111.0	111.0	0.0
合计	17	15	17	11	60	—		739.5	436.5	409.5	244.5

(1)建立检验假设，确定检验水准。

H_0：四种疾病患者痰液内嗜酸性粒细胞的总体分布相同。

H_1：四种疾病患者痰液内嗜酸性粒细胞的总体分布不全相同。

$\alpha=0.05$。

(2)计算检验统计量 H。

与两样本比较类似，混合编秩。先计算各等级的合计，再确定秩次范围及平均秩次，见表第(6)、(7)和(8)列。以各组段的平均秩次分别与各等级例数相乘，再求和得到各组的秩和，结果见表第(9)、(10)、(11)和(12)列。

$$H=\frac{12}{N(N+1)}\sum\frac{R_i^2}{n_i}-3(N+1)$$

$$=\frac{12}{60\times(60+1)}\left(\frac{739.5^2}{17}+\frac{436.5^2}{15}+\frac{409.5^2}{17}+\frac{244.5^2}{11}\right)-3\times(60+1)=14.28$$

因相持较多，故需校正。

$$C=1-\sum(t_j^3-t_j)/(N^3-N)$$

$$=1-[(11^3-11)+(19^3-19)+(20^3-20)+(10^3-10)]/(60^3-60)=0.92$$

$$H_C=H/C=14.28/0.92=15.52$$

(3)确定 P 值，作出推断结论。

本例 $k=4$，H 近似服从 $v=k-1=3$ 的 χ^2 分布，查 χ^2 分布临界值表，$\chi^2_{0.05,3}=7.81$，

$H_C = 15.52 > x_{0.05,3}^2$，$P < 0.05$，按 $\alpha = 0.05$ 水准拒绝 H_0，接受 H_1，可以认为不同疾病患者痰液内嗜酸性粒细胞分布的差别有统计学意义。

综合测试题

一、选择题

1. 不适合用秩和检验的情况是

A. 正态分布总体   B. 总体分布类型清

C. 开口数据资料   D. 有序变量资料

E. 半定量资料

2. 以下检验方法中，哪项不属于非参数统计方法

A. t 检验   B. H 检验   C. T 检验   D. χ^2 检验

E. F 检验

3. 两个小样本数值变量资料比较的假设检验，首先应考虑

A. t 检验   B. u 检验   C. 秩和检验   D. χ^2 检验

E. F 检验

二、计算分析题

1. 表 8-7 资料是 8 名健康成年男子服用肠溶醋酸棉酚片前后的精液检查结果，服用时间为 1~3 个月，问服药后精液中精子浓度有无下降。

表 8-7   8 名健康成年男子服药前后的精液检查结果（万/ml）

编号	1	2	3	4	5	6	7	8
服药前	6000	22000	5900	4400	6000	6500	26000	5800
服药后	660	5600	3700	5000	6300	1200	1800	2200

2. 根据表 8-8 资料，请分析本种人群碳氧血红蛋白 HbCO（%）含量的差别。

表 8-8   三种人群的 HbCO 试验结果（人数）

分组	很低	低	中	偏高	高	合计
吸烟工人	1	8	16	10	4	39
不吸烟工人	2	23	11	4	0	40
大学生	3	24	4	0	0	31

（张璇）

第九章　疾病与死亡统计

在医疗卫生服务研究中,人口统计、疾病统计、死亡统计等一系列生命统计指标用于反映人口数量分布与结构变动、疾病流行强度与分布规律等现象,为制订医疗卫生服务规划、掌握人群健康水平、评价疾病防治效果等提供科学依据。

第一节　人　口　统　计

医学人口统计包括静态人口统计和生命统计(动态人口统计)两大类。

静态人口统计是指某一时点的人口状况,如人口数量、性别、年龄、职业、民族、文化程度等的构成。此类资料一般通过人口普查、估计或预测得到。

生命统计又称动态人口统计,内容包括出生、死亡、婚姻等生命事件,为期间资料,多以一年计算。此类资料通常通过登记、报告获得。

医学人口统计是群体医学的基础,如流行病学、社会医学、卫生管理学、妇幼卫生、健康教育和计划生育等领域都要以人口资料为依据;医学人口统计对了解居民的健康状况、制订卫生规划、计划生育决策与效果评价等有着重要的意义。

一、人口统计指标

1. 人口总数　人口总数是指一定区域范围内,某一特定时间的人口数量,是人口统计中最基本的指标,其统计方法有两种。

(1)惯例上一般采用年中(即 7 月 1 日 0 时或 6 月 30 日 24 时)的人口数。

(2)由于人口数量是动态变化的,在实际应用也可采用年平均人口数,即年初(1 月 1 日 0 时)和年末(12 月 31 日 24 时)的平均值。

2. 人口性别比　人口性别比,即男性人口数∶女性人口数,结果通常表达为 $n∶$ 100。常用指标包括全人口性别比、出生婴儿性别比、婚龄人口性别比、老龄人口性别比等。

3. 人口年龄构成　人口年龄构成是指各年龄组人口数在全人口所占的比重分布,是影响人口再生产、社会经济发展的重要因素,其衡量指标包括老年人口系数、少年儿童人口系数、负担系数等。

$$老年人口系数 = \frac{65\ 岁以上的人口数}{人口总数} \times 100\%　　　　(式 9-1)$$

一般认为老龄人口比重超过 10% 即进入人口老龄化。我国许多城市已进入人口老龄化,这是社会医学、卫生管理学亟待解决的问题。

$$负担系数 = \frac{非劳动年龄人口数}{劳动年龄人口数} \times 100\%　　　　(式 9-2)$$

负担系数也称抚养比,式 9-2 中,非劳动年龄人口包括老年人(65 岁及以上)和少年儿童(14 岁及以下),劳动年龄人口是指 15～64 岁的人口。

4. 人口金字塔 人口金字塔也是反映人口年龄构成情况方法,它是将人口数量按不同性别及年龄分组汇总,以年龄为纵轴、人口数或其百分比为横轴,左侧为男性、右侧为女性,绘制的塔状条形图,其形状是长期以来人口的出生、死亡、迁入、迁出而形成的,既形象反映区域当前人口年龄及性别构成情况,也可反映人口今后可能的趋势变化。根据塔形的不同,人口金字塔分为年轻型(上窄下宽)、成年型(上下宽度基本一致)和年老型(上宽下窄),见图 9-1。

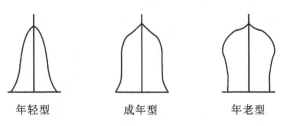

图 9-1 人口金字塔形状图

【例 9-1】 2016 年某市统计公报数据显示,该市 2016 年年末人口数 858 万,较上一年末增加 7 万。其中男性居民 437.2 万,女性居民 420.8 万。14 岁及以下人口 164.8 万,15～64 岁人口 631.9 万,65 岁及以上 61.3 万。试计算该市 2016 年的人口总数、人口性别比、老年人口系数、少年儿童人口系数及负担系数。

根据题意得:

$$人口总数 = [858 + (859 - 7)]/2 = 854.5 \ 万$$
$$人口性别比 = 437.2/420.8 = 104 : 100$$
$$老年人口系数 = 61.3/858 \times 100\% = 7.14\%$$
$$少年儿童人口系数 = 164.8/858 \times 100\% = 19.21\%$$
$$负担系数 = (164.8 + 61.3)/631.9 \times 100\% = 35.78\%$$

二、生育统计指标

人群生育水平的测量比死亡水平的测量要复杂,原因如下。

(1)一个人一生只有一次死亡,而一个妇女一生中可以有多次生育,故生育水平可以按每 1000 名妇女生多少孩子计,也可以按一个妇女一生(整个育龄期)生多少孩子计。

(2)每一次死亡只有一个人,每一次分娩则不一定是一个孩子,而活产数又是按孩子数计算的,故还应收集分娩次数资料。

(3)活产定义为:妊娠的产物完全从母体排出时,具有呼吸、心跳、脐动脉搏动,明确的随意肌的运动等四种生命现象之一的,不管这种生命现象持续多长时间(联合国及WHO定义)。但实际上并非所有人员均按此标准判断,有些地方人员为了省事或其他原因,经常把出生后很短时间即死亡的活产判为死产。

(4)许多生育指标用"育龄妇女"(15～49 岁)为分母进行计算,但在实际生活中,有人在 15 岁以前或者 49 岁以后也有生育现象,故这部分人在分母中就被遗漏了。

因此,人群生育水平的测量的准确度只是相对的,即使在资料搜集比较先进的国家,也不可能绝对准确。此处介绍几种常用的生育测量指标。

1. 出生率　某地某年每千人口的出生数(活产数),又称粗出生率。

$$粗出生率 = \frac{某年活产数}{同年平均人口数} \times 1000‰ \qquad (式9-3)$$

2. 总生育率　某地某年每千育龄妇女(15～49 岁)的出生数(活产数)。

$$总生育率 = \frac{某年活产数}{同年15 \sim 49 岁育龄妇女数} \times 1000‰ \qquad (式9-4)$$

为消除育龄妇女内部年龄构成对生育水平的影响,常计算年龄别生育率。

$$年龄别生育率 = \frac{某年某年龄组妇女的活产数}{同年该年龄组妇女总数} \times 1000‰ \qquad (式9-5)$$

3. 终身生育率　终身生育率指每个妇女一生中平均生育几个孩子(活产)。

$$终身生育率 = \frac{某批妇女整个育龄期的活产数}{经历过整个育龄期的同批妇女数} \qquad (式9-6)$$

4. 人口自然增长率　人口自然增长率是粗出生率与粗死亡率之差,为重要的人口再生产指标。

$$自然增长率 = 粗出生率 - 粗死亡率 \qquad (式9-7)$$

5. 避孕现用率　避孕是控制出生的主要手段。避孕现用率反映避孕的普及程度。

$$避孕现用率 = \frac{某年内采取避孕的人数}{同年15 \sim 49 岁的妇女数} \times 100\% \qquad (式9-8)$$

式 9-8 中的分母为国际通用。我国计划生育部门常用"应该避孕的妇女数"作为分母,扣除了"不该避孕的妇女数",故一般比国际通用的分母小。"不该避孕的妇女数"一般包括以下几种情况:①未婚的 15～49 岁妇女;②离婚、丧偶、分居的 15～49 岁妇女;③再婚,但有生育指标的妇女。但对外公布或与国外比较时,仍采用国际通用分母。

6. 避孕失败率　避孕失败率是评价避孕效果的指标。

$$避孕失败率 = \frac{某年内避孕失败的人数}{同年采用避孕措施的人数} \times 100\% \qquad (式9-9)$$

7. 人工流产率　人工流产率反映育龄妇女中人工流产的强度。

$$人工流产率 = \frac{某年内人工流产次数}{同年15 \sim 49 岁妇女数} \times 100\% \qquad (式9-10)$$

第二节　疾病统计

疾病统计是研究疾病在人群中的发生、发展和流行分布的特点与规律,阐明社会因素、自然因素及生物因素对疾病的发生与发展的影响。疾病统计的数据和分析结果,为病因研究、疾病防治、卫生保健等卫生工作提供科学依据,是卫生工作决策、计划及效果评价的重要依据,也是反映人群健康状况和健康水平的重要方面。

一、疾病和死因分类概述

国际疾病分类(international classification of diseases,ICD),是 WHO 制定的国际

统一的疾病分类方法,它根据疾病的病因、病理、临床表现和解剖位置等特性,将疾病分门别类,使其成为一个有序的组合,并用编码的方法来表示的系统。全世界通用的是第10次修订本《疾病和有关健康问题的国际统计分类》,仍保留了 ICD 的简称,并被统称为 ICD - 10。

ICD 分类依据疾病的四个主要特征,即病因、部位、病理及临床表现(包括症状体征、分期、分型、性别、年龄、急慢性发病时间等)。每一特性构成了一个分类标准,形成一个分类轴心,因此 ICD 是一个多轴心的分类系统。

ICD 分类的基础是对疾病的命名,没有名称就无法分类。但疾病又是根据他的内在本质或外部表现来命名的,因此疾病的本质和表现正是分类的依据,分类与命名之间存在一种对应关系。当对一个特指的疾病名称赋予一个编码时,这个编码就是唯一的,且表示了特指疾病的本质和特征,以及他在分类里的上下左右联系。

疾病分类是疾病统计研究的基础,也是一门专业性很强的基础科学,在医院病案管理和卫生事业管理工作中有重要意义。

(1)标准化:ICD 使得疾病名称标准化、格式化。这是医学信息化、医院信息管理等临床信息系统的应用基础。

(2)共享性:ICD 使得疾病信息得到最大范围的共享,可以反映国家卫生状况,还是医学科研和教学的工具和资料。

(3)有利于管理:ICD 是医院医疗和行政管理的依据。

(4)有利于费用管理:疾病分类是医疗经费控制的重要依据之一。

ICD 依据疾病的四个主要特征进行分类,其编码结构为类目、亚目、细目,类目用 25 个大写英文字母加三位数字表示(没有 U,U 字头用作补码和修改用),亚目与细目用数字表示,如细目 S82.01 表示髌骨开放性骨折。表 9 - 1 为 ICD - 10 内容。

表 9 - 1　ICD - 10 章目三位数分类编码

章节	名称	三位数类目编码
第一章	某些传染病和寄生虫病	A00 - A99.999 B00 - B99.999
第二章	肿瘤	C00 - C97.999 D00 - D48.999
第三章	血液及造血器官疾病和某些涉及免疫机制的疾患	D50 - D89.999
第四章	内分泌、营养和代谢疾病	E00 - E90.999
第五章	精神和行为障碍	F00 - F99.999
第六章	神经系统疾病	G00 - G99.99.999
第七章	眼和附器疾病	H00 - H59.999
第八章	耳和乳突疾病	H60 - H95.999
第九章	循环系统疾病	I00 - I99.999
第十章	呼吸系统疾病	J00 - J99.999
第十一章	消化系统疾病	K00 - K93.999

章节	名称	三位数类目编码
第十二章	皮肤和皮下组织疾病	L00 - L99.999
第十三章	肌肉骨骼系统和结缔组织疾病	M00 - M99.999
第十四章	泌尿生殖系统疾病	N00 - N99.999
第十五章	妊娠、分娩和产褥期	O00 - O99.999
第十六章	起源于围生期的某些情况	P00 - P96.999
第十七章	先天性畸形、变形和染色体异常	Q00 - Q99.999
第十八章	症状、体征和临床与实验室异常所见,不可归类在他处者	R00 - R99.999
第十九章	损伤、中毒和外因的某些其他后果	S00 - S99.999 T00 - T99.999
第二十章	疾病和死亡的外因	V00 - V99.999 W00 - W99.999 X00 - X99.999 Y00 - Y99.999
第二十一章	影响健康状态和与保健机构接触的因素	Z00 - Z99.999

二、常用疾病统计指标

疾病在人群中发生、发展具有许多特征,必须用不同指标,从不同侧面加以描述说明。疾病统计的计算单位可以是一个人的每次患病即病例,也可以是某个有病的人即患者。因疾病的发生与终结一般并不太明确,故必须有统一的、切实可行的诊断标准。

1. 发病率 发病率指一定时期(一般以年为单位)、范围及人群中,某病新发病例的发生频率,可用于探索疾病危险因素、评价疾病防治效果。

$$某病发病率 = \frac{一定时期内某病的新发病例数}{同时期暴露人口数} \times k \qquad (式9-11)$$

式9-11中,一定时期指观察的时间范围,如年、季、月、旬、周、日等;新发病例数以观察时间内的发病次数计算,即一个人观察期内重复发病 n 次,病例数计 n 个;暴露人口数即可能发生某病的可能人数,理论应排除有免疫力人群、已患病人群等,实际多以同期平均人口数代替;比例基数 k 可为 100%、1000‰、10000/万、100000/10 万等(下同)。

2. 患病率 患病率又称现患率,是指在一定时期内被检查(调查)人群中患有某病的频率。

$$某病患病率 = \frac{一定时期内某病的新旧病例数}{同期观察人口数} \times k \qquad (式9-12)$$

该指标最适用于病程长的疾病统计研究,反映某病在一定人群中流行的规模或水平。

3. 检出率 检出率的计算公式如下。

$$某病检出率 = \frac{检查时发现某病的病例数}{该时点调查人口数} \times k \qquad (式9-13)$$

4. 感染率(或带菌率) 感染率(或带菌率)的计算公式如下。

$$某病感染率(或带菌率) = \frac{感染某病病原体的人数}{受检人数} \times k \qquad (式 9-14)$$

5. 疾病构成比 疾病构成比的计算公式如下。

$$某病构成百分比 = \frac{某时期内某病新发比例数}{同时期内全部新发病例总数} \times 100\% \qquad (式 9-15)$$

通常按性别、年龄组来分析疾病的构成,以反映某疾病在某人群中的疾病构成情况。该指标可指出主要的疾病种类,但不能反映某病的具体发病水平。

6. 生存率 生存率指接受某种治疗的患者经随访满 n 年后仍存活的人数占随访总数的比例,又称存活率,指患者能活到某时点的生存概率。常用于肿瘤等慢性疾病的远期疗效评价或预后评估,计算公式如下。

$$生存率 = \frac{随访满 n 年后尚存活的病例数}{随访的病例总数} \times 100\% \qquad (式 9-16)$$

式 9-16 中 n 常用 1、3、5、10 年等,计算所得称为一年生存率、三年生存率及五年生存率。

第三节 死 亡 统 计

死亡统计包括死亡水平、病伤死因及居民寿命三方面的统计描述与分析。死亡水平和平均寿命是居民健康的综合体现,如低死亡率和高平均寿命,表示居民有良好的健康水平;病伤死因分析可发现居民健康的主要问题;死亡和寿命也反映一个国家或地区的人口变动、社会经济、文化教育等情况。因此,死亡事件定义明确、界线清楚,死亡统计结果比较可靠,可综合反映居民健康水平,是制订卫生工作规划、评价防治效果的重要依据,也是计划生育研究、国民经济规划的重要参考数据。常用的死亡统计指标有以下几种。

1. 死亡率 死亡率是指一定时期内(通常以年为单位),某地因各种原因死亡总人数与该地平均人口数的比值,又称粗死亡率。它反映地区居民死亡水平。

$$粗死亡率 = \frac{一定时期内死亡总数}{同期人口数} \times k \qquad (式 9-17)$$

实际应用时,往往分不同年龄、不同性别、不同死因等进行分析,这种情况计算所得死亡率称为死亡专率,常用的死亡专率如年龄别死亡率、婴儿死亡、某病死亡率。

$$某年龄组死亡率 = \frac{某年某年龄组的死亡人数}{同年该年龄组的平均人口数} \times 1000‰ \qquad (式 9-18)$$

$$婴儿死亡率 = \frac{出生后不满周岁死亡人数}{同期活产数} \times 1000‰ \qquad (式 9-19)$$

$$某病死亡率 = \frac{一定时期内因某种疾病死亡的人数}{同期平均人口数} \times k \qquad (式 9-20)$$

2. 病死率 病死率是指因某种疾病死亡的人数占同期该病患者总数的比例,用于反映疾病的预后和严重程度,也可用于不同医疗机构医疗水平的比较。

$$病死率 = \frac{一定时期内因某病死亡的人数}{同期患该病人数} \times 100\% \qquad (式 9-21)$$

在使用病死率指标时应注意两点:①某病病死率反映疾病严重程度,而前述的某病死亡率反映疾病的人群危害程度,应注意区分;②应用病死率评价医疗水平时,应注意不同医疗机构的可比性。

3. 死因构成与死因顺位 死因构成或相对死亡比是某类死因的死亡数占总死亡数的百分数,用式 9-22 计算。

$$某类死因占总死亡数的构成比 = \frac{因某类死因死亡人数}{总死亡人数} \times 100\% \quad (式 9-22)$$

死因顺位是指各种死因死亡数按其占总死亡数的比重由高到低排序得出的位次。它反映某人群中的主要死亡原因,从而明确卫生保健工作的重点方向。

4. 寿命表 寿命表亦称生命表,是根据特定人群的年龄组死亡率编制出来的一种统计表。它说明在特定人群年龄组死亡率的条件下,人的生命过程或死亡过程。其原理是假定有同时代出生的一代人,按照特定的年龄组死亡率先后死去,直到死完为止,可推算出这一代人在不同年龄段的"死亡概率"及"死亡人数",活满某年龄段的"尚存人数"及其"预期寿命"等指标。寿命表的具体编制方法请参照有关书籍。

【**例 9-2**】 某地 2016 年初人口数为 1000250,年末为 999750。该地原有冠心病患者 9500 人,当年新发现冠心病患者 500 人,因冠心病死亡 50 人。计算冠心病 2016 年发病率(10000/万)、患病率、死亡率(100000/10 万)及病死率。

根据题意可得:

$$2016 年冠心病发病率 = \frac{500}{(1000250 + 999750)/2} \times 10000/万 = 5/万$$

$$2016 年冠心病患病率 = \frac{500 + 9500}{(1000250 + 999750)/2} \times 100\% = 1\%$$

$$2016 年冠心病死亡率 = \frac{50}{(1000250 + 999750)/2} \times 100000/10 万 = 5/10 万$$

$$2016 年冠心病病死率 = \frac{50}{(500 + 9500)} \times 100\% = 0.5\%$$

综合测试题

一、选择题

1. 某医院出院患者中胃癌患者占总数 5%,则 5% 为

A. 患病率   B. 构成比   C. 相对比   D. 发病率

E. 以上均错

2. 计算某年婴儿死亡率的分母为

A. 年初 0 岁组人口数   B. 年中 0 岁组人口数

C. 年末 0 岁组人口数   D. 年平均人口数

E. 年出生数

3. 发病率和患病率中

A. 两者都不会超过 100%   B. 两者都会超过 100%

C. 发病率不会超过 100%,患病率会超过 100%

D. 患病率不会超过 100%,发病率会超过 100%

E. 不能肯定

4. 治愈率的分母是

A. 出院人数　　　　B. 受治人数　　　　C. 同期患者数　　　D. 同期平均人口数

E. 受检人数

5. 检查发现：(感染某种病原体人数/受检人数)×100％，其统计指标称为某病的

A. 发病率　　　　　B. 患病率　　　　　C. 感染率　　　　　D. 阳性率

E. 受检率

6. 计算某地某年肺炎发病率，其分母应为

A. 该地体检人数　　　　　　　　　　　B. 该地年平均就诊人数

C. 该地年平均人口数　　　　　　　　　D. 该地平均患者人数

E. 该地肺炎患病人数

7. 一种新疗法可延长急性颗粒性白血病患者的存活期，但不能将之治愈，此时将出现什么现象

A. 该病发病率将上升　　　　　　　　　B. 该病发病率将下降

C. 该病患病率将上升　　　　　　　　　D. 该病患病率将下降

E. 该病发病率和患病率均将上升

(8～11 共用题干和选项)

2015 年某地恶性肿瘤患者 10000 人，其中胃癌患者 1500 人。当年恶性肿瘤死亡 1000 人，其中胃癌患者 600 人。

A. 60％　　　　　　B. 10％　　　　　　C. 40％　　　　　　D. 15％

E. 无法计算

8. 2015 年恶性肿瘤死亡率为

9. 2015 年胃癌病死率为

10. 2015 年胃癌患病率为

11. 2015 年恶性肿瘤患者中，胃癌患者构成比为

二、分析题

下图是我国 2000 年的人口金字塔，请根据图形解答我国 2000 年的人口特点。

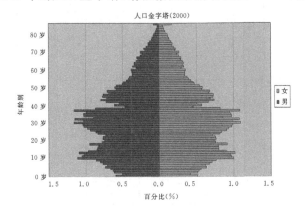

图 9-2　2000 年我国人口金字塔

（黎逢保）

第十章　直线相关与回归分析

在医学科学研究中,常要分析变量间的关系,如年龄与血压、吸烟与肺癌、药物剂量与动物死亡率、环境介质中污染物浓度与污染源的距离等,回归与相关(regression and correlation)就是研究这种关系的统计方法。本章只介绍回归与相关中最简单、最基本的两个变量间呈直线关系的分析方法。

第一节　直线相关分析

一、直线相关的概念

直线相关分析是描述两变量间是否有直线关系以及直线关系的方向和密切程度的分析方法。直线回归分析方法是描述两变量间依存变化的方法。实际工作中有时并不要求由 x 估计 y(或者先不考虑这个问题),而关心的是两个变量间是否确有直线相关关系。如有直线相关关系,那么它们之间的关系是正相关,还是负相关以及相关程度如何?此时可应用相关分析。

如果两个随机变量中,一个变量由小到大变化时,另一个变量也相应地由小到大(或由大到小)地变化,并且测得两变量组成的坐标点在直角坐标系中呈直线趋势,就称这两个变量存在直线相关关系。

直线相关又称简单相关,用于双变量正态分布资料,一般说来,两个变量都是随机变动的,不分主次,处于同等地位。两变量间的直线相关关系用相关系数 r 描述。直线相关的性质可由散点图(图 $10-1$)直观地说明。

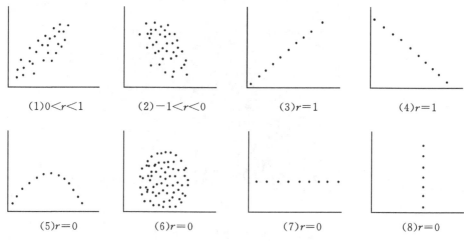

(1)$0<r<1$　　(2)$-1<r<0$　　(3)$r=1$　　(4)$r=1$

(5)$r=0$　　(6)$r=0$　　(7)$r=0$　　(8)$r=0$

图 $10-1$　相关系数示意

图 10-1(1)中散点呈椭圆形分布,宏观而言两变量 x、y 变化趋势是同向的,称为正线性相关或正相关($0<r<1$);反之,图 10-1(2)中的 x、y 间呈反向变化,称为负线性相关或负相关($-1<r<0$)。图 10-1(3)的散点在一条直线上且 x、y 是同向变化,称为完全正相关($r=1$);反之,图 10-1(4)中的 x、y 呈反向变化,称为完全负相关($r=-1$)。图 10-1(5)~图 10-1(8),两变量间毫无联系或可能存在一定程度的曲线联系而没有直线相关关系,称为零相关($r=0$)。正相关或负相关并不一定表示一个变量的改变是另一个变量变化的原因,有可能同受另一个因素的影响。

二、相关系数的意义及计算

相关系数亦称积差相关系数,用 r 表示样本相关系数,ρ 表示总体相关系数。它是说明有直线关系的两变量间,相关关系密切程度和相关方向的统计指标。计算公式表示如下。

$$r = \frac{\sum(x-\bar{x})(y-\bar{y})}{\sqrt{\sum(x-\bar{x})^2 \sum(y-\bar{y})^2}} = \frac{l_{xy}}{\sqrt{l_{xx}l_{yy}}} \qquad (式 10-1)$$

$$l_{xy} = \sum(x-\bar{x})(y-\bar{y}) = \sum xy - \frac{\sum x \sum y}{n} \qquad (式 10-2)$$

$$l_{xx} = \sum(x-\bar{x})^2 = \sum x^2 - \frac{(\sum x)^2}{n} \qquad (式 10-3)$$

$$l_{yy} = \sum(y-\bar{y})^2 = \sum y^2 - \frac{(\sum y)^2}{n} \qquad (式 10-4)$$

相关系数没有单位,其值 $-1 \leq r \leq 1$。当两变量呈同向变化时,$0<r<1$,为正相关;两变量呈反向变化,$-1<r<0$,为负相关;$r=0$ 为零相关,表示无直线相关关系;两变量呈同向或反向变化且点子分布在一条直线上,$|r|=1$ 为完全相关。完全相关属相关分析中的特例,由于医学研究中影响因素众多,个体变异不可避免,很少呈现完全相关。

【例 10-1】 某医生研究儿童体重与心脏横径的关系,测得 13 名 8 岁正常男童的体重与心脏横径,数据见表 10-1。试做相关分析。

表 10-1 13 名 8 岁健康男童体重与心脏横径的关系

编号	体重(kg, x)	心脏横径(cm, y)
1	25.5	9.2
2	19.5	7.8
3	24.0	9.4
4	20.5	8.6
5	25.0	9.0
6	22.0	8.8
7	21.5	9.0
8	23.5	9.4

编号	体重(kg，x)	心脏横径(cm，y)
9	26.5	9.7
10	23.5	8.8
11	22.0	8.5
12	20.0	8.2
13	28.0	9.9

计算得：$l_{xx}=80.2692$，$l_{yy}=4.1923$，$l_{xy}=16.3846$

$$r=\frac{16.3846}{\sqrt{80.2692\times 4.1923}}=0.8932$$

三、相关系数的假设检验

相关系数 r 是样本相关系数，它只是总体相关系数 ρ 的估计值。从同一总体中抽出的不同样本会提供不同的样本相关系数，因而，样本相关系数也存在变异性。所以，即使从 $\rho=0$ 的总体做随机抽样，由于抽样误差的影响，所得 r 值，也不一定等于零。故当计算算出 r 值后，接着应做 $\rho=0$ 的假设检验，以判断两变量的总体是否有直线相关关系。常用 t 检验，检验统计量 t 值的计算公式如下。

$$t=\frac{|r-0|}{S_r}=\frac{|r|}{\sqrt{\frac{1-r^2}{n-2}}}\qquad \upsilon=n-2\qquad (式10-5)$$

【例 10-2】 根据例 10-1 求得的 r 值，检验该地 8 岁正常男童的体重与心脏横径是否有直线相关关系。

(1)建立假设，确立检验水准。

H_0：$\rho=0$，即体重与心脏横径无直线相关关系。

H_1：$\rho\neq 0$，即体重与心脏横径有直线相关关系。

$\alpha=0.05$。

(2)在 H_0 成立的前提下计算 t 值。

已知：$n=13$，$r=0.8932$

则：

$$t=\frac{0.8932}{\sqrt{\frac{1-0.8932^2}{13-2}}}=6.587\qquad \upsilon=13-2=11$$

(3)确定 P 值，判断结果。

查 t 分布临界值表，得 $t_{0.001,13}=4.221$，故 $P<0.001$。因此，按 $\alpha=0.05$ 水准拒绝 H_0，接受 H_1，可以认为 8 岁健康男孩的体重与心脏横径之间有直线相关关系。

相关系数假设检验也可使用查表法完成(查附表 11)。

四、总体相关系数 ρ 的区间估计

先对相关系数 r 进行 Z 变换。

$$Z = \tanh^{-1} r \quad \text{或} \quad Z = \frac{1}{2} ln \frac{(1+r)}{(1-r)} \qquad \text{(式 10 - 6)}$$

$$r = \tanh Z \quad \text{或} \quad r = \frac{e^{2Z} - 1}{e^{2Z} + 1} \qquad \text{(式 10 - 7)}$$

式中,tanh 为双曲正切函数;$\tanh^{-1}$为反双曲正切函数。

Z 的分布符合近似正态分布,按正态近似原理,Z 的 $1-\alpha$ 可信区间可按下式计算。

$$(Z - u_a \sqrt{n-3}, Z + u_a \sqrt{n-3}) \qquad \text{(式 10 - 8)}$$

【例 10 - 3】 根据例 10 - 1 求得的 r 值,求总体相关系数 ρ 的 95％可信区间。

已知:$r=0.8932$,$Z=\tanh^{-1} 0.8932 = 1.4374$,则 Z 的 95％可信区间为:

$$(1.4374 - 1.96 \sqrt{13-3}, 1.4374 + 1.96 \sqrt{13-3}) = (0.8176, 2.0572)$$

将 Z 进行反变换,该总体相关系数 ρ 的 95％可信区间为(0.6738,0.9679),认为该地 8 岁正常男童的体重与心脏横径有直线相关关系是可信的。

五、直线相关分析时的注意事项

(1)并非任何有联系的两个变量都属线性联系。可能的话,在计算相关系数之前首先利用散点图判断两变量间是否具有线性联系。曲线联系时是不能用直线相关分析的。

(2)有些研究中,一个变量的数值随机变动,另一个变量的数值却是认为选定的。如研究药物的剂量—反应关系时,一般是选定 n 种剂量,然后观察在每种剂量下动物的反应,此时得到的观察值就不是随机样本,算得的相关系数 r 会因剂量的选择方案不同而不同。故一个变量的数值为人为选定时不应做相关分析。

(3)做相关分析时必须剔除异常点。异常点即为一些特大特小的离群值,相关系数的数值受这些点的影响较大,有此点时两变量相关,无此点时可能就不相关了。所以,应及时复核检查,对由于测定、记录或计算机录入的错误数据,应予以修正和剔除。

(4)相关分析要有实际意义,两变量相关并不代表两变量间一定存在内在联系。如根据儿童身高与小树树高资料算得的相关系数,即是由于时间变量与二者的潜在联系,造成了儿童身高与树高相关的假象。

第二节 直线回归分析

一、直线回归分析概述

(一)直线回归的概念

直线回归是用直线回归方程表示两个数量变量间依存关系的统计分析方法,属双变量分析的范畴。如果某一个变量随着另一个变量的变化而变化,并且它们的变化在直角坐标系中呈直线趋势,就可以用一个直线方程来定量地描述它们之间的数量依存关系,这就是直线回归分析。

直线回归分析中两个变量的地位不同,其中一个变量是依赖另一个变量而变化的,因此分别称为因变量和自变量,习惯上分别用 y 和 x 来表示。其中 x 可以是规律变化的或人为选定的一些数值(非随机变量),也可以是随机变量,前者称为Ⅰ型回归,后者称为

Ⅱ型回归。

(二)直线回归分析的应用条件

(1)两变量的变化趋势呈直线趋势。

(2)因变量 y 属于正态随机变量。

(3)对于Ⅰ型要求对于每个选定的 x,y 都有一个正态分布的总体,并且这些总体的方差都相等;对于Ⅱ型回归,要求 x,y 服从双变量正态分布。

二、直线回归分析的方法

(一)回归方程的形式及意义

直线回归方程的一般形式为:

$$\hat{y} = a + bx \qquad (式10-9)$$

其中,b 称为回归系数,含义为当 x 每变化 1 个单位时,因变量 y 平均变化的单位数;a 称为截距,为回归直线或其延长线与 y 轴交点的纵坐标。

(二)直线回归方程的求法

方程 $\hat{y} = a + bx$ 中的 a 和 b 是两个待定常数,根据样本实测 (x,y) 计算 a 和 b 的过程就是求回归方程的过程。

为使方程能较好地反映各点的分布规律,应该使各实测点到回归直线的纵向距离的平方和 $Q = \sum (y - \hat{y})^2$ 最小,这就是最小二乘法原理。可按以下公式计算。

1. 先求 b b 的计算公式如下。

$$b = \frac{l_{xy}}{l_{xx}} = \frac{\sum (x - \bar{x})(y - \bar{y})}{\sqrt{\sum (x - \bar{x})^2}} \qquad (式10-10)$$

2. 再求 a a 的计算公式如下。

$$a = \bar{y} - b\bar{x} \qquad (式10-11)$$

因此,直线回归方程也可用如下形式表示:$\hat{y} = \bar{y} + b(x - \bar{x})$。

三、直线回归方程的假设检验

回归系数的检验亦是回归关系的检验,又称回归方程的检验。其目的是检验求得的回归方程在总体中是否成立,即是否样本代表的总体也有直线回归关系。我们知道即使 x,y 的总体回归系数 β 为零,由于抽样误差的原因,其样本回归系数 β 也不一定为零,因此,需做 β 是否为零的假设检验,方法有以下两种。

(一)方差分析

其基本思想是将应变量 y 的总变异 $SS_{总}$ 分解为 $SS_{回归}$ 和 $SS_{剩余}$,然后利用 F 检验来判断回归方程是否成立。

$SS_{总}$ 即 $\sum (y - \bar{y})^2$,为 y 的离均差平方和,反映未考虑 x 与 y 的回归关系时 y 的变异,其意义可通过图 10-2 加以说明。

任一点 $P(x,y)$ 的纵坐标被回归直线与均数 $\bar{y}$ 截成三段。

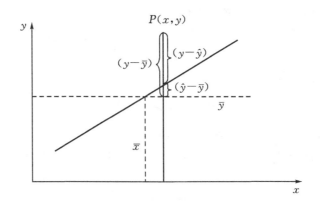

图 10-2 应变量 y 的平方和划分示意图

第一段 $(y-\hat{y})$，表示实测点 $P(x,y)$ 与回归直线的纵向距离，即实际值 y 与估计值 $\hat{y}$ 之差，称为剩余或残差。

第二段 $(\hat{y}-\bar{y})$，即 y 估计值 $\hat{y}$ 与均数 $\bar{y}$ 之差，它与回归系数的大小有关。$|b|$ 值越大，$(\hat{y}-\bar{y})$ 也越大，反之亦然。当 $b=0$ 时，$(\hat{y}-\bar{y})$ 亦为零，则 $(y-\hat{y})=(y-\bar{y})$，也就是回归直线不能使残差 $(y-\hat{y})$ 减小。

第三段 $\bar{y}$，是应变量 y 的均数。

上述三段的代数和：$y=\bar{y}+(\hat{y}-\bar{y})+(y-\hat{y})$

移项：$y-\bar{y}=(\hat{y}-\bar{y})+(y-\hat{y})$

$P(x,y)$ 是散点图中任取的一点，将所有点都按上法处理，并将等式两端各项平方后再求和，则有：

$$\sum(y-\bar{y})^2 = \sum(\hat{y}-\bar{y})^2 + \sum(y-\hat{y})^2 \qquad (式\ 10-12)$$

用符号表示为：

$$SS_{总} = SS_{回归} + SS_{剩余} \qquad (式\ 10-13)$$

式 10-13 中，$SS_{回归}$ 即 $\sum(\hat{y}-\bar{y})^2$，为回归平方和，它反映在 y 的总变异 $SS_{总}$ 中由于 x 与 y 的直线关系而使 y 变异减小的部分，也就是在总平方和中可以用 x 解释的部分。$SS_{回归}$ 越大，说明回归效果越好，即 $SS_{总}$ 中可用 x 与 y 线性关系解释的变异越多。

$SS_{剩余}$ 即 $\sum(y-\hat{y})^2$，为剩余平方和，它反映 x 对 y 的线性影响之外的一切因素对 y 的变异的作用，也就是在总平方和 $SS_{总}$ 中无法用 x 解释的部分。在散点图中，各实测点离回归直线越近，$\sum(y-\hat{y})^2$ 也就越小，说明直线回归的估计误差越小。

所以，总变异 $SS_{总}$ 是由回归关系引起的 $SS_{回归}$ 与回归无关的其他各种因素产生的 $SS_{剩余}$ 所构成。若回归直线与各实测点十分吻合，则 $SS_{回归}$ 将明显大于 $SS_{剩余}$，当全部实测值都在回归直线上时，$SS_{总}=SS_{回归}$，$SS_{剩余}=0$，反之，若回归直线拟合不好，$SS_{回归}$ 相对较小，$SS_{剩余}$ 则相对增大。可见 $SS_{回归}/SS_{剩余}$ 反映了回归的效果。

上述三个平方和，各有其相应的自由度 υ，并有如下的关系。

$$\upsilon_{总}=\upsilon_{回归}+\upsilon_{剩余} \qquad \upsilon_{总}=n-1, \upsilon_{回归}=1, \upsilon_{剩余}=n-2 \qquad (式\ 10-14)$$

式 10-14 中，n 为样本含量。

$SS_{总}$的计算大家已熟悉,计算公式如下。

$$SS_{总} = \sum (y - \bar{y})^2 = \sum y^2 - \frac{(\sum y)^2}{n}$$ （式 10 - 15）

$SS_{回归}$和$SS_{剩余}$可通过下列公式进行计算。

$$SS_{回归} = bl_{xy} = \frac{l_{xy}^2}{l_{xx}}$$ （式 10 - 16）

$$SS_{剩余} = SS_{总} - SS_{回归}$$ （式 10 - 17）

方差分析时的步骤与一般假设检验相同。统计量 F 的计算公式如下。

$$F = \frac{SS_{回归}/\upsilon_{回归}}{SS_{剩余}/\upsilon_{剩余}} = \frac{MS_{回归}}{MS_{剩余}}$$ （式 10 - 18）

(二)t 检验

t 检验的基本思想是利用样本回归系数 b 与总体均数回归系数 β 进行比较来判断回归方程是否成立,实际应用中因为回归系数 b 的检验过程较为复杂,而相关系数 r 的检验过程简单并与之等价,故一般用相关系数 r 的检验来代替回归系数 b 的检验。

统计量 t 的计算公式如下。

$$t = \frac{|b - 0|}{S_b} \qquad \upsilon = n - 2$$ （式 10 - 19）

$$S_b = \frac{S_{y.x}}{\sqrt{l_{xx}}}$$ （式 10 - 20）

$$S_{y.x} = \sqrt{\frac{\sum (y - \hat{y})^2}{n - 2}} = \sqrt{\frac{SS_{剩余}}{n - 2}}$$ （式 10 - 21）

式中,S_b 为样本回归系数的标准误;$S_{y.x}$ 为剩余标准差,它是指扣除了 x 对 y 的线性影响后,y 的变异,可用以说明估计值 $\hat{y}$ 的精确性。$S_{y.x}$ 越小,表示回归方程的估计精度越高。

说明:两种检验方法是等价的,$F = t^2$。

【例 10 - 4】 根据例 10 - 1 资料,测得 13 名 8 岁正常男童的体重与心脏横径,数据见表 10 - 1。试做回归分析。

(1)以体重作为自变量 x,心脏横径作为因变量 y,制作散点图(图 10 - 3),发现呈直线趋势,可拟合直线回归方程。

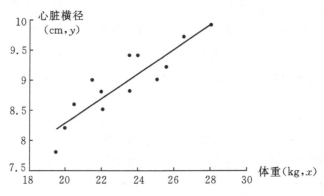

图 10 - 3　13 名 8 岁健康男童体重与心脏横径的关系

（2）求回归方程。

本例 $n=13$，$\sum x = 301.5$，$\sum x^2 = 7072.75$，$\sum y = 116.3$，$\sum y^2 = 1044.63$，$\sum xy = 2713.65$，$\bar{x} = 23.19$，$\bar{y} = 8.95$，则：

$$l_{xx} = \sum x^2 - \left(\sum x\right)^2/n = 7072.75 - 301.5^2/13 = 80.2692$$

$$l_{yy} = \sum y^2 - \left(\sum y\right)^2/n = 1044.63 - 116.3^2/13 = 4.1923$$

$$l_{xy} = \sum xy - \left(\sum x\right)\left(\sum y\right)/n = 2713.65 - 301.5 \times 116.3/13 = 16.3846$$

故 $b = \dfrac{l_{xy}}{l_{xx}} = \dfrac{16.3846}{80.2692} = 0.2041$

$$a = \bar{y} - b\bar{x} = 8.95 - 0.2041 \times 23.19 = 4.2121$$

回归方程为 $\hat{y} = 4.2121 + 0.2041x$。

（3）回归方程的检验。

方差分析如下。

H_0：总体回归系数 $\beta = 0$，即 8 岁男童心脏横径与体重之间不存在直线关系。

H_1：总体回归系数 $\beta \neq 0$，即 8 岁男童心脏横径与体重之间存在直线关系。

$\alpha = 0.05$。

$SS_{总} = l_{yy} = 4.1923 \qquad \upsilon_{总} = n - 1 = 12$

$SS_{回归} = bl_{xy} = l_{xy}^2/l_{xx} = 16.3846^2/80.2691 = 3.3444 \qquad \upsilon_{回归} = 1$

$SS_{剩余} = SS_{总} - SS_{回归} = 4.1923 - 3.3444 = 0.8479 \qquad \upsilon_{剩余} = n - 2 = 11$

$F = \dfrac{MS_{回归}}{MS_{剩余}} = \dfrac{SS_{回归}/\upsilon_{回归}}{SS_{剩余}/\upsilon_{剩余}} = \dfrac{3.3444/1}{0.8479/11} = 43.39$

例 10-1 资料的方差分析见表 10-2。

表 10-2 例 10-1 资料的方差分析表

变异来源	SS	υ	MS	F	P
总	4.1923	12			
回归	3.3444	1	3.3444	43.39	<0.01
剩余	0.8479	11	0.0771		

查方差分析用的 F 分布临界值表，得 $P < 0.01$，按 $\alpha = 0.05$ 水准拒绝 H_0，接受 H_1，认为 8 岁健康男童心脏横径与体重之间存在直线关系。

t 检验如下。

H_0：总体回归系数 $\beta = 0$，即 8 岁男童心脏横径与体重之间不存在直线关系。

H_1：总体回归系数 $\beta \neq 0$，即 8 岁男童心脏横径与体重之间存在直线关系。

$\alpha = 0.05$。

$S_{y.x} = \sqrt{MS_{剩余}} = \sqrt{0.0771} = 0.2776$，$\quad S_b = \dfrac{S_{y.x}}{\sqrt{l_{xx}}} = \dfrac{0.2776}{\sqrt{80.2692}} = 0.03098$

$t = \dfrac{b}{S_b} = \dfrac{0.2041}{0.03098} = 6.59$

按 $v=11$ 查 t 分布临界值表,得 $P<0.01$,按 $\alpha=0.05$ 水准拒绝 H_0,接受 H_1,认为 8 岁健康男童心脏横径与体重之间存在直线关系。

四、直线回归的区间估计

根据参数估计原理,回归系数 b 是总体回归系数 β 的点估计,正像样本均数 $\bar{x}$ 不一定恰好等于总体均数 μ 一样,需要通过式 10-22 对总体回归系数 β 进行区间估计。

$$(b-t_{a,n-2}S_b,b+t_{a,n-2}S_b) \qquad (式 10-22)$$

式中 S_b 为回归系数的标准误;$n-2$ 为自由度。

【例 10-5】 根据例 10-1 资料的样本回归系数 $b=0.2141$ 估计总体回归系数 β 的 95% 可信区间。

已知:$b=0.2141,S_b=0.03098,v=13-2=11$,$t_{0.05,11}=2.201$

则总体回归系数 β 的 95% 可信区间为:

$(0.2141-2.201\times0.03098,\ 0.2041+2.201\times0.03098)=(0.1359,0.2723)$

五、直线回归方程的应用

1. 定量描述两变量之间的依存关系 对回归系数 b 进行假设检验时,若 $P<\alpha$,可认为两变量间存在直线回归关系,则直线回归方程即为两个变量间依存关系的定量表达式。

2. 利用回归方程进行预测 把预报因子(即自变量 x)代入回归方程对预报量(即因变量 y)进行估计,即可得到个体 y 值的容许区间。例 10-5 的结果即体重为 25.0 kg 的 8 岁健康男童,估计其心脏横径有 95% 的可能性在(8.6692,10.9610) cm 的范围内。

3. 利用回归方程进行统计控制 规定 y 值的变化,通过控制 x 的范围来实现统计控制的目标,所以统计控制是利用回归方程进行的逆估计。

【例 10-6】 某市环境监测站在某交通点连续测定 30 天,每天定时采样 3 次,发现大气中 NO_2 浓度 $y(mg/m^3)$ 与当时的汽车流量 x(辆/小时)呈直线关系,根据 90 对观测数据求得回归方程 $\hat{y}=-0.064866+0.000133x$,剩余标准差 $S_{y.x}=0.032522$。若 NO_2 最大容许浓度为 0.15 mg/m³,则汽车流量应如何控制? 设 $\alpha=0.05$。

本例 $S_{y.x}=0.032522,\alpha=0.05,v=90-2=88$,查表得单侧 $t_{0.05,88}=1.6624$。因本例未给出每小时汽车流量的均数及 l_{xx},且样本含量较大,故以 $S_{y.x}$ 代替 S_y,计算个体 y 值单侧 95% 容许区间的上限。

$$\hat{y}_u=\hat{y}+1.6624S_{y.x}=-0.064866+0.000133x+1.6624\times0.032522$$
$$=0.000133x-0.010801$$

当 $\hat{y}=0.15$ 时,解得 $x=1209$,即只要把汽车流量控制在 1209 辆/小时以下,那么就有 95% 可能使 NO_2 不超过最大容许浓度 0.15 mg/m³。

六、应用直线回归的注意事项

(1)做回归分析要有实际意义,不能把毫无关联的两种现象,随意进行回归分析,忽视事物现象间的内在联系和规律,如对儿童身高与小树的生长数据进行回归分析既无道理也无用途。另外,即使两个变量间存在回归关系时,也不一定是因果关系,必须结合专业知识作出合理解释和结论。

（2）直线回归分析的资料，一般要求应变量 y 是来自正态总体的随机变量，自变量 x 可以是正态随机变量，也可以是精确测量和严密控制的值。若稍偏离要求时，一般对回归方程中参数的估计影响不大，但可能影响到标准差的估计，也会影响假设检验时 P 值的真实性。

（3）进行回归分析时，应先绘制散点图。若提示有直线趋势存在时，可做直线回归分析；若提示无明显线性趋势，则应根据散点分布类型，选择合适的曲线模型，经数据变换后，化为线性回归来解决。一般来说，不满足线性条件的情形下去计算回归方程会毫无意义，最好采用非线性回归方程的方法进行分析。

（4）绘制散点图后，若出现一些特大特小的离群值（异常点），则应及时复核检查，对由于测定、记录或计算机录入的错误数据，应予以修正和剔除。否则，异常点的存在会对回归方程中的系数 a、b 的估计产生较大影响。

（5）回归直线不要外延。直线回归的适用范围一般以自变量取值范围为限，在此范围内求出的估计值 $\hat{y}$ 称为内插；超过自变量取值范围所计算的 $\hat{y}$ 称为外延。若无充足理由证明，超出自变量取值范围后直线回归关系仍成立时，应该避免随意外延。

第三节 等级相关分析

等级相关又称秩相关（rank correlation），是一种非参数统计方法，适用于资料不是正态双变量或总体分布未知；数据一端或两端有不确定值的资料或等级资料。等级相关分析的方法有多种，在此仅介绍 Spearman 等级相关，它是用等级相关系数 r_s 来说明两个变量间相关关系的密切程度与相关方向的。

$$r_s = 1 - \frac{6\sum d^2}{n(n^2-1)} \qquad (\text{式 } 10-23)$$

式中 d 为每对观察值所对应的秩次之差，n 为对子数。r_s 值介于 -1 与 1 之间，其意义同积差相关系数 r。

当 x 或 y 中相同秩次较多时，宜用 r_s 的校正值 r_s'，见式 $10-24$。

$$r_s' = \frac{(n^3-n)/6 - (T_x + T_y) - \sum d^2}{\sqrt{(n^3-n)/6 - 2T_x}\ \sqrt{(n^3-n)/6 - 2T_y}} \qquad (\text{式 } 10-24)$$

式中 T_x（或 T_y）$= \sum (t_j^3 - t_j)/12$，t_j 为 x（或 y）中相同秩次的个数。当 $T_x = T_y = 0$ 时，式 $10-23$ 与式 $10-24$ 相同。

r_s 是总体等级相关系数 ρ_s 的估计值，存在着抽样误差，故计算出 r_s 后，需做 $\rho_s = 0$ 的假设检验。当 $n \leqslant 50$ 时，可通过查 r_s 分布临界值表（附表 12）实现 $\rho_s = 0$ 的假设检验；当 $n > 50$ 时，可通过 u 检验进行 $\rho_s = 0$ 的假设检验，统计量 u 值的计算公式如下。

$$u = r_s\sqrt{n-1} \qquad (\text{式 } 10-25)$$

【例 10-7】 在肝癌病因研究中，某地调查了 10 个乡的肝癌死亡率（1/10 万）与食物中黄曲霉毒素相对含量（最高含量为 10），见表 10-3。试做直线相关分析。

表 10 - 3　肝癌死亡率与黄曲霉毒素相对含量

| 乡编号 (1) | 黄曲霉毒素相对含量 | | 肝癌死亡率(1/10 万) | | d | d^2 |
	x (2)	秩次 (3)	y (4)	秩次 (5)	(6)=(3)-(5)	(7)
1	0.7	1	21.5	3	2	4
2	1.0	2	18.9	2	0	0
3	1.7	3	14.4	1	2	4
4	3.7	4	46.5	7	−3	9
5	4.0	5	27.3	4	1	1
6	5.1	6	64.6	9	−3	9
7	5.5	7	46.3	6	1	1
8	5.7	8	34.2	5	3	9
9	5.9	9	77.6	10	1	1
10	10.0	10	55.1	8	2	4
合计	—		—		—	42

(1)建立假设,确定检验水准。

$H_0:\rho_s=0$,即肝癌死亡率与食物中黄曲霉毒素相对含量不存在直线关系。

$H_1:\rho_s\neq0$,即肝癌死亡率与食物中黄曲霉毒素相对含量存在直线关系。

$\alpha=0.05$。

(2)计算 r_s。

将两个变量的观察值分别从小到大编秩,若同一变量有相同观察值,则取平均秩次,见表 10 - 3 第(3)、(5)栏。已知 $n=10$。

$$r_s = 1 - \frac{6 \times 42}{10 \times (10^2 - 1)} = 0.746$$

(3)确定 P 值,作出统计推断。

若上例中 10 个乡的黄曲霉毒素含量为:

1.0,1.0,1.0,1.0,1.0,5.0,5.0,5.0,10.0,10.0

则其秩次依次为:

3,3,3,3,3,7,7,7,10.5,10.5

因相同秩次的个数较多,此时宜计算 r_s'。如果其他数据不变,则 T_x 为:

$$T_x = [(5^3 - 5) + (3^3 - 3) + (2^3 - 2)]/12 = 12.5, T_y = 0, \sum d^2 = 33.5$$

$$r_s' = \frac{(10^3 - 10)/6 - (12.5 + 0) - 33.5}{\sqrt{(10^3 - 10)/6 - 2 \times 12.5} \sqrt{(10^3 - 10)/6 - 0}} = 0.783$$

查 r_s 分布临界值表,$r_{s0.02,10}=0.745$,得 $P<0.02$,按 $\alpha=0.05$ 水准拒绝 H_0,接受 H_1,故可以认为黄曲霉毒素与肝癌死亡率间存在正相关关系。

第四节 直线相关与回归的区别与联系

一、区别

（1）资料要求不同。相关要求两个变量是双变量正态分布；回归要求应变量 y 服从正态分布，而自变量 x 是能精确测量和严格控制的变量。

（2）统计意义不同。相关反映两变量间的伴随关系，这种关系是相互的、对等的，不一定有因果关系；回归则反映两变量间的依存关系，有自变量与应变量之分，一般将"因"或较易测定、变异较小者定为自变量。这种依存关系可能是因果关系或从属关系。

（3）分析目的不同。相关分析的目的是把两变量间直线关系的密切程度及方向用统计指标表示出来；回归分析的目的则是把自变量与应变量间的关系用函数公式定量表达出来。

二、联系

（1）变量间关系的方向一致。对同一资料，其 r 与 b 的正负号一致。

（2）假设检验等价。对同一样本，$t_r = t_b$，由于 t_b 计算较复杂，实际中常以 r 的假设检验代替对 b 的检验。

（3）r 与 b 值可相互换算。

$$r = \frac{l_{xy}}{\sqrt{l_{xx}l_{yy}}} = \frac{l_{xy}}{l_{xx}}\sqrt{\frac{l_{xx}}{l_{yy}}} = b\sqrt{\frac{l_{xx}}{l_{yy}}} \qquad b = r\sqrt{\frac{l_{yy}}{l_{xx}}} \qquad \text{（式 10 - 26）}$$

（4）用回归解释相关。相关系数的平方（r^2）称为决定系数。

$$r^2 = \frac{l_{xy}^2}{l_{xx}l_{yy}} = \frac{l_{xy}^2/l_{xx}}{l_{yy}} = \frac{SS_{回归}}{SS_{总}} \qquad \text{（式 10 - 27）}$$

r^2 是回归平方和与总的离均差平方和之比，故回归平方和是引入相关变量后总平方和减少的部分，其大小取决于 r^2。回归平方和越接近总平方和，则 r^2 越接近 1，说明引入相关的效果越好，反之则说明引入相关的效果不好或意义不大。

综合测试题

一、选择题

1. 线性回归系数 b 的假设检验

A. 只能用 r 的检验代替　　　　　　　　B. 只能用 t 检验

C. 只能用 F 检验　　　　　　　　　　　D. 以上三者均可

E. 只能用 χ^2 检验

2. 如果已知 $r_1 = r_2$，那么

A. $b_1 = b_2$　　　　　　　　　　　　　B. $t_{b1} = t_{b2}$

C. $t_{r_1} = t_{r_2}$　　　　　　　　　　　D. 两样本决定系数相等

E. 无法判断

3. 线性相关系数检验的无效假设 H_0 是

A. $\rho = 0$ B. $\rho \neq 0$ C. $\rho > 0$ D. $\rho < 0$

E. $\rho \geq 0$

4. $|r| > r_{0.05, n-2}$ 时，可认为两变量 x 与 y 间

A. 有一定关系   B. 有正相关关系

C. 一定有直线关系   D. 有直线关系

E. 有负相关关系

5. 同一双变量资料，进行线性相关与回归分析，有

A. $r > 0, b < 0$ B. $r > 0, b > 0$

C. $r < 0, b > 0$ D. r 与 b 毫无关系

E. $r < 0, b < 1$

6. 相关分析研究的是

A. 变量间相互关系的密切程度   B. 变量间的因果关系

C. 变量之间的依从性关系   D. 变量间的线性关系

E. 变量间的数量关系

7. 下列关系属于线性负相关的是

A. 父母的身高与子女身高的关系   B. 身高与手长

C. 吸烟与健康的关系   D. 数学成绩与物理成绩的关系

E. 体温与脉搏的关系

二、简答题

1. 简述线性相关系数 r 及其意义。

2. 简述线性相关与回归的区别和联系。

三、计算分析题

随机抽取某校 10 名二年级女大学生，测量了胸围(cm)与肺活量(L)，数据见表 10-4。试分析二者之间有无线性相关关系，如有请确定回归方程。

表 10-4   10 名女大学生胸围(cm)与肺活量(L)测量结果

学生号	1	2	3	4	5	6	7	8	9	10
胸围	72.40	83.90	78.30	88.40	77.10	81.70	78.30	74.80	73.70	79.40
肺活量	2.41	3.11	1.91	3.28	2.83	2.86	3.16	1.91	2.98	3.28

（贾喜平）

第十一章　SPSS 统计软件的应用

统计工作要与大量的数据打交道,涉及繁杂的计算和图表绘制。数据分析工作如果离开统计软件几乎是无法正常开展。在准确理解和掌握了各种统计方法的原理之后,再来掌握统计分析软件的实际操作,是十分必要的。SPSS(Statistical Product and Service Solutions)是目前在大型企业、各类院校以及科研机构中较为流行的统计软件,其界面友好,功能强大,且易学、易用,包含了几乎全部尖端的统计分析方法,具备完善的数据定义、操作管理和开放的数据接口以及灵活而美观的统计图表制作而得以广泛应用。本章将以 SPSS13.0 统计软件包为平台将 SPSS 做简单介绍。

第一节　数据处理的一般原则和方法

医学数据的统计处理涉及医学专业知识、统计专业知识、处理数据的经验和技巧等各个方面,是一门很高超的艺术。在数据处理过程中,数据的采集和录入,数据的处理,恰当选用统计方法,都是必须重视的关键环节。

一、数据的录入

1. 数据的记录形式　医学研究的原始数据常列成类似表 11-1 的二维结构,即行与列结构的数据集形式。在表 11-1 中,每一行称为一个记录,或一个观察单位;每一列称为一个变量,用以表示变量、项目或观察指标等。表 11-1 记录的原始数据是一个由 274 例观察单位和 11 个变量组成的数据集。

表 11-1　肾衰竭患者预后研究的临床资料记录

病人编号	病案号	性别	年龄	生理评分	肾毒性	黄疸	昏迷	肌酐	胆固醇	肾功能预后
1	4757	男	26	14	无	有	无	520	—	治愈
2	7950	女	31	13	无	无	无	523	4.5	治愈
3	11093	男	55	17	无	无	无	209	3.3	治愈
4	17555	男	25	9	无	无	无	1303	4.1	治愈
⋮	⋮	⋮	⋮	⋮	⋮	⋮	⋮	⋮	⋮	⋮
274	279183	女	88	15	有	无	无	331	6.1	丧失

标识变量　　　　　　　　　　　　分析变量

原始数据中,变量分为标识变量和分析变量两种。标识变量主要用于数据管理,包括数据的核对与增删等,是研究记录中不可缺少的内容,如表 11-1 中的"病人编号"和"病案号"即为标识变量。分析变量则是数据分析的主要内容,表 11-1 中除上述两个标识变量外,其他九个变量均为分析变量。

2. 数据的录入　在进行统计分析前,原始数据需录入计算机。录入数据时,应遵循便于录入,便于核查,便于转换,便于分析的原则。其中便于录入是指尽可能地减少录入工作量,如图 11-1 是表 11-1 原始数据录入为 SPSS 数据文件的形式,录入时,用数值变量取代了字符变量,可以大大节约录入的时间和费用(如将性别标记为 1="男",0="女")。

	病人编号	病案号	性别	年龄	生理评分	肾毒性	黄疸	昏迷	肌酐	胆固醇	肾功预后
1	1	4757	1	26	14	0	1	0	520	.	1
2	2	7950	0	31	13	0	0	0	523	4.50	1
3	3	11093	1	55	17	0	0	0	209	3.30	1
4	4	17555	1	25	9	0	0	0	1303	4.10	1
5	5	20719	1	20	4	1	0	0	761	4.10	1
6	6	105932	0	32	7	1	0	0	889	1.90	1
7	7	134839	1	61	9	0	0	0	495	6.40	1
8	8	137647	0	35	9	1	0	0	919	5.20	1
9	9	137841	0	17	7	1	0	0	1193	5.00	1
10	10	142840	1	40	8	1	0	0	1132	.	1
11	11	145079	1	30	10	0	0	0	1340	.	1
12	12	145079	1	30	10	0	0	0	1344	3.20	1

图 11-1　肾衰竭患者预后研究数据库

二、数据处理中的基本问题

1. 数据核查　数据录入后,首先须对录入的数据进行核查,以确保录入数据的准确性和真实性。核查准确性可分两步进行。第一步逻辑检查,通过运行统计软件中的基本统计量过程,列出每个变量的最大和最小值,如果某变量的最大或最小值不符合逻辑,则数据有误。例如,在 SPSS 数据文件中,当变量"年龄"的最大值为"300"时,一定有误。利用软件的查找功能可立即找到该数据,然后根据该数据对应的标识值找出原始记录,更正该数据。第二步数据核对,将原始数据与录入的数据一一核对,错者更正。有时,为慎重起见,采用双份录入的方式,然后用程序做一一比较,不一致者一定是录错的数据。数据核查的另一项任务是对数据的真实性作出初步判断。

2. 离群数据的处理　当个别数据与群体数据严重偏离时,被称为离群数据或极端数据。统计软件一般都有判断离群数据的方法。判断离群数据有多种方法,例如,SPSS 软件对其的定义为:观察值距箱式图的箱体底线(第 25 百分位数)或顶线(第 75 百分位数)的距离为箱体高度(四分位数间距)的 1.5 倍至 3 倍时被视为离群点;观察值距箱体底线或顶线的距离超过 3 倍的箱体高度时被视为极端值。

若有离群数据出现,可分为两种情况处理。一种是,如果确认数据有逻辑错误又无法纠正,可直接删除该数据。例如,若某一数据中某病例的身高变量为"1755"cm,且原始记录亦如此,又无法再找到该病例时,显然这是一个错误的记录,只能删除。另一种是,若数据并无明显的逻辑错误,可将该数据剔除前后各做一次分析,若结果不矛盾,则不剔除;若结果矛盾,并需要剔除,必须给以充分合理的解释,例如用何种方法确定离群数据,该数据在实验中因何种干扰产生等。

3. 统计方法前提条件的检验 应用参数方法进行假设检验往往要求数据满足某些前提条件,如两个独立样本比较 t 检验或多个独立样本比较的方差分析,均要求方差齐性,因此需要做方差齐性检验。如果要用正态分布法估计参考值范围,首先要检验资料是否服从正态分布。在建立各种多重回归方程时,常需检验变量间的多重共线性和残差分布的正态性。

三、统计方法选择的基本思路

在数据处理中,正确选择统计方法至关重要。选择统计方法可以沿着以下思路进行。第一个层面,看反应变量是单变量、双变量还是多变量;第二个层面,看属于三种资料类型中的哪一种;第三个层面,看是单因素还是多因素;第四个层面,看属于单样本、两样本或多样本;第五个层面,看是否是配对或配伍设计;第六个层面,看是否满足检验方法所需的前提条件。

(一)单变量计量资料统计方法选择的基本思路

1. 样本均数与总体均数比较 分析思路为:反应变量为单变量—计量资料—单因素—样本均数与总体均数比较。如果服从正态分布,选用样本均数与总体均数比较的 t 检验(one‐sample t‐test);如果不服从正态分布,则考虑用非参数检验方法。

2. 两个相关样本均数的比较 分析思路为:反应变量为单变量—计量资料—单因素—两个相关样本均数比较(因为是配对设计)。如果差值服从正态分布,选用配对 t 检验(paired t‐test);如果差值不服从正态分布,选用单样本秩和检验(Wilcoxon one‐sample test)。

3. 两个独立样本均数比较 分析思路为:反应变量为单变量—计量资料—单因素—两个独立样本均数比较。如果方差齐性且两样本均服从正态分布,选用两样本 t' 检验(two‐sample t‐test);如果方差不齐,但两样本均服从正态分布,选用 t' 检验,或两样本秩和检验(Wilcoxon two‐sample test/Mann‐Whitney test);如果方差不齐且两样本不服从正态分布,选用两样本秩和检验。本例选两样本 t 检验。

4. 多个样本均数比较 应变量为单变量又属计量资料时,多个样本均数比较分为单因素和多因素两种情形,而重复测量资料则被视为多个反应变量的类型。

(1)单因素方差分析:若方差齐性且各样本均服从正态分布,选单因素方差分析(one‐way ANOVA);若方差不齐,或某样本不服从正态分布,选用 Kruskal‐Wallis 秩和检验(Kruskal‐Wallis test)。若方差分析或秩和检验结果差异有统计学意义需进一步做多重比较,如 SNK 法、LSD 法、扩展 t 检验等。

(2)两因素方差分析但不分析交互作用:主要是随机区组设计资料,涉及两个因素,即一个处理因素和一个区组因素。如果满足方差齐性和正态分布两个条件,选用两因素方差分析(two‐way ANOVA);如果不满足上述两个条件,选用随机区组设计资料的 Friedman 秩和检验(Friedman test)。

(二)单变量计数资料计方法选择的基本思路

图 11‐2 所示为单变量计数资料计方法选择的基本思路。

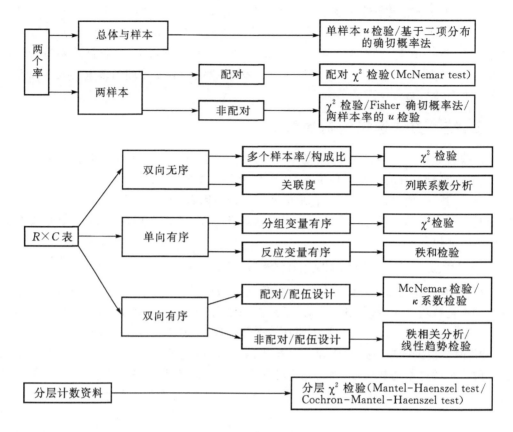

图 11-2 单变量计数资料计方法框架

第二节 SPSS 基础知识

一、SPSS for Windows 的特点

（1）操作简便，易学易用：SPSS for Windows 提供了较强的统计功能和数据管理功能，特别是它提供了全图形环境，只需通过菜单的选择，对话框的操作，告诉计算机要做什么，无须编写程序。只要粗通统计分析原理和统计分析的各种算法，对于常见的统计分析方法完全可以通过对"菜单""对话框"的操作完成并且得到统计分析结果。用户无须记忆大量的命令、过程、选择项等。

（2）模块选择、装配灵活方便：该软件系统的组合结构使用户有可能根据自己的分析工作的需要，根据计算机设备的实际情况选择、装配模块，灵活方便。

（3）数据文件转换便捷：SPSS 与其他软件有数据接口，其他软件生成的数据文件，例如关系数据库生成的 DBF 文件，文本编辑软件生成的 ASCII 码数据文件和 Excel 生成的电子表格文件均可方便地转换成可供分析的 SPSS 的数据文件。

（4）分析方法丰富：SPSS 不但提供了从简单描述统计分析到多因素分析统计分析的诸多方法，而且还有极强的图表生成、编辑功能。

二、软件的启动与退出

1. SPSS for Windows **的启动** 双击（或单击）程序的桌面快捷方式图标或通过"开始"菜单的"程序"运行方式即可启动 SPSS for Windows。一旦启动将在屏幕上显示 SPSS for Windows 主界面，见图 11-3。

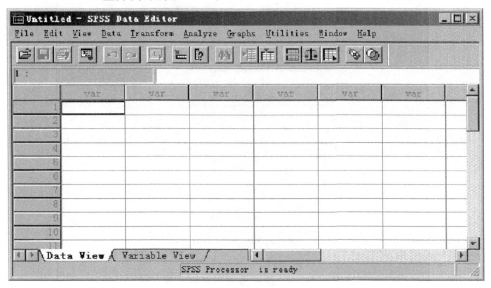

图 11-3 SPSS for Windows 主界面

主界面由菜单栏、快捷工具栏和数据编辑窗组成。数据编辑窗由数据视区（data view）和变量视区（variable view）组成，两个视区切换单独显示。数据视区用于显示和编辑变量值；变量视区用于定义、显示和编辑变量特征。在 SPSS 过程中，一次只能打开和显示一个数据文件。

菜单栏由十个菜单项组成，其内容如下。

"File"：文件操作。

"Edit"：文件编辑。

"View"：设置操作界面的外观。

"Data"：数据文件的建立与编辑。

"Transform"：数据转换。

"Analyze"：统计分析。

"Graphs"：统计图表的建立与编辑。

"Utilities"：实用程序。

"Windows"：窗口信息与控制。

"Help"：帮助。

每个菜单都包括一系列功能，用鼠标单击可出现下拉式菜单供进一步选择和操作。这些功能将在后面章节中陆续介绍。

2. SPSS for Windows **的退出** 单击主菜单中的"File"，在下拉菜单中单击"Exit"或

单击主菜单右上角控制框中的关闭按钮,可退出 SPSS。

三、利用 SPSS 进行统计处理的基本过程

SPSS 功能强大,但操作简单,这一特点突出地体现在它统一而简单的使用流程中。SPSS 进行统计处理的基本过程见图 11-4。

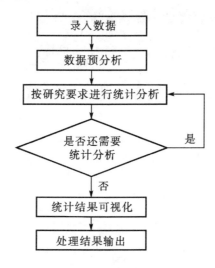

图 11-4　SPSS 统计处理流程图

其基本步骤如下。

(一)录入数据

将数据以电子表格的方式输入到 SPSS 中,也可以从其他可转换的数据文件中读出数据。录入数据的工作分数据编码、定义变量、数据录入、数据文件的存储等四个过程。

【**例 11-1**】　某医生抽查了某地 2015 年 40 例 65 岁以上老年人健康体检记录,原始资料如表 11-2。

表 11-2　某地 2015 年 40 例 65 岁以上老年人健康体检纪录

编号	姓名	性别	年龄(岁)	民族	体重(kg)	身高(cm)	有无高血压
1	刘天宇	男	78	汉族	76.52	169	有
2	王顺义	男	82	汉族	66.72	175	无
3	苗凤兰	女	70	其他	55.10	160	无
4	马志华	男	71	回族	85.63	182	有
5	周淑宏	女	77	汉族	48.45	154	有
⋮	⋮	⋮	⋮	⋮	⋮	⋮	⋮
40	赵晓曼	女	66	汉族	58.36	164	无

1. 数据编码　叙述如下。

(1)定义数据项变量名,应遵循如下原则:①变量名一般由不多于 8 个字符组成,习

惯上用英文表示；②首字符必须是英文字母或汉字，不能以下划线"_"或圆点"．"结尾；③变量名不能使用 SPSS 的保留字，SPSS 的保留字有 ALL、AND、BY、OR、NOT、EQ、GE、GT、LE、LT、NE、TO、WITH 等；④变量名中不能有空格或某些特殊符号，如"！""？"和"＊"等；⑤系统中不区分变量名中的大小写字符，如 WANG 与 wang 被认为是同一变量。

在例 11 - 1 中，涉及编号、姓名、性别、年龄、民族、体重、身高、有无高血压八个数据项。我们应该对每一个数据项确立一个变量名，见表 11 - 3。

表 11 - 3　例 11 - 1 的变量标签

变量名	变量标签	变量名	变量标签
num	编号	race	民族
name	姓名	weight	体重
sex	性别	height	身高
age	年龄	hp	有无高血压

（2）定义数据项变量的标签：定义标签是对该变量名所表示的数据项内涵的进一步说明。有时变量名不足以表示该变量的内涵，这时需要定义变量的标签。变量标签最多可由 256 个字符组成。在统计分析过程的输出中会在变量名对应的位置显示该变量的标签，有助于理解输出结果。变量标签为可选项，可以定义，也可以不定义。例 11 - 1 的变量标签可以定义为表 11 - 3 所示。

（3）定义变量名取值的变量值标签：每个变量名对应一个数据项，每个变量取不同的值，表示数据项中的不同信息。有时为了更好理解统计分析过程中的输出结果，要给变量的取值（简称变量值）赋以标签，那么在输出结果的相应位置上就会出现该标签，使读者一目了然。并不是所有变量值都要取标签，一般来说离散变量才给变量值定义标签。例 11 - 1 的变量值标签见表 11 - 4。

表 11 - 4　例 11 - 1 的变量值标签

变量名	变量值	变量值标签
sex	1	男
	2	女
race	1	汉族
	2	回族
	3	其他
hp	1	有
	2	无

2. 定义变量　定义变量包括定义变量名、变量类型、变量长度（小数点位数）、变量标签、变量值标签、缺失值和变量显示格式（宽度、对齐方式）等内容。定义变量步骤如下。

医学统计与统计软件

(1)首先启动 SPSS for Windows,进入 SPSS 的主界面——数据编辑窗口(SPSS Data Editor)。把光标移动到主界面下面的"Variable View",单击鼠标,此时屏幕弹出含有"Variable View"的定义变量对话框,见图 11-5。

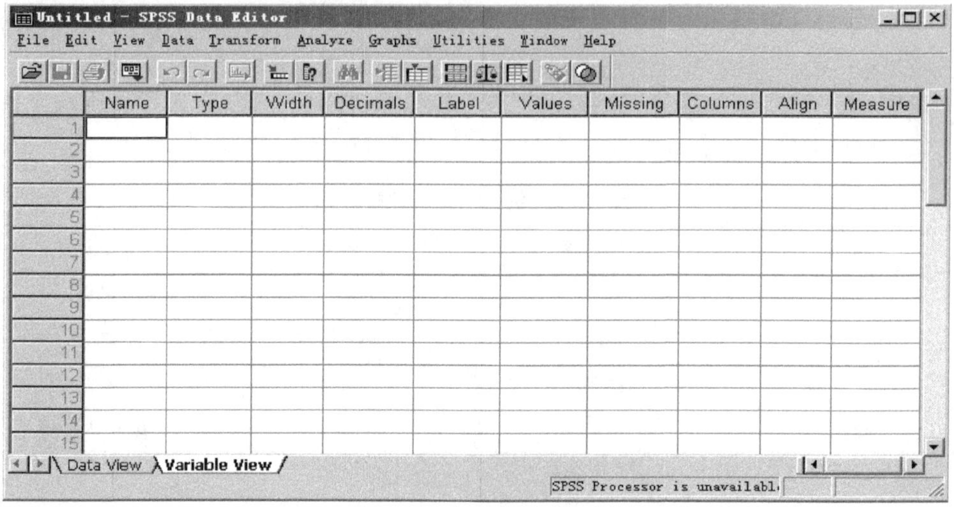

图 11-5 定义变量对话框

(2)定义变量:与定义变量有关的字段包括"Name"(变量名)、"Type"(变量类型)、"Width"(变量宽度)、"Decimals"(小数位点)、"Label"(变量名标签)、"Values"(变量值标签)、"Missing"(变量缺失值)、"Columns"(变量显示宽度)、"Align"(变量对齐方式)、"Measure"(定义变量的测量尺度,在绘制交互式统计图等方面非常有用)。

操作过程如下。

1)在定义变量对话框中的"Name"下面输入要定义的变量名(如 sex)。

2)单击定义变量对话框中的"Type"按钮,弹出定义变量类型对话框。对话框中出现八种可供选择的变量类型。

"Numeric":标准数值型变量,系统默认。

"Comma":带逗点的数值型变量,千进位用逗号分隔,小数与整数间用圆点分隔。

"Dot":圆点数值型变量,千进位用圆点分隔,小数与整数间用逗号分隔。

"Scientific notation":科学计数法。

"Date":日期型变量。

"Dollar":带美元符号的数值型变量。

"Custom currency":自定义变量。

"String":字符型变量。

常用变量类型为"Numeric"(数值型)、"Data"(日期型)、"String"(字符型)三种,可用鼠标选择其中一个类型即可,一般默认数值型。

若选了"Numeric",则用户可在定义变量类型对话框中部的"Width""Decimal"文本框中键入相应的数值型的宽度(长度)及小数位数。其默认值为宽度为 8,小数位数为 2。应该注意,数值型的宽度应该大于该变量数据的"整数位数+小数位数+1"。如"sex"变量的变量类型可定义为"Numeric",其中"Width"＝1,"Decimal Places"＝0。

若选了"String",则用户可在定义变量类型对话框"Width"文本框中键入字符串的长度。

3）单击定义变量对话框中的"Labels"按钮,键入"性别"即可。

4）单击定义变量对话框中的"Values"按钮，弹出变量值标签对话框,见图 11-6。

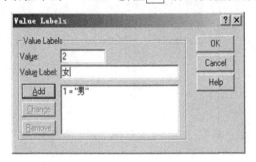

图 11-6　定义变量值标签对话框

在"Value Labels"区域用户可键入变量值标签:首先在"Value:"的文本框内键入变量值,再在"Value Label:"的文本框内键入该变量值的标签,然后用单击"Add"按钮。重复此操作,直到全部变量值及其标签都输完为止。例如"sex"变量,应先在"Value:"中键入 1,再在"Value Lable:"中键入"男",然后击"Add"按钮。类似的,继续在"Value:"中键入 2,在"Value Lable:"中键入"女",然后再单击"Add"。至此,所有变量值都已赋以标签,按"OK"钮,返回到定义变量对话框。

5）鼠标单击缺失值对话框中的"Missing"按钮，弹出缺失值对话框,见图 11-7。

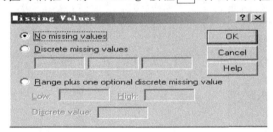

图 11-7　定义缺失值对话框

在 SPSS 中缺失值有两类,即系统缺失值和用户缺失值。前者不需定义,系统自动生成;若无用户缺失值,可选图 11-7 中的"No missing values"。若有用户缺失值,并且变量的观察值是离散值,可选图 11-7 中的"Discrete missing values",并录入相应的缺失值。若变量的缺失值既有某个范围,也有离散值,可选图 11-6 中的"Range plus one optional discrete missing value"。

6）定义变量的显示格式包括两部分内容,即变量的显示宽度及变量显示的对齐方式。这种显示格式的设置不仅在屏幕的数据窗口中有反映,并且在数据打印输出时,也按此显示格式,所以,是很有实用价值的。

单击定义变量宽度对话框中的"Columns"按钮,输入变量的显示宽度。

单击定义变量对话框中的"Align"按钮,弹出定义变量显示格式对话框,在"Align"中,选"Left"(左齐)、"Center"(居中)、"Right"(右齐)。

模仿"sex"变量定义过程,对变量"age""race""weight""height"及"hp"作出相应的变量名及其属性的定义,见图 11-8。

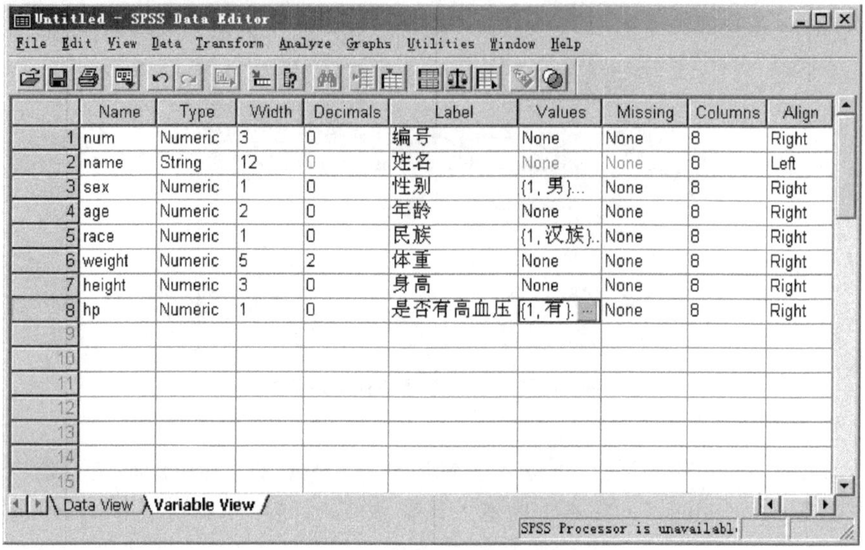

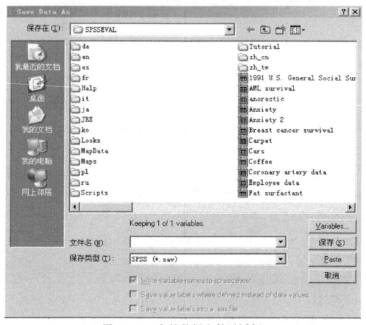

图 11-8 例 11-1 的数据文件变量的框架结构

(3)保存"存储"数据文件变量的框架结构:具体操作方法如下。

单击主菜单中的"File",在下拉菜单中,找到"Save as"并单击之,单击后弹出如图 11-9 的对话框。输入数据库文件名及相应磁盘路径后,点击"OK",即存入数据库文件。

图 11-9 存储数据文件对话框

3. 数据录入 在图 11-8 的下部,点击"Data View",可得到数据文件的二维表格,见图 11-10。

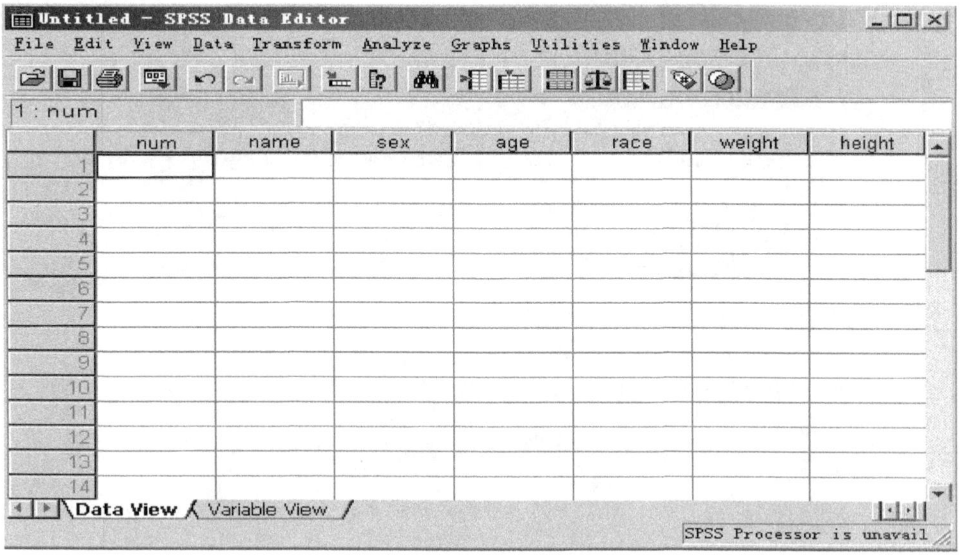

图 11-10 数据文件录入的二维表格

表格顶部有已定义的变量名"num"等;表格的左侧有观察单位(case)的序号。一个变量名和一个观测序号就对应了二维表中的一个单元格。

(1)按变量输入数据:把光标移到要输入的该变量名对应的一列的顶部,即序号为 1 的单元格并单击之,使该单元格为当前操作的单元格,输入该变量的第一个值,按回车键。此时,序号为 1 的单元格接受该数值,并且当前操作单元格下移到序号为 2 的单元格。输入第二个值,按回车键。如此一直到把该变量的数值输完为止。

(2)按观察序号输入数据:先把光标移到第一个变量和第一个观察单位序号的交叉单元并单击之,使之成为当前操作单元格。输入第一个观察单位序号的第一个变量值,按"Tab"键,该单元格接受该数据,同时激活右边一个单元格(即成为当前操作单元格)。接着,输入第一个观察单位序号的第二个变量,按"Tab"键;直到输完第一个观察序号的最后一个变量值。

4. 数据文件的存储 SPSS for Windows 提供两种数据保存方式。

(1)保存为 SPSS for Windows 数据文件中。

(2)保存为其他格式的数据文件。

选主菜单"File"中的"Save"或"Save as",弹出"Save Data As"对话框,选择保存路径,键入文件名,确定数据类型,单击保存。常用的数据文件保存扩展名为"….sav"。

(二)数据的预分析

数据的预分析也称为描述性分析,是指在原始数据录入完成后,要对数据进行必要的分组、排序、分布图、平均数、标准差的描述等,以掌握数据的基本特点和基本情况,保证后续工作的有效性,也为确定采用何种统计检验方法提供依据。以例 11-1 为例,欲了解某地 65 岁以上老年人体重变量的平均值、标准差、方差、标准误、最大值、最小值、极差、中位数、众数、四分位数间距,并绘制直方图。其操作如下。

(1)从菜单中选择:通过"Analyze—Descriptive Statistics—Frequencies",弹出频数分布分析"Frequencies"对话框。在左侧的源变量框中,选体重变量,单击向右箭头,使其进入"Variable(s):"下面的矩形框中(图11-11)。

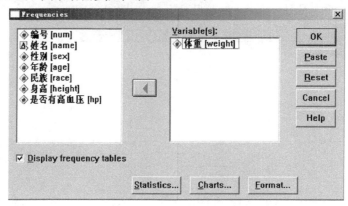

图 11-11　频数分布对话框

(2)单击"Statistics..."按钮,弹出"Frequencies Statistics"对话框,激活要分析的统计量(图11-12)。

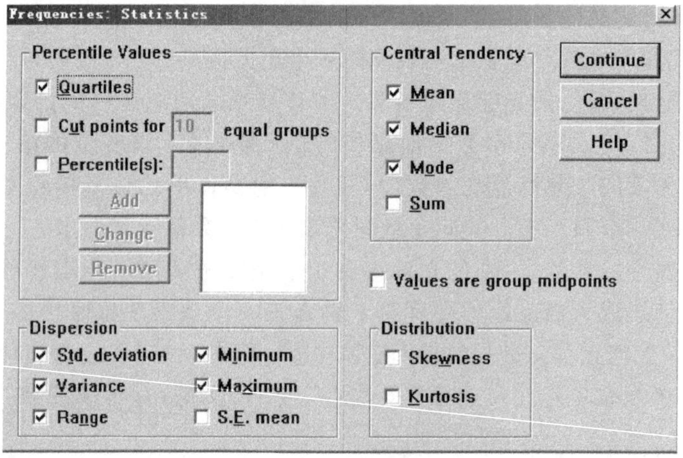

图 11-12　统计指标选择对话框

"Central Tendency"复选框用于定义集中趋势的一组指标:"Mean"(均数)、"Median"(中位数)、"Mode"(众数)、"Sum"(和);"Dispersion"复选框用于定义离散趋势的一组指标:"Std. deviation"(标准差)、"Variance"(方差)、"Range"(极差)、"Minimum"(最小值)、"Maximum"(最大值)、"S. E. mean"(标准误)。

(3)单击"Continue"按钮,返回到主对话框;单击"Charts"按钮,弹出"Charts"对话框,激活"Histograms"和"With normal curve"按钮;单击"Continue"按钮,返回到主对话框。单击"OK"按钮。分析结果见图11-13和图11-14。

N	Valid	40
	Missing	0
Mean		61.0930
Std. Error of Mean		1.59358
Median		56.2200
Mode		50.12(a)
Std. Deviation		10.07868
Variance		101.580
Range		37.18
Minimum		48.45
Maximum		85.63

a. Multiple modes exist. The smallest value is shown.

图 11 - 13 统计指标统计结果

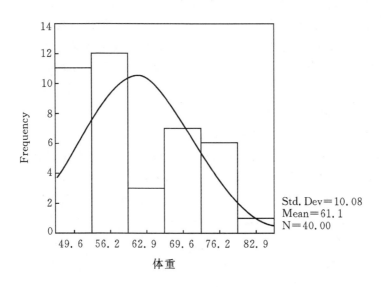

图 11 - 14 频数分布直方图

(三)统计分析

按研究的要求和数据的情况确定统计分析方法,然后对数据进行统计分析。详见 t 检验、χ^2 检验等内容。

(四)统计结果可视化

在统计过程进行完后,SPSS 会自动生成一系列数据表,其中包含了统计处理产生的整套数据。为了能更形象地呈现数据,需要利用 SPSS 提供的图形生成工具将所得数据可视化。如前所述,SPSS 提供了许多图形来进行数据的可视化处理,使用时可根据数据的特点和研究的需求来进行选择。详见 t 检验、χ^2 检验。

(五)保存和导出分析结果

数据结果生成完之后,则可将它以 SPSS 自带的数据格式进行存贮,同时也可利用 SPSS 的输出功能以常见的数据格式进行输出,以供其他系统使用。

第三节 t 检 验

t 检验过程是对样本进行 t 检验的过程按不同的比较方式分为三种类型。

(1)"One - Sample T test":用于样本均数与总体均数之间的差异显著性检验。

(2)"Independent - Samples T test":独立样本 t 检验用于检验是否两个相关的样本来自具有相同均值的总体。

(3)"Paried - Samples T test":用于检验两个相关的样本是否来自具有相同均值总体。

一、单样本 t 检验

【例 11 - 2】 大规模调查已知 65 岁以上老年人的体重为 56.76 kg,试比较 2015 年某地 65 岁以上老年人的体重是否与一般 65 岁以上老年人的体重相同。

本例符合单个变量(体重)的均值是否与给定的常数(56.76 kg)之间存在差异的"One - Sample T test"构架。但是 t 检验要求样本符合正态分布,因此我们先对资料进行正态性检验。

(一)正态性检验

(1)单击菜单"Analyze",展开下拉菜单。

(2)在下拉菜单中,寻找"Nonparametric Tests",弹出小菜单上寻找"1 - Sample K - S",单击,弹出单样本正态性检验"One - Sample Kolmogorov - Smirnov Test"对话框,将源变量"体重"调入右边的"Test Variable List:"下的矩形框内,见图 11 - 15。

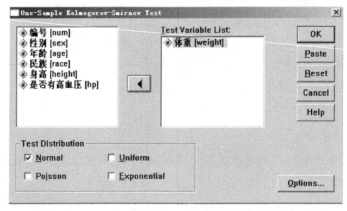

图 11 - 15 单样本正态性检验对话框

(3)在图 11 - 15 下部的"Test Distribution"中,激活"Normal"(选择正态性检验);单

击"OK"钮,则得输出结果,见表 11－5。

表 11－5 "One－Sample Kolmogorov－Smirnov Test"

		体重
N		40
Normal Parameters[a,b]	Mean	61.0930
	Std. Deviation	10.07868
Most Extreme	Absolute	0.207
Differences	Positive	0.207
	Negative	−0.105
Kolmogorov－Smirnov Z		1.310
Asymp. Sig. (2－tailed)		0.065

a. Test distribution is Normal.　　b. Calculated from data.

(4)从表 11－5 可见,经"Kolmogorov－Smirnov"正态性检验,变量"体重"的 $P=$ 0.065＞0.05,可认为近似正态分布。

(二)单样本 t 检验

(1)单击菜单"Analyze",展开下拉菜单寻找"Compare Means",弹出小菜单,在小菜单上寻找"One－Sample T test",单击,弹出单样本 t 检验对话框,将左侧备选变量中的"体重"调入"Test Variable(s):"中,在"Test Value:"中输入 56.76,见图 11－16。

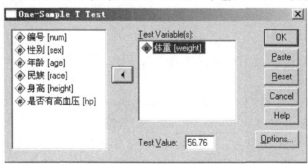

图 11－16　单样本 t 检验对话框

(2)点击"OK"按钮,得到如下结果。

表 11－6 "One－Sample Statistics"

	N	Mean	Std. Deviation	Std. Error Mean
体重	40	61.0930	10.07868	1.59358

表 11－6 显示,样本平均数为 61.09 kg,大于一般 65 岁以上老年人体重 56.76 kg,虽然如此,但是还要检验其统计意义,因为这一差异很有可能是抽样误差或测量误差造成的。

表 11 - 7 "One - Sample Test"

					95％ Confidence Interval of the Difference	
	t	df	Sig. (2 - tailed)	Mean Difference	Lower	Upper
体重	2.719	39	0.010	4.33300	1.1097	7.5563

Test Value＝56.76

表 11 - 7 显示，$t=2.719$，$df=39$，双尾检验 $P=0.010<0.05$，故可认为某地 65 岁以上老年人与一般 65 岁以上老年人的体重差异是有统计意义的。两均数之差为 61.0930－56.76＝4.33300，其 95％可信区间为 1.1097～7.5563。

二、两独立样本 t 检验

进行独立样本 t 检验要求被比较的两个样本彼此独立，即没有配对关系。要求样本均来自正态总体，而且方差基本相同，即方差齐性。执行"Independent - Sample T Test"（独立样本 t 检验）过程。

在例 11 - 1 中，欲知道患有高血压的 65 岁以上男性老年人与未患有高血压的 65 岁以上男性老年人体重有无差别。从题干可知，患高血压与未患高血压老年人体重是否有差别的问题符合两独立样本的检验构架。如果条件满足，我们将采用两独立样本 t 检验来解决此问题。

(一)样本选择

由于本例中我们的研究对象是男性老年人，因此要通过"Select Cases"过程将男性样本选择出来，操作如下。

(1) 单击下拉式菜单"Date"选择"Select Cases"弹出"Select Cases"对话框，在"Select"备选框中单击"If Condition Is Satisfied"（按指定条件选择），在"Unselect Case Are"（未被选择的数据表现为）中选择"Fitered"（滤出），然后单击"If…"按钮，弹出"Select Cases：If"选择对话框，见图 11 - 17。

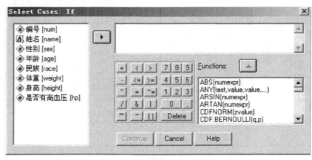

图 11-17　条件变量选择对话框

(2)在"Select Cases：If"对话框中，将左侧备选变量中的"性别"选中，单击按钮

"",则"sex"出现在右侧条件定义框中,输入条件"sex＝1"如图 11－18 所示,单击"Continue"返回到"Select Cases"对话框,单击"OK"按钮,这时变量选择完成。

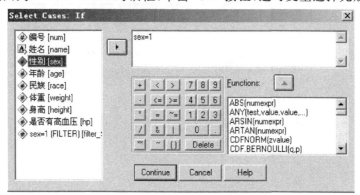

图 11－18　按条件选择对话框

(二)正态性检验

由于两样本"患高血压男性老年人"与"未患高血压男性老年人"均要进行正态性正态性检验,因此先要对变量"体重"进行"Split File"(文件分割)过程,再进行正态性检验。

(1)文件分割:单击菜单"Data",展开下拉式菜单选择并单击"Split File"弹出"Split File"(文件分割)对话框,见图 11－19。因为我们要对是否患有高血压的老年人进行体重差异的比较,即按组比较,所以在"Split File"对话框中选中左侧备选变量中的"是否有高血压",单击"Compare Groups",单击按钮"",其他选项默认。如图 11－19 所示,单击"OK"按钮,即完成文件分割过程。

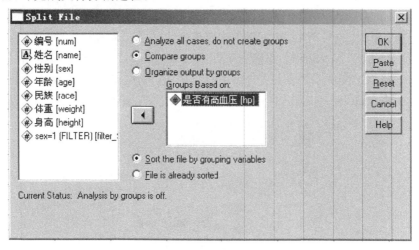

图 11－19　文件分割对话框

(2)正态性检验:对"体重"进行正态性检验,操作见单样本正态性检验。结果见表 11－8,经"Kolmogorov－Smirnov"正态性检验,变量"1"(有高血压)、"体重"的双侧 $P＝0.892$,变量"2"(无高血压)、"体重"的双侧 $P＝0.971$,可认为均近似正态分布。

表 11 - 8 "One - Sample Kolmogorov - Smirnov Test"

是否有高血压			体重
1	N		12
	Normal Parameters[a,b]	Mean	70.9558
		Std. Deviation	7.65822
	Most Extreme Differences	Absolute	0.167
		Positive	0.167
		Negative	-0.140
	Kolmogorov - Smirnov Z		0.578
	Asymp. Sig. (2 - tailed)		0.892
2	N		8
	Normal Parameters[a,b]	Mean	62.3450
		Std. Deviation	9.88192
	Most Extreme Differences	Absolute	0.172
		Positive	0.172
		Negative	-0.171
	Kolrnogrov - Smirnov Z		0.488
	Asymp. Sig. (2 - tailed)		0.971

a. Test distribution is Normal.   b. Calculated from data.

(三)两独立样本 t 检验

(1) 取消文件分割：单击"Data"选择"Split File"，在"Split File"对话框中单击"Analyze all case,do not create groups"，单击"OK"则取消文件分割完成。

(2) "Independent - Samples T Test"：单击菜单"Analyze"，展开下拉菜单寻找"Compare Means"，弹出小菜单，在小菜单上寻找"Independent - Samples T Test"，单击，弹出两独立样本 t 检验对话框，将左侧备选变量中的"体重"调入"Test Variable(s);"中，将"是否有高血压"调入分组变量"Grouping Variable："中，单击分组定义"Define Groups..."，在"Group1："中输入 1(1＝"男性")、在"Group2："中输入 2(2＝"女性")。图 11 - 20,单击"Continue"，单击"OK"。得到的统计结果见表 11 - 9 和表 11 - 10。

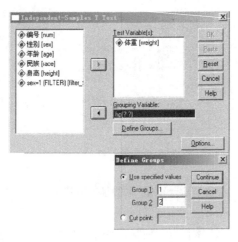

图 11 - 20 两独立样本 t 检验对话框

表 11-9 "Group Statistics"

是否有高血压		N	Mean	Std. Deviation	Std. Error Mean
体重	1	12	70.9558	7.65822	2.21074
	2	8	62.3450	9.88192	3.49379

有高血压 65 岁以上男性老年人的平均体重约为 70.96 kg,无高血压 65 岁以上男性老年人的平均体重约为 62.35 kg,显然两者的平均体重不相等。虽然如此,但是还要检验其统计意义,因为这一差异很有可能是抽样误差或测量误差造成的。

表 11-10 "Independent Samples Test"

		Levene's Test for quality of Variance		t-test for Equality of Means						
		F	Sig.	t	df	Sig. (2-tailed)	Mean Difference	Sid. Error Difference	95% Confidence Interval of the Difference	
									Lower	Upper
体重	Equal variances assumed	0.730	0.404	2.196	18	0.041	8.61083	3.92154	0.37199	16.84968
	Equal variances not assumed			2.083	12.457	0.059	8.61083	4.13448	−0.36092	17.58258

通过独立样本 t 检验,可得出以下结论。

1)方差齐性检验(Levene's test for equality of variances),$F=0.730$,$P=0.404>0.05$,可认为患有高血压的 65 岁以上老年人与未患高血压的 65 岁以上老年人体重方差相等。

2)因为两独立样本 t 检验要求所检验的两独立样本方差必须相等,所以我们取方差齐性(equal variances assumed)的一行对应的 t 值作为检验统计量,得出 $t=2.196$,自由度为 18 的双尾检验 $P=0.041<0.05$,可认为患有高血压的 65 岁以上老年人与未患高血压的 65 岁以上老年人体重差异有统计学意义。

三、配对设计 t 检验

进行配对样本的 t 检验要求被比较的两个样本有配对关系。要求两个样本均来自正态总体,而且均值是对于检验有意义的描述统计量。配对样本 t 检验过程是进行配对样本均数的比较,执行该过程 SPSS 将显示每个变量的均数、标准差、标准误和样本含量、每对变量的相关系数、每对变量差值得均数、标准差、标准误和可信区间;检验每对变量差值的均数是否来自总体均数为 0 的 t 检验结果。

在例 11-1 中我们想知道 65 岁以上老年人体重有无性别差异,通过频数分布发现 65 岁以上老年人中男性有 20 人,女性有 20 人。按照配对设计 t 检验的设计原理,此问题适合用配对设计 t 检验。

(一)建立数据文件

通过“Select Cases”过程(操作见两独立样本 t 检验)将男性和女性体重选择出来建立数据文件,见图 11 - 21。

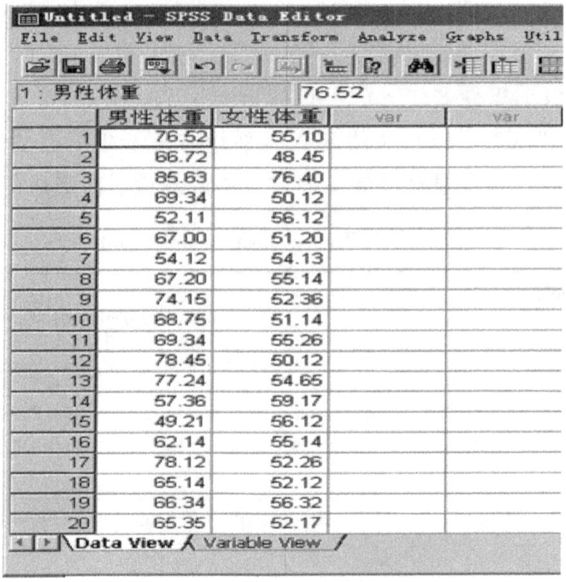

	男性体重	女性体重	var	var
1	76.52	55.10		
2	66.72	48.45		
3	85.63	76.40		
4	69.34	50.12		
5	52.11	56.12		
6	67.00	51.20		
7	54.12	54.13		
8	67.20	55.14		
9	74.15	52.36		
10	68.75	51.14		
11	69.34	55.26		
12	78.45	50.12		
13	77.24	54.65		
14	57.36	59.17		
15	49.21	56.12		
16	62.14	55.14		
17	78.12	52.26		
18	65.14	52.12		
19	66.34	56.32		
20	65.35	52.17		

图 11 - 21　配对设计数据文件

(二)统计分析

1. 正态性检验　检验操作过程见单样本 t 检验与两独立样本 t 检验。结果见表 11 - 11,经“Kolmogorov - Smirnov”正态性检验,变量“男性体重”的 $P=0.755>0.05$,变量“女性体重”的 $P=0.073>0.05$,可认为均近似正态分布。

表 11 - 11　“One - Sample Kolmogorov - Smirnov Test”

		男性体重	女性体重
N		20	20
Normal Parameters[a,b]	Mean	67.51	54.6745
	Std. Deviation	9.416	5.75431
Most Extreme Differences	Absolute	0.151	0.287
	Positive	0.123	0.287
	Negative	−0.151	−0.164
Kolmogorov - Smirnov Z		0.673	1.286
Asymp. Sig. (2 - tailed)		0.755	0.073

a. Test distribution is Normal.　　b. Calculated from data.

2. “Paired - Sample T Test”　单击菜单“Analyze”,展开下拉菜单寻找“Compare Means”,弹出小菜单,在小菜单上寻找“Paired - Samples T Test”,单击,弹出两独立样本 t 检验对话框;单击“男性体重”,“男性体重”出现在“Current Selections”当前选择栏中的

"Variable 1："后面，单击"女性体重"，"女性体重"出现在当前选择栏中的"Variable 2："后面；点击两个变量栏之间的向右箭头按钮，使"Current Selections"的变量进入右边的"Paired Variable（s）："配对变量栏。图 11 - 22，单击"OK"。生成结果见表 11 - 12、表 11 - 13 和表 11 - 14。

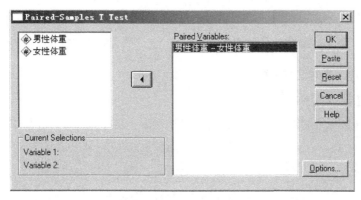

图 11 - 22　配对设计 t 检验变量定义对话框

表 11 - 12　"Paired Samples Statistics"

		Mean	N	Std. Deviation	Std. Error Mean
Pair 1	男性体重	67.5115	20	9.416	2.106
	女性体重	54.6745	20	5.75431	1.28670

表 11 - 13　"Paired Samples Correlations"

		N	Correlation	Sig.
Pair 1	男性体重 & 女性体重	20	0.267	0.255

表 11 - 14　"Paired Samples Test"

	Paired Differences					t	df	Sig. (2 - tailed)
	Mean	Std. Deviation	Std. Error Mean	95% Confidence Interval of the Difference				
				Lower	Upper			
Pair 1 男性体重 & 女性体重	2.83700	9.63583	2.15464	8.32729	7.34671	5.958	19	0.000

表 11 - 12、表 11 - 13 和表 11 - 14 显示如下。

（1）65 岁以上老年人男性体重均值为 67.5115 kg，女性体重均值为 54.6745 kg，显然两者的平均体重不相等。虽然如此，但是还要检验其统计意义，因为这一差异很有可能是抽样误差或测量误差造成的。

（2）相关系数 $r = 0.215$，$P = 0.363 > 0.05$，认为两配对变量无相关关系。

(3)$t=5.958$,自由度 $df=19$,双尾检验概率 $P=0.000<0.05$,故可认为 65 岁以上老年人体重的性别差异由统计学意义。

第四节 χ^2 检 验

一、四格表资料的 χ^2 检验

【例 11 - 3】 请用 SPSS 软件完成例 6 - 10 任务。

(一)建立数据文件

取三个变量——组别、疗效、人数,见图 11 - 23。

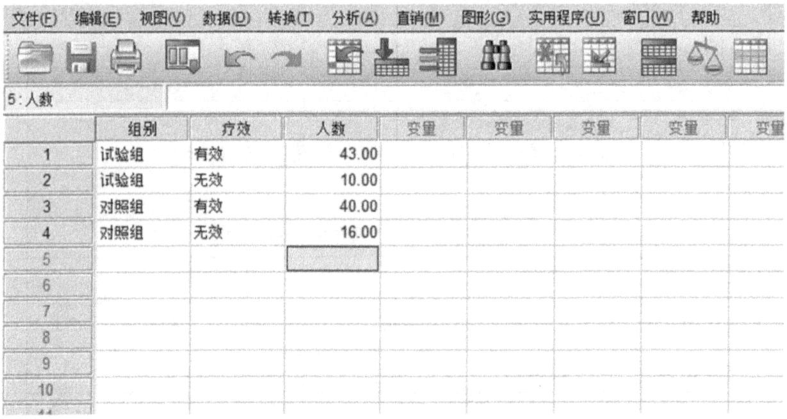

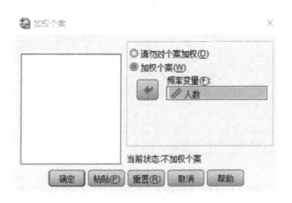

图 11 - 23 两药治疗贫血结果的数据文件

(二)统计分析

1. 变量加权 单击"数据"展开下拉菜单,执行"加权个案"过程,将变量"人数"调入"频率变量",如图 11 - 24 所示,完成后单击"确定"完成变量加权。

图 11 - 24 变量加权对话框

2. 检验 执行"分析—描述统计—交叉表"过程,弹出"交叉表"对话框。将变量"组别"调入"行(s):"栏,将变量"疗效"调入"列(s):"栏,见图 11 - 25。

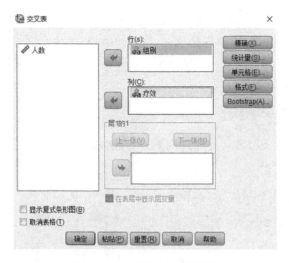

图 11-25 "交叉表"对话框

继续执行图 11-25 中的"统计量"弹出统计量对话框,勾选"卡方(H)"后,单击"继续"返回到图 11-25 界面。继续单击"单元格"弹出"交叉表:单元显示"对话框,勾选"观察值"及"期望值"后,单击"继续"返回到图 11-25 界面,单击"确定"得到分析结果见表 11-15 和表 11-16。

表 11-15 组别 * 疗效交叉制表

			疗效		合计
			无效	有效	
组别	对照组	计数	16	40	56
		期望的计数	13.4	42.6	56.0
	试验组	计数	10	43	53
		期望的计数	12.6	40.4	53.0
合计		计数	26	83	109
		期望的计数	26.0	83.0	109.0

从表 11-15 可以看出,如果对照组与实验组疗效没有差异,那么对照组理论上有效人数为 42.6,无效人数为 13.4;实验组理论上有效人数为 40.4,无效人数为 12.6。

表 11-16 卡方检验

	值	df	渐进 Sig.（双侧）	精确 Sig.（双侧）	精确 Sig.（单侧）
Pearson 卡方	1.412[a]	1	0.235		
连续校正[b]	0.928	1	0.335		
似然比	1.423	1	0.233		
Fisher 的精确检验				0.267	0.168
有效案例中的 N	109				

a. 0 单元格(0.0%)的期望计数小于 5。最小期望计数为 12.64。

b. 仅对 2×2 表计算。

从表 11 - 16 的备注 a 可以看出没有理论频数小于 5,备注 b 可以看出此为四格表分析。基于表 11 - 16 的备注,以及四格表 χ^2 检验的条件,统计分析的结果选择"Pearson 卡方"一行数据,$\chi^2 = 1.412$,$v = 1$,双侧概率 $P = 0.235 > 0.05$,差异无统计学意义,尚不能认为两种方法治疗贫血有差异。

二、配对资料 χ^2 检验

【例 11 - 4】 请用 SPSS 软件完成例 6 - 13 任务。

(一)建立数据文件

取三个变量——甲种培养基、乙种培养基、例数,见图 11 - 26。

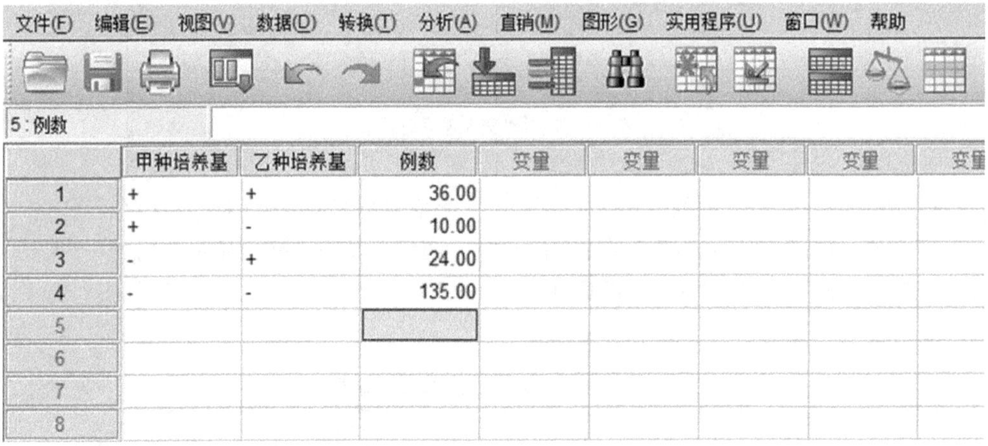

图 11 - 26 甲、乙两种培养基比较的数据文件

(二)统计分析

执行"分析—描述统计—交叉表"过程,弹出"交叉表"对话框。将变量"甲种培养基"调入"行(s):"栏,将变量"乙种培养基"调入"列(s):"栏。

选择"交叉表"对话框中的"统计量"选项,在"交叉表:统计量"对话框中,激活"McNemar(M)",点击"继续"按钮,回到"交叉表"界面,见图 11 - 27。

单击"交叉表"对话框中的"确定"按钮,得到分析结果见表 11 - 17 和表 11 - 18。

表 11 - 17 甲种培养基 * 乙种培养基交叉制表

			乙种培养基		合计
			—	+	
甲种培养基	—	计数	135	24	159
		期望的计数	112.5	46.5	159.0
	+	计数	10	36	46
		期望的计数	32.5	13.5	46.0
合计		计数	145	60	205
		期望的计数	145.0	60.0	205.0

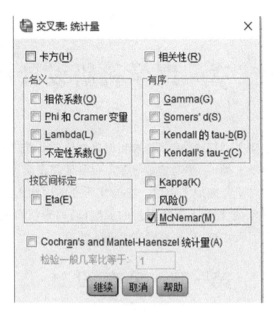

图 11-27 "交叉表:统计量"命令对话框

表 11-17 给出了甲种培养基(行变量)与乙种培养基(列变量)的交叉数据分析表。

表 11-18 配对四格表卡方检验结果

	值	精确 Sig.（双侧）
McNemar 检验		0.024[a]
有效案例中的 N	205	

a. 使用的二项式分布。

表 11-18 显示配对四格表卡方检验结果,使用的二项式分布计算精确概率。本例 $n=205, P=0.024$,故按 $\alpha=0.05$ 的水准,拒绝 H_0,接受 H_1,差别有统计学意义,可以认为两法培养阳性率不一样,乙法培养阳性率高于甲法。

(贾喜平 黎逢保)

第十二章 医学科研设计概述

医学科学研究是推动医学理论、医学技术和促进医学知识进步的重要因素。医学科学研究可以大致分为两个大类，一类是实验研究，一类是调查研究。实验研究与调查研究的主要区别在于是否对研究施加了干预。实验性研究的因素人为设置，研究者可以主动设置处理因素，在其他因素控制下观察因素的效应，而调查性研究的因素客观存在，研究者不能主动设置研究因素，"被动"观察研究因素的效应。

第一节 调查设计

一、调查研究概述

(一)调查研究的概念

调查研究也称观察性研究，是指在没有任何干预措施的条件下，客观的观察和记录研究对象的现状及其相关特征。它是对客观存在的事物或现象进行被动观察，包括询问一些有关的情况和测量一些有关指标的数值，以便弄清引起某种结果的原因和已产生的影响或关于未来情况的预测，这就是为了某种目的而进行的调查研究。

(二)调查研究的特点及职能

1. 调查研究有两个特点 ①研究的对象及其相关因素（包括研究因素和非研究因素）是客观存在的；②不能用随机化分组来平衡混杂因素对调查结果的影响。

2. 调查研究的作用 其作用有以下几个方面。

(1)描述：描述疾病分布特点，如描述高血压患者在全国的年龄、性别、民族、职业、地区等的比较（三间分布规律和趋势，即时间、空间、人群）。

(2)分析：分析原因，如城市高血压发病率为什么高于农村。

(3)检验假设：如食盐摄入量多与少的人群，高血压发病率差别有无统计学意义。

(4)评价：如对社区进行高血压知识的健康教育的效果评价。

(5)预测：根据现有资料，预测今后的变化，如预测城市高血压发病发展趋势。

(三)调查研究的构成要素

调查对象与调查指标是调查研究设计的两个要素。

1. 调查对象和观察单位 例如，若调查目的是了解某市12岁儿童生长发育情况，则总体即是该市全部12岁儿童，那么，调查对象为该市12岁儿童，观察单位是人。

2. 调查指标 代表性就是精选最能代表本质的指标;客观性是指在确定调查指标时要尽量选用客观性强、灵敏度高和精确性好的定量指标,少用定性指标。

调查设计的要素,实际上与实验设计是一致的,包括:①因素,多因素(多个自变量);②对象,三间群体(按时间、空间、特征划分);③效应,阳性频率(通常多个因变量)。

二、问卷设计技巧

常用的调查方法是问卷调查法,根据调查的具体形式可以分为自填问卷调查和他填问卷调查(由调查员填写)。前者包括个别发送法、集中填答法和电子邮件调查法等;后者包括当面访问法和电话询问法等。

调查问卷又称为调查表或询问表。它是社会调查的一种重要工具,用以记载和反映调查内容和调查项目的表式,是社会调查的一种数据收集手段。

(一)调查问卷的构成

一份正式的调查问卷一般包括以下几个组成部分。

1. 标题 概括地说明调查的主题。标题应简明扼要,易于引起回答者的兴趣。例如"大学生艾滋病相关知识调查表""中学生卫生习惯调查表"等。不要简单采用"问卷调查"这样的标题,它容易引起回答者不必要的怀疑而拒绝回答。

2. 前言或导语 一般在调查问卷的首段,简介调查问卷的主题、目的、意义,以及向被调查者表示感谢。

3. 调查项目 调查项目是调查问卷的核心部分。它是一些通过调查者提问且能使被调查对象理解和回答的问题组成。调查项目主要包括三个部分。

(1)背景资料:背景资料指被访者的一些社会人口学特征,如性别、年龄、民族、家庭人口、婚姻状况、文化程度、职业等。这些项目一般用于对调查资料进行分组,从而探讨这些因素对调查的主要结果的影响。在实际调查中,列入哪些项目应根据调查目的、调查要求而定,并非多多益善。

(2)研究项目变量:研究项目变量,即与研究目的有关的调查项目。调查项目选项部分可以一个符号(字母、数字等)代表一个答案选项,便于用计算机进行统计分析。

(3)核查项目:调查对象的姓名、现住址、电话、工作单位等,调查员的姓名、调查时间等,主要用于检查资料及进一步追踪。

4. 填表说明 对于调查问卷需要加以解释和定义的地方,应明确说明,以使调查问卷规范,所得结果便于分析处理。

(二)调查问卷的功能

(1)调查问卷能准确反映调查目的或具体问题,重点突出,能使被调查者乐意合作,协助达到调查目的。

(2)能准确记录和反映被调查者回答的事实,提供正确的情报。

(3)统一的问卷还便于资料的统计和整理。

调查问卷的设计是调查研究的重要一环。要得到对研究有益的信息,就需要提出确切的问题,然后通过提问来确定所研究内容的价值。

(三)问卷设计的原则

(1)问卷上所列问题应该都是必要的,可要可不要的问题不要列入。

(2)所设问题是被调查者所了解的。所设问题不应是被调查者不了解或难以答复的问题。使人感到困惑的问题会让你得到的是"我不知道"的答案。在"是"或"否"的答案后应有一个"为什么?"。

(3)在询问问题时不要转弯抹角。问题的设定应当直截,尽量避免转弯抹角,产生不必要的歧义。

(4)注意询问语句的措辞和语气。在语句的措辞和语气方面,一般应注意以下几点。

1)问题要提得清楚、明确、具体。

2)要明确问题的界限与范围,问句的字义(词义)要清楚,否则容易误解,影响调查结果。

3)避免用引导性问题或带有暗示性的问题。诱导人们按某种方式回答问题使你得到的是你自己提供的答案。

4)避免提问使人尴尬的问题。

5)对调查目的要有真实的说明,不要说假话。

6)需要理解他们所说的一切。利用问卷做面对面访问时,要注意给回答问题的人足够的时间,让人们讲完他们要讲的话。为了保证答案的准确性,将答案向调查对象重念一遍。

7)不要对任何答案做出负面反应。如果答案使你不高兴,不要显露出来。

(四)调查问卷提问的方式

调查问卷提问的方式可以分为以下两种形式。

1. 开放性问题　开放性问题对所提出的问题没有列出可能的答案,由被访者自由作答。例如,"您为什么没去看病?""您的月收入是多少?"等。

开放性问题的优点是被访者可以充分地按照自己的想法和方式回答问题和发表意见,所得到的资料往往比较丰富、信息量较大。但缺点是难于进行资料的整理和分析,还可能因被访者表达能力的差异形成调查偏倚。同时,由于时间关系或缺乏心理准备,被访者往往放弃回答或答非所问,使调查表的有效率降低。开放性问题特别适合于询问那些答案很多、很复杂的问题,或者尚未弄清各种可能答案的问题,或探索性调查等。

2. 封闭性问题　封闭性问题事先设计了各种可能的答案,被访者只要从中选定一个或几个现成答案即可,见表 12-1 的性别、科室等。

封闭性问题回答方便,利于提高调查问卷的回收率和有效率,易于进行各种统计处理和分析。缺点是被访者只能在规定的范围内回答,可能无法反映其真实想法;回答者的猜答或随意选答、对问题的误解、调查员代答等不易察觉;设计比较困难,一旦设计有缺陷,被访者就可能无法正确回答问题,从而影响调查质量。

在实际调查中,两种类型的问题往往结合使用,如封闭性问题中,在列出答案的最后,加一个开放性选项"其他(详述)_____",让回答者有表明自己意见的可能。甚至同一个问题中,也可将两者结合起来使用。例如:

您最近两周生过病吗? ①否 ②是

若是,生的什么病? _____

(五)调查问卷的设计要求

在设计调查问卷时,设计者应该注意遵循以下基本要求。

(1)问卷不宜过长,问题不能过多,一般控制在 20 分钟左右回答完毕。

(2)能够得到被调查者的密切合作,充分考虑被调查者的身份背景,不要提出对方不感兴趣的问题。

(3)要有利于使被调查者作出真实的选择,因此答案切忌模棱两可,使对方难以选择。

(4)不能使用专业术语,也不能将两个问题合并为一个,以至于得不到明确的答案。

(5)问题的排列顺序要合理,一般先提出概括性的问题,逐步启发被调查者,做到循序渐进。

(6)将比较难回答的问题和涉及被调查者个人隐私的问题放在最后。

(7)提问不能有任何暗示,措辞要恰当。

(8)为了有利于数据统计和处理,调查问卷最好能直接被计算机读入,以节省时间,提高统计的准确性。

(六)问卷调查设计应注意的问题

(1)问卷必须紧密与调查主题相关。违背了这样一点,再漂亮或精美的问卷都是无益的。所谓问卷体现调查主题,其实质是在问卷设计之初要找出与"调查主题相关的要素"。

(2)问题的设置是否具有普遍意义。这是问卷设计的一个基本要求,但我们仍然能够在问卷中发现这类带有一定常识性的错误。这一错误不仅不利于调查结果的整理分析,而且会使调查委托方轻视调查者的水平。

(3)问卷的设计要有整体感。这种整体感即是问题与问题之间要具有逻辑性,独立的问题本身也不能出现逻辑上的谬误,从而使问卷成为一个相对完善的小系统。

(4)所问问题要清晰明确、便于回答。

(5)问题要设置在中性位置。不参与提示或主观臆断,完全将被访问者的独立性与客观性摆在问卷操作的限制条件的位置上。

(6)便于整理、分析。成功的问卷设计除了考虑到紧密结合调查主题与方便信息收集外,还要考虑到调查结果的容易得出和调查结果的说服力。这就需要考虑到问卷在调查后的整理与分析工作。

【例 12-1】 某地区医务工作者对医疗保险态度的调查,调查表的部分条目见表12-1。

表 12 - 1　某地区医务工作者对医疗保险态度的调查表(匿名调查)

宣传与致谢	医疗保险是一种个人储蓄积累和社会统筹相结合的保险。保险金分别由国家、单位和个人筹资组成,其中一部分作为个人账户基金由个人管理,另一部分作为社会统筹基金由医疗保险机构统一管理,充分发挥患病时个人自我救济和社会共同救济的作用。本问卷以不记名的形式进行有关医疗保险态度调查,每个问题有多个答案供选择。请您仔细阅读问题后,根据自己的真实情况,选择一个答案。 　　我们期待您真诚的合作,谢谢!
一般性项目	一、一般情况 年龄(岁)　　　　　　　　　　　　　　　　　　　　　　　　□□ 性别　1男　2女　　　　　　　　　　　　　　　　　　　　　□ 科室　1内　2外　3妇　4儿　5行政　6其他　　　　　　　□ 文化程度　1小学　2初中　3高中或中专　4大专及以上　5其他　　□ 职称　1初级　2中级　3高级　4其他　　　　　　　　　　□ 职务　1护士　2医生　3中层干部　4院级干部　　　　　　□ 工作年限(年)　1=1~　2=5~　3=10~　4=15~　5=20~　6=25~　7=30~　□ 平均月收入(元)　(1)<1500　(2)1500~　(3)3000~　(4)4500~　(5)6000~　□
研究项目	二、请表明您对下列医疗保险问题的态度 　　1. 您认为目前的医疗保险政策的合理性 　　　1很合理　2较合理　3不确定　4较不合理　5很不合理　□ 　　2. 您认为目前的医疗保险政策在体现国家福利、减轻职工后顾之忧方面的作用 　　　1很大　2较大　3不确定　4较小　5很小　　　　　　□ 　　3. 您是否同意参与医疗保险有利于减轻单位负担 　　　1很同意　2较同意　3不确定　4较不同意　5不同意　□ 　　4. 您认为实施医疗保险后,获益最大的是 　　　1国家　2单位　3个人　4医院　5均无　　　　　　　□ 　　5. 您是否愿意参加医疗保险 　　　1很愿意　2较愿意　3不确定　4较不愿意　5不愿意　□
署名	填写日期:　_____ 　　　　　　　　　　核查者签名:　_____ 　　　　　　　　　　核查日期:　_____

(七)调查问卷的评价

效度与信度是评价调查问卷问题质量的主要评价标准。

所谓效度就是提的问题是否真实反映出所要了解现象的特征、水平等;所谓信度,则是所提的问题是否能够获得真实,可靠、稳定的答案。例如,在"农村居民的法制观念"调查问题中(下同),提出"您读过几种法律条文"这一问题来了解农村居民对法律知识的了解程度,但很可能因为读法律条文并不是农村居民学习法律知识的主要方式,这就是效度不高。再如,"去年一年村民小组共开会学习法律几小时"来了解农村居民学习法律知识的情况,很可能因为调查对象记不清准确的时间而无法获得真实情况,这就是信度不高。

三、常用的抽样方法

抽样调查是一种非全面调查。它是从全部调查研究对象中,抽选一部分单位进行调查,并据以对全部调查研究对象做出估计和推断的一种调查方法。显然,抽样调查虽然是非全面调查,但它的目的在于取得反映总体情况的信息资料,因而,也可起到全面调查的作用。

根据抽选样本的方法,抽样调查可以分为概率抽样和非概率抽样两类。概率抽样是按照概率论和数理统计的原理从调查研究的总体中,根据随机原则来抽选样本,并从数量上对总体的某些特征作出估计推断,对推断中可能出现的误差可以从概率意义上加以控制。在我国,习惯上将概率抽样称为抽样调查。下面介绍一些调查研究中常用的抽样方法。

1. 简单随机抽样 简单随机抽样也称为单纯随机抽样,是指从总体 N 个单位中任意抽取 n 个单位作为样本,使每个可能的样本被抽中的概率相等的一种抽样方式。

简单随机抽样一般可采用掷硬币、掷骰子、抽签、查随机数字表等办法抽取样本。在统计调查中,由于总体单位较多,前三种方法较少采用,主要运用后一种方法。

按照样本抽选时每个单位是否允许被重复抽中,简单随机抽样可分为重复抽样和不重复抽样两种。在抽样调查中,特别是社会经济的抽样调查中,简单随机抽样一般是指不重复抽样。

简单随机抽样是其他抽样方法的基础,因为它在理论上最容易处理,而且当总体单位数 N 不太大时,实施起来并不困难。但在实际中,若 N 相当大时,简单随机抽样就不是很容易办到的。首先它要求有一个包含全部 N 个单位的抽样框;其次用这种抽样得到的样本单位较为分散,调查不容易实施。因此,在实际中直接采用简单随机抽样的并不多。

2. 系统抽样 系统抽样又称机械抽样,是按照某种顺序给总体中的个体编号,然后随机地抽取一个号码作为第一调查个体,其他的调查个体则按照某种确定的规则"系统"地抽取。最简单也是最常用的系统抽样是等距抽样,即先将总体中的全部个体按与研究现象无关的特征排序编号;根据需要的样本含量大小,规定抽样间隔 k,从随机选定的第 i ($<k$)号个体开始,每隔一个 k,抽取一个个体组成样本。抽取的样本编号为:

$$i, i+k, i+2k, i+3k, \cdots, i+(n-1)k$$

其中,n 为样本含量,若总体为 N,则 $k=N/n$。

系统抽样的优点是易于理解,简便易行;容易得到一个在总体中分布均匀的样本。缺点是当总体的观察个体按顺序有周期趋势或增加(减少)趋势时,容易产生偏倚;抽到的样本较分散,不易组织调查。

3. 分层抽样 分层抽样又称为分类抽样或类型抽样,先将总体中全部个体按某种特征分成若干"层",再从每一层内随机抽取一定数量的个体组成样本。如调查某县农村妇女生殖道感染情况,可按乡镇分层(如经济状况好、中、差三层),在各个层中再随机抽样,各层可以独立分析。分层的因素可采取方位（如东、西、南、北、中）、地貌（如山区、坝区、半山区）、行政区划（城市、乡村）、学校年级（高中、初中、小学）等。

分层抽样的方式一般有等比例分配与非等比例分配。其中，等比例分配就是大层多抽，小层少抽，各层中抽取的比例与该层在总体中所占的比例相同，即 $n_i/n = N_i/N$。其中，n_i 为从各层中抽出的样本数，n 为总的样本含量，N_i 为各层具有的个体数，N 为总的个体数。这样抽取的样本是总体的缩影，各层的结构与总体相同。也可以按非等比例分配抽样，如分层后，各层抽取相同的个体组成样本。

如果抽样时除了考虑各层在总体中的比例，还考虑其变异情况，变异大的层多抽，变异小的层少抽，这样抽样可以减小抽样误差，所以又称最优分配分层随机抽样。

分层随机抽样的优点是样本具有较好的代表性，抽样误差较小；各层可根据调查对象的特征采取不同的抽样方法或资料收集方式；统计分析内容更丰富，可以对不同层进行独立分析，还可以比较不同层间的差异。

4. 整群抽样 先将总体分成若干群，从中随机抽取几个群；抽中群内的全部个体组成调查的样本，称为整群抽样。如调查某县农村儿童贫血状况，可将乡镇作为群，随机抽取几个乡镇，对其中的全部儿童进行调查。

"群"可以是村民小组、村、街道办事处、乡镇，甚至区、县等自然区划，也可以是人为划分的一定人群。如果各群内部的单位数相等，抽样误差的估计则较准确，但实际情况很难做到，一般相差不要太大，比如较小的两个自然村可以合并为一个"群"，使得各群的人数相差不太大。

整群抽样的优点是便于组织调查，节省经费，容易控制调查质量。缺点是样本量一定时，抽样误差一般大于单纯随机抽样。

上述各种抽样方式均为随机抽样方式。此外还有非随机抽样方式，即按照调查人员主观设立的某个标准抽选样本的抽样方式，如偶遇抽样、立意抽样、配额抽样等。

四、质量控制方法

调查研究包含了调查设计、抽样方法确定、调查实施、统计分析等较多的环节，所以容易出现质量问题，我们根据调查研究的几个步骤将质量控制分为现场调查阶段的质量控制、资料整理和表达及分析阶段的质量控制。

(一)现场调查的质量控制

应制订出一个周密而又具有可操作性的操作规程，其内容包括以下几个方面：选择和培训调查员；开展预调查，及时修改设计方案中存在的问题；检查每天收集的资料，发现问题及时采取措施解决；控制调查误差，如登记误差、回答偏倚。

(二)资料整理、表达与统计分析的质量控制

调查资料的整理、表达与统计分析阶段的质量控制主要应注意以下几点：保证资料的完整性和正确性；确保数据录入的准确性，可采取双份录入，即两个输机员各自输入，然后进行双份资料核查，或一个输机员输入两次，对比两次输入数据；合理选择统计分析方法，正确处理数据；统计结果分析合理，撰写科研报告或论文。

(三)偏倚的控制

当某一研究结果与其客观真值之间出现了倾向性的偏差，即测定值要么都高于其真

值,要么都低于其真值,这种偏差叫作系统误差,也叫作偏倚或偏性。在调查研究中,常见的偏倚有选择性偏倚、信息偏倚和混杂性偏倚。

1. 选择性偏倚 选择性偏倚,即由于在选择调查对象时(包括病例和对照组、暴露和未暴露组)方法不正确或研究对象不合作造成的。此类偏倚常包括以下五种情形:其一,仅从医院选择病例的伯克森(Berkson)偏倚;其二,仅选用幸存者作为病例的奈曼(Neyman)偏倚;其三,调查对象不认真合作产生的无应答或错应答偏倚;其四,非病因暴露与疾病假联系的检测偏倚;其五,失访人群与非失访人群结局发生频率不同所产生的失访偏倚。

控制选择性偏倚的方法:在以医院为基础的病例对照研究中,选择多种疾病的、入院率不同的患者作为对照,可减轻 Berkson 偏倚;若再从一般人群中选择一个随机样本为对照组,不仅可以减少选择性偏倚,还可与从医院所选的对照组比较,鉴别出该研究是否存在选择性偏倚;在选择病例时,应尽量利用新发病例以减少 Neyman 偏倚;注意调查表中某些敏感性问题的提问方式,提高调查人员的调查质量,打消调查对象的思想顾虑,降低无应答率或错答率。必要时,对无应答的原因要做分析,设法补查或分析无应答的影响;若采取病例对照研究或队列研究设计类型,务必要严格遵守随机、对照、重复和均衡原则,尽量减少检测偏倚;定群研究应选择稳定人群,定期随访,及时了解调查对象的去向,以降低失访率;信访时,更要周密考虑,以提高回复率。

2. 信息偏倚 信息偏倚,即所提供的信息是不真实的。例如,在职业病的调查研究中,用工种来代表暴露的水平,这种代替可能不能代表真实的暴露情况而提供错误的信息。

控制信息偏倚的方法:主要是提高调查技巧和质量控制。最好采取盲法,即在调查过程中,不参与调查者任何人为因素对调查对象的影响;采取一些科学的方法获取敏感问题的真实答案;弄清事物之间的因果关系,不要混淆是非。

3. 混杂偏倚 混杂偏倚,即由混杂因素导致的错误信息。例如,在研究吸烟与肺癌的联系中,性别和年龄都是混杂因素,因为性别和年龄与吸烟均有联系,它们在吸烟者与不吸烟者中的分布不相同。若在调查设计和统计分析阶段不采取有效措施,则性别和年龄会歪曲吸烟对肺癌的作用。

控制混杂偏倚的方法:在调查设计阶段,可通过选择对象的限制法(即制定纳入标准和剔除标准)和匹配法(确定合适的配对条件,采用配对设计)来控制混杂因素的影响;在统计分析阶段,可利用标准化率、分层分析、协方差分析和多重线性回归分析或多重 logistic 回归分析等方法,减少混杂因素对结果的影响。

第二节 实 验 设 计

一、实验设计的三要素

实验设计是指研究者根据研究目的和条件,结合统计学要求,合理安排各种实验因素,严格控制实验误差,最大限度地获得丰富而可靠的数据。实验性研究包括动物实验和临床试验,通常情况下,直接对人体进行的研究称为试验。实验研究的基本要素包括研究对象、处理因素和实验效应三部分。

(一)研究对象

研究对象是指根据研究目的而确定的观察总体，也称为受试对象或实验对象。研究对象可以选择动物或人，也可以是组织、细胞等，无论选择什么，在实验开始前必须对研究对象的条件作出严格的规定，以保证其同质性。

1. 研究对象应具有明确的纳入标准和排除标准　在医学研究中，首先根据研究目的确定研究对象，并且对研究对象的条件进行严格的规定，即制定严格的纳入标准和排除标准，以保证其同质性。如当动物实验时，需要考虑动物的种属和品系，同时还要注意性别、体重和窝别等，使其具有可比性，因为这些条件可能影响实验结果。进行临床试验时，应根据研究目的拟定严格的纳入排除标准，如临床诊断、病情、年龄、是否有其他疾病等，对受试对象进行筛选，确保研究顺利进行。

2. 选择对处理因素敏感性强的研究对象　如研究致畸作用常选择大鼠。临床试验中，如研究某新药对冠心病患者心律失常的疗效，应选择心律失常经常发作的冠心病患者作为研究对象，而排除偶然发作的短暂心律失常的患者，因为他们在观察期内对该药的治疗很可能没有反应。

3. 选择依从性好的患者作为研究对象　临床试验要选择那些能够服从试验安排并坚持合作的患者。否则就会影响研究结果的准确性，导致研究结果出现偏倚。

4. 注意医学伦理学问题　研究者应以患者的利益为最高准则，由受试者或其法定代理人在知情同意书上签字并注明日期，执行知情同意过程的研究者或其代表也需在知情同意书上签名并注明日期。在执行过程中，当科研与治疗发生冲突时，要服从医疗上的需要，这样做才符合医学伦理学要求。在动物实验中，也要注意善待动物。

(二)处理因素

处理因素又称研究因素，是指根据研究目的而施加于研究对象的干预措施。如研究某降压药的效果，降压药是处理因素，高血压患者为研究对象。处理因素在实验中所处的状态称为因素的水平，亦称处理水平。如比较某降脂药三组不同剂量及安慰剂对照的降脂效果，该研究只有一个处理因素，共有四个不同水平，包括三个剂量和一个安慰剂。

在实验过程中，除处理因素外，也能使受试对象产生效应的因素属于"非处理因素"，每一项医学实验研究都可能受到非处理因素的影响。由于它可能干扰处理因素与效应间的关系，成为"混杂因素"，在进行实验之前，研究者有必要经过周密的思考，作出合理的实验设计来控制这些非处理因素，以排除非处理因素对处理因素的干扰。有时，即使设计时能够考虑到这些非处理因素，但实践中对这些非处理因素很难加以严格控制，其实验结果仍不免会受到影响，对此可以用统计学方法加以分析和校正，分离出非处理因素对实验结果的作用，发现真正的实验效应，作出客观的结论，但统计学方法对非处理因素的校正作用是有限的，不能忽视严格的实验设计。

在确定处理因素时，需注意以下两点。

1. 处理因素要标准化　处理因素在整个实验过程中应始终保持不变。在设计中应将处理因素的实施方法规定得具体、细致。其目的是，使处理因素在实验过程中保持稳定，有利于分析处理因素与实验结果之间的关系。例如，应明确给出受试对象的处理次数、每次的剂量,对化学试剂应规定试剂的生产单位、批号、纯度和配制规范;观察药物疗效应具体规定采集患者尿、血样本的时间及间隔等。在新药临床试验中,药物要固定生产厂家,药物成分、性质、批号、剂量应一致,保存方法应相同;在评价手术疗效时,要求手术操作者的熟练程度自始至终保持恒定,否则将会对实验结果产生影响。

2. 明确处理因素和非处理因素 处理因素是根据研究目的而确定的。实验中的处理因素不宜过多,非处理因素在对比组中要保持均衡,找出重要的非处理因素,加以控制,这样才能排除非处理因素的可能混杂与干扰作用,突出处理因素的主要作用,使处理因素的效应得以分离,保证医学实验研究的成功。

(三)实验效应

实验效应是处理因素作用下,受试对象的反应或结局,它通过观察指标来体现。如果指标选择不当,未能准确反映处理因素的作用,获得的研究结果就缺乏科学性,因此选择恰当的观察指标是关系研究成败的重要环节。选择观察指标时,应当注意以下几点。

1. 客观性 观察指标有主观指标和客观指标之分,主观指标是被观察者的主观感觉、记忆、陈述或观察者的主观判断结果,而客观指标则是借助测量仪器或实验室检验等手段获得的结果。在临床试验中,主观指标易受观察者和被观察者心理因素的影响,具有随意性和偶然性,而客观指标具有较好的真实性和可靠性。但现代医学愈来愈重视主观指标的应用,如进行生存质量分析时,采用公认的量表来测量某些主观感受,反映处理因素的效应。

2. 精确性 精确性包括准确度和精密度两层含义。准确度指观察值与真值的接近程度,主要受系统误差的影响。精密度指相同条件下对同一对象的同一指标进行重复观察时,观察值与其均数的接近程度,其差值受随机误差的影响。观察指标应当既准确又精密,在实际工作中,应根据研究目的来权衡两者的重要性。

3. 灵敏性和特异性 灵敏度是指某处理因素存在时,所选指标能够反映处理因素的效应程度,即反映指标检出真阳性的能力。灵敏度高的指标可以减少假阴性率,而灵敏度低的指标不能充分地反映处理因素的作用,如治疗慢性脂肪肝选用谷丙转氨酶、谷草转氨酶作为疗效指标就不敏感,因为这些指标都是急性指标,并不是所有慢性脂肪肝患者这些指标都表现为异常,而 B 超或 CT 影像则随病情的变化而变化,可以较敏锐地反映出治疗的作用。特异度是指某处理因素不存在时所选指标不显示处理效应的程度,即反映指标鉴别真阴性的能力。特异度高的指标能较好地揭示处理因素的作用,不易受混杂因素的干扰,可减少实验结果的假阳性率,如乙型肝炎抗病毒治疗中,研究的主要指标为 HBV DNA,其值小于 100 U/ml 即为阴性,表明乙肝病毒处于低复制状态。因此,所选指标最好同时具有较高的灵敏度和特异度。

此外,指标的观察应避免带有偏性或偏倚,否则会影响结果的比较和分析,如研究者的心理常偏向于阳性结果,医生常偏于新疗法组,而患者则对新疗法持怀疑态度等。为消除或最大限度地减少这种偏性,在设计时常采用盲法。盲法在实验设计时较多使用,如使受试对象不知道设计者的方案,哪组是实验组,哪组是对照组,预期结果是什么,称单盲法;若受试对象及实验执行者均不知道设计方案,称为双盲法。

二、实验设计的三原则

在医学实验研究中,由于存在各种非处理因素的干扰,可能使实验结果产生偏倚。为了减少偏倚,研究设计时,必须遵循实验设计的基本原则,即对照原则、随机化原则和重复原则。

(一)对照原则

对照是指在实验中应设立对照组,其目的是通过与对照组效应对比鉴别出实验组的效应大小。只有设立了对照组,才能消除非处理因素对实验结果的影响,从而使处理因素的效应得以体现。处理因素的效应大小,是通过与对照组对比所得到的差别显现。临床有很多疾病,如感冒、慢性气管炎、关节酸痛和早期高血压等疾病不经药物治疗,也会自愈或随着季节变化而缓解,因此必须设立对照组。医学研究中常用的对照组形式主要有以下几种,应该根据研究目的和研究条件等因素的不同,选择适当的对照形式。

1. 空白对照 空白对照指对照组不给予任何处理。该对照形式反映了研究对象在实验过程中的自然变化。如研究某药物的抑瘤效果,将大白鼠染瘤后,实验组大白鼠的饲料中投放该药物,对照组大白鼠的饲料中不投放。由于空白对照容易引起实验组和对照组受试对象的心理差异,从而影响实验效果的测定,因此临床试验一般不宜使用空白对照。

2. 安慰剂对照 安慰剂对照指对照组使用一种不含药物有效成分的"伪药物"(安慰剂)。其外观、气味、剂型和处置上均与实验药物相同,不能为受试对象所识别,常用于临床试验。使用安慰剂的目的在于克服研究者、受试者、参与疗效和安全性评价的工作人员由于心理因素所造成的偏倚,有助于防止对照组的患者所产生与试验组的患者不同的心理,使用时要注意保密。设置安慰剂对照可以消除疾病自然进展的影响,并分离出由于试验药物所引起的不良反应,是金标准的对照形式。需要注意的是,安慰剂中不含药物的有效成分,相当于未对患者采取有效的治疗,可能存在医学伦理学问题,需持慎重态度。

3. 标准对照 对照组采用现有标准方法或常规方法,或不专门设立对照组,而以标准值或正常值作为对照,对此称为标准对照。例如,在新药临床试验中,对照组采用目前疗效明确的某种药物(代表当时疗法的水平),试验组患者采用某种新药,目前疗效明确的药物组就是标准对照组。

4. 实验对照 实验对照中,对照组不施加处理因素,但施加某种与处理因素有关的实验因素。这是一种比较特殊的非处理因素。例如,研究赖氨酸对促进儿童的生长发育作用,实验组儿童的课间餐为加赖氨酸的面包,对照组课间餐为不加赖氨酸的面包,两组儿童面包的数量是一致的。这里面包是与处理因素有关的实验因素,两组儿童除是否添加赖氨酸外,其他条件一致,这样才能显示和分析赖氨酸的作用。

5. 自身对照 自身对照是指对照与实验在同一受试者身上进行,可以是同一受试者不同处理前后,也可以是不同身体位置。如选用双下肢烧伤程度相同的患者,一侧采用阳性药物,另一侧采用试验药物,从而避免个体差异引起的误差。

6. 相互对照 相互对照指各实验组之间互为对照。例如,比较几种不同药物或同一种药物的不同剂量对某种疾病的疗效,目的是比较其疗效差别时,可以使用相互对照。

7. 历史对照 历史对照不专门设立对照组,而是以过去的研究结果作为对照,如晚期肝癌以往的治愈率接近为 0,若研发的某种新药,临床医生用该药治愈了几例该癌症患者,在此药物试验中,尽管未专门设立对照组,而潜在的无治愈的病例可作为对照。一般情况除了难以治疗的疾病外,一般不宜提倡该对照。因为历史资料与现存数据可能存在不可比的问题。

(二)随机化原则

随机化是指每个受试对象有相同的概率或机会被分配到不同的处理组。其目的是要尽量使实验组与对照组之间各种非处理因素分布一致,提高组间均衡性,减少偏倚。随机化分组可以使各处理组的受试对象具有相近的特征,可比性好;避免研究者的主观因素对分组结果的影响。另外,随机化是所有统计方法的理论基础,非随机样本进行比较时得到的推断结果其可信度往往值得怀疑。

随机化应贯穿于实验研究设计的全过程,在受试对象的抽样、分组以及实验实施过程中均应遵循随机化原则,随机体现在以下三个方面。①随机抽样:每个符合条件的受试对象被抽取的机会相等,即总体中每一个体都有相同机会被抽取到样本中。它保证所得到的样本具有代表性,使实验结论具有普遍意义。②随机分配:每个受试对象分配到各组的机会相等,保证大量难以控制的非处理因素在对比组间尽可能均衡,以提高组间的可比性。③实验顺序随机:每个受试对象先后接受处理的机会相等,使实验顺序的影响也达到均衡。

在实验设计中常通过随机数来实现随机化。获得随机数的常用方法有两种——随机数字表和计算机(或计算器)的伪随机数发生器。随机数字表常用于随机分组及抽样研究,表内数字互相独立,无论横行、纵列或斜向等各种顺序均是随机的,见附表 13。使用时可从任一个数字开始,可查取单行、单列,双行、双列,也可以多行、多列,方向可向下或往上,也可向左或向右。伪随机数是由计算机或计算器产生的介于 0 和 1 之间均匀分布的数字,若要得到 0 和 99 之间的随机数,将每个数乘以 100,取整即可。随着计算机的普及,目前大多推荐使用计算机进行随机化。应当注意的是,如果不同人将伪随机数发生器的种子数设为一样,则他们产生的伪随机数将完全一样,这就是伪随机数的可重现性。

下面介绍实验设计中常用的完全随机化分组方法。

完全随机化就是直接对受试对象进行随机化分组,分组后各组受试对象的例数不一定相等,具体步骤如下。①编号:将 n 个受试对象按一定顺序编号,如动物可按体重大小,患者可按就诊顺序等。②取随机数:可从随机数字表,计算器或计算机上获得。每个受试对象获得的随机数可以是一位数,也可以是两位数或三位数,一般要求与 n 的位数相同。③确定组别:根据事先设定好的规则,按照受试对象获得的随机数确定受试对象在哪一组。分两组可按随机数的奇偶;分 k 组可按随机数除以 k 后的余数进行分组。

【例 12-2】 试将 15 只性别相同、体重相近的小白鼠随机分到 A、B、C 三组。

先将小白鼠按体重编号,再从随机数字表(附表 13)中任一行,如第一行最左端开始横向连续取 15 个数字。事先设定规则:将小白鼠所得随机数除以 3,余数 0、1、2 分别对应于 A、B、C 三组(表12-2)。

表 12 - 2　15 只小白鼠完全随机分组的结果

编号	1	2	3	4	5	6	7	8	9	10	11	12	13	14	15
随机数	8	5	5	2	5	3	3	7	6	4	7	3	5	4	7
÷3 的余数	2	2	2	2	2	0	0	1	0	1	1	0	2	1	1
分组	C	C	C	C	C	A	A	B	A	B	B	A	C	B	B

据此得到表 12 - 2 的分组结果:第 6,7,9,12 号共 4 只小白鼠分到 A 组;第 8,10,11,14,15 号共 5 只小白鼠分到 B 组;第 1,2,3,4,5,13 号共 6 只小白鼠分到 C 组。

(三)重复原则

重复是指在相同实验条件下重复进行多次观察。重复是消除非处理因素影响的又一重要方法,表现为样本量的大小和重复次数的多少。由于各种影响因素的存在,不同研究对象对同一处理因素的反应不同,表现为其效应指标的数值不同。只有在大量重复实验的条件下,实验的效应才能反映其真正的客观规律性。反之,如果样本量不够,结果就不够稳定,得不到应有的结论。从统计学的角度讲,观察例数越多,根据样本计算的频率或平均数等统计量越接近总体参数。重复原则并非要求无限大的样本,样本量太大,工作量也大,增大人力物力的消耗,难于控制实验条件,影响研究的质量。样本量究竟需要多大,可以采用统计学方法进行计算。

三、常用的实验设计方案

研究者可根据研究目的,处理因素的多少,并结合专业要求选择适合的设计方案。若考察单个处理因素的效应,可选用完全随机设计、配对设计、交叉设计和随机区组设计;若考察多个处理因素的效应,可考虑析因设计等方案。

(一)完全随机设计

完全随机设计又称简单随机设计,是最为常见的一种研究单因素两水平或多水平效应的实验设计方法。它是采用完全随机分组的方法将同质的受试对象分配到各处理组,观察其实验效应,图 12 - 1 为随机分为两组示意图。各样本含量相等时,称为平衡设计;样本含量不等时,称非平衡设计。

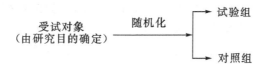

图 12 - 1　完全随机设计方案示意图

完全随机设计的优点是设计简单,易于实施,即使出现缺失数据时仍可进行统计分析;缺点是小样本时,可能均衡性较差,误差较大,与随机区组设计相比效率较低。

(二)配对设计

配对设计是将受试对象按一定条件配成对子,分别给予每对中的两个受试对象以不同的处理。配对的因素应为可能影响实验结果的主要混杂因素。在动物实验中,常将性别、体重、窝别等作为配对因素;在临床试验中,常将病情、性别、年龄等作为配对因素。在医学研究中,配对设计主要有以下情形。

(1)将两个条件相近的受试对象按 1∶1 配成对子,然后对每对中的个体随机分组,再施加处理因素观察效应。

(2)自身前后配对,临床上常见情况是,把患者治疗前与治疗后的检测指标值作为一对数据,若干个患者的检测值作为若干对数据。需注意的是,自身前后配对设计常常难以做到非处理因素(如饮食、心理状态等)相同,不提倡单独使用。实际研究工作中,在应用自身前后配对的同时,常常需要设立一个平行的对照组。

(3)同一标本用两种方法检测。采集的同一份标本或样品如果用两种方法进行检测,则得到一对数据,检测一批样品则得到若干对数据。

配对设计和完全随机设计相比,其优点在于可增强处理组间的均衡性、实验效率较高;其缺点在于配对条件不容易严格控制,当配对失败或配对欠佳时,反而会降低效率。配对的过程还可能将实验的时间延长。

(三)交叉设计

交叉设计是一种特殊的自身对照设计。它按事先设计好的实验次序,在各个时期对受试对象先后实施各种处理,以比较处理组间的差异。受试对象可以采用完全随机化或分层随机化的方法来安排。例如,设有两种处理 A 和 B,首先将受试对象随机分为两组,再按随机分配的方法决定一组受试对象在第 I 阶段接受 A 处理,第 II 阶段接受 B 处理,实验顺序为 AB;另一组受试对象在第 I 阶段接受 B 处理,第 II 阶段接受 A 处理,实验顺序为 BA。两种处理因素在全部实验过程中"交叉"进行,该设计模式详见表 12-3。

表 12-3　二阶段交叉设计模式

受试对象	阶段 I		清洗阶段		阶段 II
1	处理 A	—	无处理	—	处理 B
2	⋮		⋮		⋮
⋮	⋮		⋮		⋮
n_1	⋮		⋮		⋮
1	处理 B	—	无处理	—	处理 A
2	⋮		⋮		⋮
⋮	⋮		⋮		⋮
n_2	⋮		⋮		⋮

在上述模式中,每个受试对象都接受了 A、B 两种处理,同时 A 和 B 两种处理在两个时间阶段 I 和 II 上都进行了实验,这样使处理 A 和 B 先后实验的机会均等,平衡了实验顺序的影响,而且还能够分别分析不同处理之间的差别及时间先后顺序的差别。这里处理因素(A、B)和时间因素(阶段 I、II)均为两个水平,所以称为 2×2 交叉设计,它是交叉设计中最为简单的形式。例如,为研究某新药(A)治疗哮喘的疗效,以沙丁胺醇(B)为对

照组。将 40 名哮喘患者随机分为两组,一组第Ⅰ阶段给 A,第Ⅱ阶段给 B;另一组第Ⅰ阶段给 B,第Ⅱ阶段给 A。测定服药 8 小时后的最大呼气流量(PEF)。

交叉设计的基本前提是各种处理方式不能互相影响,即受试对象在接受第二种处理时,不能有前一种处理的剩余效应。因此,两次处理之间应有适当的时间间隔——清洗阶段。在药物临床试验中,该阶段的长短取决于药物在血清中的衰减程度,一般要求不小于五个半衰期。

同理,若要进行三种处理的比较,可采用三阶段交叉设计,即分别按照 ABC、BCA 和 CAB 的顺序进行实验。四种处理比较可采用四阶段交叉设计,即分别按照 ABCD、BCDA、CDAB 和 DABC 的顺序进行实验。当然,两种处理的比较也可采用三阶段交叉设计,即分别按照 ABA 和 BAB 的顺序进行实验,这样的设计称为二处理、三阶段。

交叉设计的优点:一是节约样本含量;二是能够控制个体差异和时间对处理因素的影响,故效率较高;三是在临床试验中,每个受试对象均接受了各种处理(如试验药和对照药),因此均等地考虑了每个患者的利益。交叉设计的缺点:一是每个处理时间不能太长,因在同一受试对象上做了多种处理,处理和清洗阶段过长会导致整个试验周期过长,受试对象中断试验;二是当受试对象的状态发生了根本变化时,如死亡、治愈等,后一阶段的处理将无法进行;三是受试对象一旦在某一阶段退出试验,可能会造成该阶段及其以后的数据缺失,增加统计分析的困难。

进行交叉设计应当注意:一是尽可能采用盲法,以提高受试对象的依从性,避免偏倚;二是本设计不宜用于具有自愈倾向或病程较短的疾病研究。在慢性病观察过程中,应尽可能保持条件的可比性。

(四)随机区组设计

随机区组设计也称为配伍组设计或双因素设计。它是 1∶1 配对设计的扩大,通常是将受试对象按性质(如动物的性别、体重,患者的病情、年龄等非处理因素)相同或相近分为 b 个区组,再将每个区组中的 k 个受试对象随机分配到 k 个处理组。

设计时应遵循"区组内差别越小越好,区组间差别越大越好"的原则。图 12 - 2 为随机区组设计的示意图。

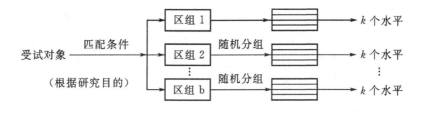

图 12 - 2　随机区组设计的示意图

随机区组设计的优点是每个区组内的 k 个受试对象有较好的同质性,因此处理组之间的均衡性较好;与完全随机设计相比,更容易察觉处理之间的差别,实验效率较高。

(五)析因设计

析因设计是一种多因素的交叉分组设计,是将两个或多个处理因素的各水平进行组合,对各种可能的组合都进行实验,从而探讨各处理因素的主效应及各处理因素间的交互作用。所谓交互作用是指两个或多个处理因素间的效应互不独立,当某一因素取不同水平时,另一个或多个因素的效应相应地发生变化。一般认为,两因素间的交互作用为一阶交互作用,三因素间交互作用为二阶交互作用,依次类推;通常人们主要关心一阶交互作用。下面以最简单的 2×2 析因设计模式介绍析因设计的特点,见表 12-4。

表 12-4　2×2 析因设计

处理因素 A	处理因素 B	
	b_1	b_2
a_1	a_1b_1	a_1b_2
a_2	a_2b_1	a_2b_2

表 12-4 的设计中,观察 A、B 两个因素的效应,每个因素有两个水平,a_1 表示 A 因素 1 水平,a_2 表示 A 因素 2 水平,b_1 表示 B 因素 1 水平,b_2 表示 B 因素 2 水平。共有 2×2＝4 种不同因素水平的组合,即四种处理方式,这样的设计简记为 2^2 或 2×2 析因设计。当观察 k 个处理因素,每个因素均有 m 个水平时,共有 m^k 种组合,简记为 m^k 析因设计。实践中,大多数析因设计是等水平的,即每个因素的水平数相等,但也可以不等,如 3×5 析因设计表示一个因素有三个水平,另一个因素有五个水平。

在析因设计中,每个因素各水平的选择取决于研究目的,如仅想了解因素的主次及两因素有无交互作用,可将因素设为有、无两个水平;如想探讨两因素各水平的最佳组合,则应以两因素的实际剂量分别作为不同的水平。

析因设计的优点在于其全面、高效性。析因设计可以均衡地对各因素的不同水平全面进行组合,分组进行实验,以最小的实验次数探讨各因素不同水平的效应,同时可获得各因素间的交互作用;通过比较还能寻求最佳组合。其缺点为工作量较大,析因设计的处理组(各水平的组合数)等于各因素水平数的乘积,其统计分析不但计算复杂,而且给众多交互作用的解释带来困难。因此,含有较多因素和水平时一般不宜采用完全交叉分组的析因设计,而采用非全面交叉分组的正交设计,这样可大幅度地减少实验次数。

四、样本含量的估计

为了保证研究结论具有一定可靠性,常需要在设计阶段估算所需要的最少实验单位数,即样本含量。样本含量过小,假设检验效能不够,无法显现不同处理组间的差别;同时样本含量也不是越大越好,样本量过大会增加研究的费用和实际工作的困难,浪费人力、物力和时间,并且可能影响数据的质量。

(一)影响样本量的条件

(1)假设检验的Ⅰ类错误概率 α 的大小。Ⅰ类错误概率 α 越小,所需样本含量越大。

(2)假设检验的Ⅱ类错误概率 β 或检验效能 $1-\beta$ 的大小。一般要求检验效能最好在 0.80 及以上,Ⅱ类错误概率 β 越小,所需样本含量越大。

(3)总体间差值 δ 的大小。如两总体均数的差值 $\delta=|\mu_1-\mu_2|$,或两总体率的差值 $\delta=|\pi_1-\pi_2|$。δ 值越小,所需样本含量越大。若无法获得 δ 的信息,可通过查阅文献或

预实验来估计。

(4)总体变异性的大小。均数比较时需了解个体变异大小,即总体标准差 σ;率的比较需要了解总体率 π 的大小。σ 越大或 π 越接近 50%,所需样本量越大。这些参数一般未知,可通过查阅文献或预实验来估计。

(二)常用的样本含量估算方法

样本含量估计的方法较多,有些公式较为复杂,计算烦琐。本节只介绍最常用的几种方法。

(1)样本均数与总体均数比较(或配对比较)的样本含量。

$$n = \left[\frac{(Z_{\alpha/2} + Z_{\beta})\sigma}{\delta} \right]^2 \qquad (式 12 - 1)$$

式中,n 为所需样本含量,配对设计时 n 为对子数;δ 为总体差值;σ 为总体标准差(配对设计为 σ_d);$Z_{\alpha/2}$ 为标准正态分布的双侧临界值;单侧检验时,可改为单侧临界值 Z_{α};Z_{β} 为标准正态分布的单侧临界值。

(2)两组样本均数比较的样本含量。

$$n = \left[\frac{(Z_{\alpha/2} + Z_{\beta})\sigma}{\delta} \right]^2 (Q_1^{-1} + Q_2^{-1}) \qquad (式 12 - 2)$$

式中,$Z_{\alpha/2}$,Z_{β} 含义同上。Q_1 与 Q_2 为样本比例,即 $Q_1 = n_1/n$,$Q_2 = n_2/n$,$n = n_1 + n_2$。若 $n_1 = n_2$,则 $Q_1 = Q_2 = 0.5$。

(3)两样本率检验的样本含量。

$$n = \left[\frac{Z_{\alpha/2} \sqrt{\pi_c(1 - \pi_c)(Q_1^{-1} + Q_2^{-1})} + Z_{\beta} \sqrt{\pi_1(1 - \pi_1)/Q_1 + \pi_2(1 - \pi_2)/Q_2}}{\pi_1 - \pi_2} \right]^2$$

$$(式 12 - 3)$$

式中 π_c 为两总体合计概率,$\pi_c = Q_1\pi_1 + Q_2\pi_2$,其中 π_1 和 π_2 为两组总体率,式中 $Z_{\alpha/2}$、Z_{β}、Q_1、Q_2 符号意义同前。

综合测试题

一、选择题

1. 调查问卷的构成部分不包括下列哪项

A. 标题   B. 导语   C. 调查项目   D. 调查说明

E. 问卷设计者

2. 先按某种顺序对总体中的个体进行编号,然后随机抽取第一个样本,再根据一定间隔抽取其他样本的方法,称为

A. 简单随机抽样   B. 机械抽样   C. 整群抽样   D. 分层抽样

E. 立意抽样

3. 实验研究的三要素是指

A. 研究目标、研究方法、研究结果   B. 研究对象、处理因素、实验效应

C. 随机化、设置对照、重复   D. 研究方法、研究环境、研究结局

E. 研究标准、处理因素、效应指标

4. 选择实验研究效应指标时,应考虑以下几点,除外

A. 客观性　　　　　B. 精确性　　　　　C. 真实性　　　　　D. 敏感性

E. 特异性

5. 在科研设计中,下列哪项不是影响样本含量的因素

A. 检验水准　　　　B. 检验效能　　　　C. 总体误差　　　　D. 检验方法

E. 个体变异

6. 实验设计的基本原则是

A. 随机化、设置对照、重复　　　　　　　B. 确定目标、研究对象、实验效应

C. 随机化、齐同、重复　　　　　　　　　D. 均衡、随机化、配对

E. 盲法、齐同、均衡

二、简答题

1. 调查问卷设计的原则和注意事项是什么?

2. 常用的实验研究对象形式有哪些?

（张璇）

实 训 指 导

实训一 统计表与统计图

一、目的要求

(1)掌握常用统计图表的种类、绘制要求。

(2)熟悉选择合适统计图的要点。

二、实训准备

制表与绘图工具,装有 Excel、SPSS 软件的电脑。

三、实训内容

(一)选择题

1. 对统计图坐标所做的规定中,正确的是

A. 所有统计图的纵坐标都必须从 0 开始

B. 所有统计图的坐标都不能有折断线

C. 线图和直方图的纵坐标必须从 0 开始

D. 条图和直方图的纵坐标必须从 0 开始

E. 条图、散点图和直方图的纵坐标必须从 0 开始

2. 对统计图和统计表标题的要求正确的是

A. 两者标题都在上方

B. 两者标题都在下方

C. 可随研究者随意设定位置

D. 统计表标题在下方,统计图标题在上方

E. 统计表标题在上方,统计图标题在下方

3. 根据某地 8~15 岁学生近视情况的调查资料,反映患者的年龄分布可用

A. 普通线图　　　　 B. 半对数线图　　　　 C. 直方图　　　　 D. 直条图

E. 复式直条图

4. 表达某地两年几种疾病的患病率可用

A. 直方图　　　　 B. 单式直条图　　　　 C. 复式直条图　　　　 D. 线图

E. 百分直条图

5. 统计表中不应当出现的项目为

A. 备注　　　　　　B. 横标目　　　　　　C. 纵标目　　　　　　D. 线条

E. 数字

6. 直方图可用于

A. 某现象的比较　　　　　　　　　　B. 某现象的频数分布

C. 某现象的内部构成　　　　　　　　D. 某现象的发展速度

E. 各现象的比较

7. 要反映一个高血压患者的血压高低变化情况,最好选择

A. 圆图　　　　　　B. 条图　　　　　　C. 普通线图　　　　　　D. 直方图

E. 百分条图

8. 某市某中学校对"大课间活动"中最喜欢的项目做了一次调查(每个学生只能选一个项目),为了了解各项目学生喜欢的人数比例,得到下表各数据。那么用哪项表示这些数据比较恰当?

项目	跳绳	长跑	篮球	排球	毽子	其他
所占百分比	24.5%	9.5%	33%	24.6%	6.4%	2%

A. 单式条图　　　　　　B. 直方图　　　　　　C. 半对数线图　　　　　　D. 圆图

E. 百分条图

9. 要反映某市一周内每天的最高气温的变化情况,最适合使用的统计图是

A. 直条图　　　　　　B. 圆图　　　　　　C. 线图　　　　　　D. 直方图

E. 统计地图

10. 中国奥运健儿在奥运会中获得的奖牌的情况如表所示,为了更清楚地看出获得奖牌情况是上升还是下降,应采用

届数	23	24	25	26	27	28
奖牌数	32	28	54	50	59	63

A. 条图　　　　　　B. 线图　　　　　　C. 圆图　　　　　　D. 百分条图

E. 直方图

11. 某班有 50 人,其中三好学生 10 人,优秀学生干部 5 人,在统计图上表示,能清楚地表示各部分与总数之间的百分比关系的是

A. 条图　　　　　　B. 圆图　　　　　　C. 线图　　　　　　D. 直方图

E. 以上均可以

12. 欲比较两家医疗机构近 15 年来床位数的增加速度,应当使用的统计图为

A. 复式条图　　　　B. 百分条图　　　　C. 线图　　　　D. 半对数线图

E. 统计地图

(二)分析题

1. 某检验师为比较白细胞计数的两种测定方法,即常规法和简易法,用两法同时测定 100 例健康成人白细胞计数,结果见实训表 1-1。请评价该表设计是否合理。如不合理,如何修改?

实训表 1-1

统计指标	常规法	简易法	Z 值	P 值
例数	100	100		
范围(10^9/L)	3.5~9.5	3.0~12.5	4.2	<0.01
$\bar{x}$	6.5	7.75		
$S_{\bar{x}}$	1.53	2.42		
备注				

2. 某医院用某种新药治疗单纯性哮喘一个疗程后,结果见实训表 1-2。请指出该表存在哪些缺陷。如何修改?

实训表 1-2 某医院用某种新药治疗单纯性哮喘的疗效

病种 疗效 项目	单纯性哮喘					
	疗效				合计	
	治愈	显效	有效	无效	例数	%
例数	112	35	36	27	210	87.1
%	53.3	16.6	17.1	12.9		

3. 根据实训表 1-3 资料绘成的实训图 1-1 是否恰当? 如不当,请改制。

实训表 1-3 某年某地 3~4 岁儿童急性传染病构成

病种	病例数	病死率(%)
猩红热	2920	36.5
麻疹	2640	33.0
百日咳	1450	18.0
白喉	530	6.6
痢疾	470	5.9
合计	8010	100.0

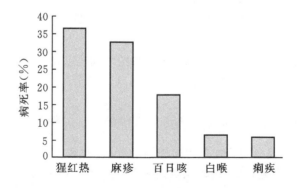

实训图 1-1 某年某地 3~4 岁儿童急性传染病构成

4. 小张和小王竞选班长,通过民意调查,小张的支持率是 45%,小王的支持率是 43%,两人可谓是旗鼓相当。小张的竞选参谋丹丹根据调查结果绘制了一张条图(实训图 1-2),用以表示两位候选人的支持率,并且将该图制作成宣传画报。请指出实训图 1-2 是否存在不妥之处。该图会为小张的竞选产生什么影响?

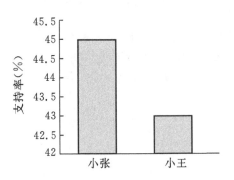

实训图 1-2　小张和小王的支持率对比

5. 根据实训表 1-4 资料绘制合适的统计图。

实训表 1-4　230 名某病患者的年龄分布情况

年龄组	人数
5～	3
10～	5
15～	20
20～	31
25～	45
30～	52
35～	28
40～	22
45～	12
50～	8
55～	3
60～	1

(许蕊)

实训二　数值资料的统计描述

一、目的要求

(1)掌握集中趋势和离散趋势指标的概念及意义。

(2)熟悉平均数、标准差、变异系数计算的基本方法。

(3)正确应用平均数、标准差进行统计分析。

二、实训准备

计算器,安装有 SPSS 软件的电脑。

三、操作演示

【实训案例 2-1】　从某单位某年的职工体检资料中获得 101 名正常成年女子的血清总胆固醇(mmol/L)的测量结果如实训表 2-1,请完成:

(1)求其均数,中位数,标准差,标准误,最大值,最小值,极差,第 2.5、25、75、97.5 百分位数。

(2)编制频数分布表,绘制直方图。

实训表 2-1　某年某单位 101 名正常成年的血清总胆固醇(mmol/L)

2.35	4.21	3.32	5.35	4.17	4.13	2.78	4.26	3.58	4.34	4.84	4.41
4.78	3.95	3.92	3.58	3.66	4.28	3.26	3.50	2.70	4.61	4.75	2.91
3.91	4.59	4.19	2.68	4.52	4.91	3.18	3.68	4.83	3.87	3.95	3.91
4.15	4.55	4.80	3.41	4.12	3.95	5.08	4.53	3.92	3.58	5.35	3.84
3.60	3.51	4.06	3.07	3.55	4.23	3.57	4.83	3.52	3.84	4.50	3.96
4.50	3.27	4.52	3.19	4.59	3.75	3.98	4.13	4.26	3.63	3.87	5.71
3.30	4.73	4.17	5.13	3.78	4.57	3.80	3.93	3.78	3.99	4.48	4.28
4.06	5.26	5.25	3.98	5.03	3.51	3.86	3.02	3.70	4.33	3.29	3.25
4.15	4.36	4.95	3.00	3.26							

解析:

本例 101 个数据为数值变量资料,可以用 SPSS 软件完成统计描述指标的分析。具体操作请参见本教材第十一章内容,也可链接视频演示。

统计描述分析操作视频。

频数表与频数图操作视频。

四、实训内容

(一)选择题

1. $\bar{x}$ 是表示变量值

A. 平均水平

B. 变化范围

C. 频数分布

D. 相互间差别大小

E. 离散程度

2. 计算某血清血凝抑制抗体滴度的平均水平,宜用

A. 算术均数   B. 中位数   C. 几何均数   D. 全距

E. 标准差

3. 加权法计算均数,应满足的条件是

A. 要求组距相等

B. 不要求组距相等

C. 组距相等、不相等都可以

D. 要变量值都比较接近

E. 频数接近

4. 利用频数表法计算中位数时

A. 要求组距相等

B. 不相求组距相等

C. 要求变量值频数分布对称

D. 要求变量值分布呈对数正态分布

E. 要求变量值频数分布呈等比关系

5. 一组变量值呈正态分布,估计其95%医学参考值范围可用

A. $\bar{x}\pm1.96S$ B. $\bar{x}\pm2.58S$ C. $\bar{x}\pm t_{0.05/2,v}S$ D. $\bar{x}\pm t_{0.01/2,v}S$

E. $\bar{x}\pm1.96S$

6. 变异系数 CV 的数值

A. 一定大于1

B. 一定小于1

C. 可大于1也可小于1

D. 一定比 S 小

E. 一定等于1

7. 当一组变量值呈正态分布时

A. 算术均数＞中位数

B. 算术均数＜中位数

C. 算术均数≤中位数

D. 算术均数≥中位数

E. 算术均数＝中位数

8. 一组变量值呈正态分布,其中小于 $\bar{x}+1.96S$ 的变量值有

A. 5%   B. 95%   C. 97.5%   D. 92.5%

E. 47.5%

(二)计算分析题

1. 现测得 10 名健康女性白细胞计数($\times10^9$/L)分别为 3.43,2.96,4.43,3.03,4.53,5.25,5.64,3.82,4.28,5.25。试计算其均数和中位数。

2. 某地调查 100 名 18～20 岁新入校男大学生空腹血糖值(mmol/L),测定结果

如下。

4.6	4.9	4.4	5.4	5.7	5.0	5.0	4.6	4.9	4.5
4.9	4.7	4.2	4.7	5.0	4.5	5.2	4.5	4.8	4.5
5.0	4.7	4.7	4.7	4.3	4.6	4.5	5.0	4.6	5.3
4.6	4.5	4.8	4.5	5.1	4.6	4.5	4.8	4.3	5.0
4.4	4.4	4.7	4.6	4.2	5.0	4.5	5.0	4.8	4.4
5.0	4.6	4.3	4.9	4.6	4.7	4.8	4.3	4.3	4.7
4.3	4.7	4.6	4.9	5.2	4.4	5.2	5.3	4.9	4.7
4.7	4.4	5.1	4.4	4.7	4.8	4.9	5.1	4.8	4.9
5.1	5.5	4.5	4.8	4.9	5.1	4.7	4.9	5.1	4.3
5.1	5.2	4.8	5.0	5.3	4.7	4.0	4.8	4.1	3.8

(1)编制频数分布表并画出直方图。

(2)根据频数表计算均数、中位数、标准差和变异系数,并说明均数和中位数哪一个指标比较合适。

(3)现有一男大学生其血糖值为 4.0 mmol/L,问其是否正常。

(4)血糖值大于 5.6 mmol/L 的男大学生约占其总体的百分之多少?

3. 某地 5 人接种疫苗三周后抗体滴度分别为 1:20,1:40,1:80,1:80,1:160。试计算抗体平均滴度。

4. 为观察某疫苗的免疫效果,现对 50 例婴幼儿接种某疫苗后一个月进行抗体滴度检测,结果如下。试计算抗体平均滴度。

抗体滴度	1:4	1:8	1:16	1:32	1:64	1:128	1:256	1:512
例数	1	5	6	3	8	13	9	5

5. 临床观察某食物中毒患者 10 例,其潜伏期分别为 1 小时,4 小时,12 小时,24 小时,24 小时,36 小时,36 小时,36 小时,48 小时,72 小时。试计算其平均潜伏期。

6. 某小学 5 班 2 组成员体重分别为 40 kg,38 kg,38 kg,35.5 kg,37 kg,36 kg,39 kg。试计算体重的中位数。

(闫瑞霞　贾喜平)

实训三 分类资料的统计描述

一、目的要求

(1)掌握计数资料的统计分析方法;比较说明率、比、构成比的区别。

(2)熟悉动态数列分析指标计算;率标准化方法。

二、实训准备

计算器。

三、实训内容

1. 某种药物治疗某种非传染性疾病的有效率为 0.70。今用该药治疗该疾病患者 10 人。试分别计算这 10 人中有 6 人、7 人、8 人有效的概率。

2. 在对 13 名输卵管结扎的育龄妇女经壶腹部-壶腹部吻合术后,观察其受孕情况,发现有 6 人受孕。据此资料估计该吻合术妇女受孕率的 95% 可信区间。

3. 实训表 3-1 是某年某医院住院患者按职业分组统计资料,作者认为全体患者中工人占 75%,农民占 10%,因此,工人比农民容易患病。你认为如何?

实训表 3-1 某年某医院住院患者按职业分组统计

职业	患者人数	%
工人	750	75
农民	100	10
其他	150	15
合计	1000	100

4. 某作者用儿童医院住院患者的资料,研究新生儿肺炎患儿求诊早晚对疗效的影响。作者根据实训表 3-2 中数据下结论说:"进院越早,病死率越低。"你认为这样的结论是否可靠,为什么?

实训表 3-2 某年某医院新生儿肺炎患者求诊早晚与病死率的关系

发病后几天入院	病例数	死亡数(%)	病死率(%)
1	35	9	26
2	17	6	35
3	18	6	33
4	16	8	50
5	5	3	60
6	2	1	50
7	9	6	67
合计	102	39	38.5

5. 1970—1976 年世界人口数(不包括中国)资料如实训表 3 - 3。试做历年来人口数的动态分析。

实训表 3 - 3　1970—1976 年世界人口数(不包括中国)

年份	人口数(万人)	定基发展速度	环比发展速度	定基增减速度	环比增减速度
1970	285397				
1971	289421				
1972	295004				
1973	300664				
1974	306504				
1975	312920				
1976	319287				

6. 某化工厂慢性气管炎患病与专业工龄的关系见实训表 3 - 4。

实训表 3 - 4　某化工厂慢性气管炎患病与专业工龄的关系

工龄(年)	检查人数	患者数	构成比(%)	患病率(%)
1	340	17		
5	254	30		
10	432	73		
15	136	27		
合计	1162	147		

(1)试计算构成比和患病率并填充在表中。

(2)简要分析哪一工龄组气管炎最严重。

7. 有人根据实训表 3 - 5 资料作出结论说,新车间工人的慢性气管炎患病率(7%)比旧车间工人的慢性气管炎患病率(5%)高。你认为如何?用何种方法分析这份资料更为合理?

实训表 3 - 5　新旧车间工人慢性气管炎患病率

工龄	新车间			旧车间		
	检查人数	患者数	患病率(%)	检查人数	患者数	患病率(%)
两年以下	100	2	2.00	400	10	2.50
三年以上	400	33	8.25	100	15	15.50
合计	500	35	7.00	500	25	5.00

(胡还甫)

实训四　均数的假设检验

一、实训目的

（1）掌握运用 SPSS 统计学软件进行 t 检验的方法，能够合理进行结果解释。

（2）熟悉 t 检验方法的选择。

二、实训准备

计算器，装有 SPSS 软件的电脑。

三、操作演示

（一）单样本定量资料的 t 检验

使用 SPSS 软件完成教材例 5－2 的检验过程。

具体操作流程见本教材第十一章第三节内容，或浏览视频（单样本定量资料的 t 检验）。

（1）正态性检验结果解释，见实训表 4－1。

实训表 4－1　例 5－2 的"Tests of Normality"输出结果

	Kolmogorov – Smirnov[a]			Shapiro – Wilk		
	Statistic	df	Sig.	Statistic	df	Sig.
尿素氮	0.161	15	0.200*	0.953	15	0.568

a. Lilliefors Significance Currection.

*. This is a lower bound of the true significance.

实训表 4－1 显示，Kolmogorov-Smirnov 法检验结果 $P=0.200$，$P>0.05$，在 $\alpha=0.05$ 的检验水准上，认为该样本资料服从正态分布，满足 t 检验的条件。

（2）t 检验结果，见实训表 4－2。

实训表 4－2　例 5－2 的"One – Sample Test"结果

One – Sample Statistics

	N	Mean	Std. Deviation	Std. Error Mean
尿素氮	15	5.5733	0.9744	0.2516

One – Sample Test

Test Value＝4.88

	t	df	Sig. (2 – tailed)	Mean difference	95% Confidence Interval of the Difference	
					Lower	Upper
尿素氮	2.756	14	0.015	0.6933	0.1537	1.2329

实训表 4－2 给出该样本的几个基本统计量包括"N"（样本例数）、"Mean"（样本均数）、"Std. Deviation"（标准差）和"Std. Error Mean"（标准误）；单样本均数 t 检验的结果

包括 t 值、"df"(自由度)、"Sig.(2-tailed)"(双侧概率 P 值)、已知"Mean Difference"(总体均数和样本均数的差值)以及该差值的"95% Confidence Interval of the Difference"(95%可信区间)。

推断结论:本例 $t=2.756$,$P=0.015$,在 $\alpha=0.05$ 的检验水准下,差异有统计学意义,可以认为脂肪肝患者尿素氮含量与健康人尿素氮含量不同,脂肪肝患者尿素氮含量高于健康人,结论同前。

(二)配对设计定量资料的 t 检验

使用 SPSS 软件完成教材例 5-3 的检验过程。

具体操作流程见本教材第十一章第三节内容,或浏览视频(配对设计定量资料的 t 检验)

(1)正态性检验结果解释,见实训表 4-3。

实训表 4-3 例 5-3 的"Tests of Normality"输出结果

	Kolmogorov – Smirnov[a]			Shapiro – Wilk		
	Statistic	df	Sig.	Statistic	df	Sig.
d	0.171	12	0.200*	0.953	12	0.682

a. Lilliefors Significance Correction.

*. This is a lower bound of the true significance.

实训表 4-3 显示差值 d 进行 Kolmogorov – Smirnov 法正态性检验输出结果,$P=0.200$,$P>0.05$,在 $\alpha=0.05$ 的检验水准上,认为差值服从正态分布,满足 t 检验的条件。

(2)t 检验结果,见实训表 4-4。

实训表 4-4 例 5-3 的"Paired Samples Test"结果

Paired Samples Statistics

		Mean	N	Std. Deviation	Std. Error Mean
Pair 1	甲基百里酚蓝法	1.4725	12	0.3560	0.1028
	葡萄糖激酶两点法	1.4692	12	0.3560	0.1057

Paired Samples Correlations

		N	Correlation	Sig.
Pair 1	甲基白里酚蓝法 & 葡萄糖激酶两点法	12	1.000	0.000

Paired Samples Test

		Paired Differences					t	df	Sig. (2 – tailed)
		Mean	Std. Deviation	Std. Error Mean	95% Confidence Interval of the Difference				
					Lower	Upper			
Pair 1	甲基白里酚蓝法 葡萄糖激酶两点法	3.333 E-03	1.497 E-02	4.323 E-03	−6.18 E-03	1.285 E-02	0.771	11	0.457

实训表 4-4 给出配对样本的几个基本统计量包括样本均数、样本例数、标准差和标准误;配对样本的关联性分析;配对样本 t 检验的结果包括配对样本差值的均数、差值的

标准差、差值的标准误和差值的 95％ 可信区间以及 t 值、自由度和双侧概率 P 值。

推断结论：本例 $t=0.771$，$P=0.457$，在 $\alpha=0.05$ 的检验水准下，差异无统计学意义，尚不能认为两种方法测定结果不同，结论同前。

（三）两独立样本均数比较的 t 检验

使用 SPSS 软件完成教材例 5－5 的检验过程。

具体操作流程见本教材第十一章第三节内容，或浏览视频（两独立样本均数比较的 t 检验），"Independent Samples Test"结果见实训表 4－5。

实训表 4－5 例 5－5 的"Independent Samples Test"结果

Group Statistics

组别		N	Mean	Std. Deviation	Std. Error Mean
α_1 抗胰蛋白酶含量	1.00	15	1.9333	0.81123	0.20946
	2.00	13	4.3231	1.10691	0.30700

Independent Samples Test

	Levene's Test for Equality of Variances		\multicolumn{6}{c}{t-test for Equality of Means}					
	F	Sig.	t	df	Sig. (2-tailed)	Mean Difference	Std. Error Difference	Lower	Upper
Equal variances assumed	1.894	0.180	−6.575	26	0.000	−2.38974	0.36343	−3.13679	−1.64270
Equal variances not assumed			−6.430	21.735	0.000	−2.38974	0.37165	−3.16104	−1.61844

实训表 4－5 给出两组样本的几个基本统计量包括样本例数、样本均数、标准差和标准误；两组独立样本 t 检验的结果：两独立样本 Levene's 方差齐性检验的统计量 F 值和相应的概率 P 值；两组独立样本 t 检验的 t 值、自由度、双侧概率 P 值、两样本均数的差值、该差值的标准误以及该差值的 95％ 可信区间。

当两个样本总体方差相等时，t 检验结果看第一行"Equal variances assumed"；当两个样本总体方差不相等时，t 检验结果看第二行"Equal variances not assumed"。

本例方差齐性检验结果为 $F=1.894$，$P=0.180$，在 $\alpha=0.05$ 的检验水准上，认为两样本总体方差相等，故看第一行 t 检验的结果。$t=-6.575$，$P<0.001$，因此在 $\alpha=0.05$ 的检验水准上，差异有统计学意义，可以认为健康人与Ⅲ度肺气肿患者 α_1 抗胰蛋白酶含量不同，Ⅲ度肺气肿患者 α_1 抗胰蛋白酶含量高于健康人，结论同前。

四、实训内容

1. 已知健康成年男性血红蛋白均数为 $140\,\mathrm{g/L}$，某医生随机抽取 36 名成年男性铅作业工人并测量其血红蛋白含量，算得其均数为 $130.86\,\mathrm{g/L}$，标准差为 $25.65\,\mathrm{g/L}$。试分析，能否据此认为成年男性铅作业工人的血红蛋白含量低于健康成年男性。

2. 某地用溴酚法与改进淀粉显色法测定碘盐含碘量(mg/kg),资料见实训表 4－6。试比较两法测定碘盐含碘量的结果是否相同。

实训表 4－6　用溴酚法与改进淀粉显色法测定碘盐含碘量(mg/kg)

样品号	1	2	3	4	5	6	7	8	9	10
溴酚法	16.84	19.02	10.44	14.87	22.31	24.83	26.89	31.06	36.76	41.67
改进法	16.79	19.22	10.40	15.14	21.89	24.82	27.00	31.42	36.07	40.99

3. 分别对 8 名未患妊娠合并症的孕妇和 9 名患有妊娠合并症的孕妇进行葡萄糖耐受水平的测试,结果见实训表 4－7。试分析两类孕妇的葡萄糖耐受能力是否不同。

实训表 4－7　两组孕妇糖耐量测试结果(mg/dl)

组别	组号								
	1	2	3	4	5	6	7	8	9
未患妊娠合并症组	110	119	133	127	141	117	135	122	
患有妊娠合并症组	120	140	162	184	132	128	177	143	181

4. 某医生为了评价某安眠药的疗效,随机选取 20 名失眠患者,将其随机分成两组,每组 10 人。分别给予安眠药和安慰剂,观察睡眠时间长度结果见实训表 4－8。试评价该药的催眠作用是否与安慰剂不同。

实训表 4－8　患者服药前后的睡眠时间(h)

安眠药组			安慰剂组		
受试者	治疗前	治疗后	受试者	治疗前	治疗后
1	3.5	4.7	1	4.0	5.4
2	3.3	4.4	2	3.5	4.7
3	3.2	4.0	3	3.2	5.2
4	4.5	5.2	4	3.2	4.8
5	4.3	5.0	5	3.3	4.6
6	3.2	4.3	6	3.4	4.9
7	4.2	5.1	7	2.7	3.8
8	5.0	6.5	8	4.8	6.1
9	4.3	4.0	9	4.5	5.9
10	3.6	4.7	10	3.8	4.9

(肖焕波　黎逢保)

实训五　率的假设检验

一、目的要求

(1)掌握率的假设检验方法与步骤。

(2)熟悉 χ^2 检验应用条件及结果判断方法。

(3)学会根据资料特点选择检验方法。

二、实训准备

计算器,装有 SPSS 软件的电脑。

三、操作演示

【实训案例 5-1】　某年某院一位医生通过两种方法治疗贫血,结果见实训表 5-1。请问两种方法治疗贫血是否有差异。

实训表 5-1　两药治疗贫血有效率的比较

级别	有效人数	无效人数	合计	有效率(%)
试验组	43	10	53	81.13
对照组	40	16	56	71.43
合计	83	26	109	76.15

解析:

(1)实训表 5-1 显示的资料属于分类变量资料,可使用两样本率的 μ 检验或两组资料比较的 χ^2 检验解决。

(2)也可利用 SPSS 软件解决,具体操作过程参见教材第十一章第四节内容。

【实训案例 5-2】　有 205 份咽喉涂抹标本,把每份标本依同样的条件分别接种于甲、乙两种白喉杆菌培养基上,观察白喉杆菌生长的情况,观察结果如实训表 5-2。问两种培养基的阳性率有无差别。

实训表 5-2　甲乙种培养法的比较

乙种培养法	甲种培养法		合计
	+	−	
+	36	24	60
−	10	135	145
合计	46	159	205

解析：

(1)实训表 5-2 显示的资料属于分类变量资料,可使用配对比较的 χ^2 检验解决。

(2)也可利用 SPSS 软件解决,具体操作过程参见教材第十一章第四节内容。

四、实训内容

1.已知某药的治愈率为 60%,现欲研究在用此药的同时加用维生素 C 是否有增效的作用,某医生抽取 10 名患者试用此药加用维生素 C,结果 8 人治愈。请做统计分析。

2.对某疾病采用常规治疗,其治愈率为 45%。现改用新的治疗方法,并随机抽取 180 名该疾病患者进行了新疗法的治疗,治愈 117 人。问新治疗方法是否比常规疗法的效果好。

3.研究不同性别的大学生 HBV 感染对其心理行为的影响,得到结果如实训表 5-3。试比较男、女不同性别的大学生在心理行为方面的影响是否相同。

实训表 5-3 不同性别的大学生 HBV 感染在心理行为方面的影响

性别	有影响人数	无影响人数
男	250	320
女	246	213

4.某医师欲比较胞磷胆碱与神经节苷酯治疗脑血管疾病的疗效,将 78 例脑血管疾病患者随机分为两组,结果见实训表 5-4。问两种药物治疗脑血管疾病的有效率是否相等。

实训表 5-4 两种药物治疗脑血管疾病有效率的比较

组别	有效	无效	合计	有效率(%)
胞磷胆碱	46	6	52	88.46
神经节苷酯	18	8	26	69.23
合计	64	14	78	82.03

5.某实验室分别用乳胶凝集法和免疫荧光法对 58 名可疑系统红斑狼疮患者血清中抗核抗体进行测定,结果见实训表 5-5。问两种方法的检测结果有无差别。

实训表 5-5 两种方法的检测结果

| 免疫荧光法 | 乳胶凝集法 | | 合计 |
	+	-	
+	11	12	23
-	2	33	35
合计	13	45	58

6.某医师研究物理疗法、药物治疗和外用膏药三种疗法治疗周围性面神经麻痹的疗效,资料见实训表 5-6。问三种疗法的有效率有无差别。

实训表 5 - 6　三种疗法有效率的比较

组别	有效	无效	合计	有效率(%)
物理疗法	199	7	206	96.60
药物治疗	164	18	182	90.11
外用膏药	118	26	144	81.94
合计	481	51	532	90.41

（彭克林　黎逢保）

实训六　相关与回归分析

一、目的要求

(1)掌握相关与回归分析的方法。

(2)熟悉相关系数与回归系数的假设检验方法。

(3)学会用工具完成相关回归分析。

二、实训准备

计算器,装有 SPSS 软件的电脑。

三、操作演示

【实训案例 6-1】　请用 SPSS 软件完成教材例 10-1 的相关回归分析。

解析:

(1)建立数据文件:打开 SPSS 软件,以体重为 x,数值型,以心脏横径为 y,数值型,录入数据,数据文件见实训图 6-1。

文件(F)	编辑(E)	视图(V)	数据(D)	转换(T)	分析(A)	直销(M)	图形(G)	实用程序(U)	窗口(W)	帮助

16：体重x

	编号	体重x	心脏横径y	变量	变量	变量	变量	变量	变量
1	1	25.50	9.20						
2	2	19.50	7.80						
3	3	24.00	9.40						
4	4	20.50	8.60						
5	5	25.00	9.00						
6	6	22.00	8.80						
7	7	21.50	9.00						
8	8	23.50	9.40						
9	9	26.50	9.70						
10	10	23.50	8.80						
11	11	22.00	8.50						
12	12	20.00	8.20						
13	13	28.00	9.90						
14									

实训图 6-1　数据录入窗口

(2)绘制散点图:在"图形"(Graph)菜单选择"简单散点图"(Simple Scatterplot),以体重为 x 轴,以心脏横径为 y 轴,如实训图 6-2(1),点击确定,即得散点图,见实训图 6-2(2)。可见,这13名8岁健康男童的体重与心脏横径之间存在有直线关系。

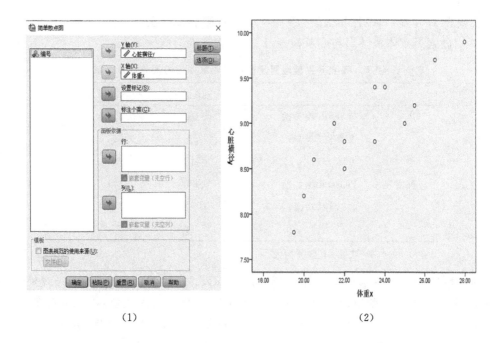

(1)　　　　　　　　　　　　　　　　(2)

实训图 6-2　13 名 8 岁健康男童体重与心脏横径的散点图

（3）计算相关系数：在"分析"（Analyze）菜单，选择"相关"（Correlate），如实训图 6-3（1）所示；弹出双变量相关分析对话框，如实训图 6-3（2）所示，将"体重"和"心脏横径"选入变量对话框，勾选相关系数"Pearson"，"双侧检验"等内容，点击"确定"，即得相关系数。

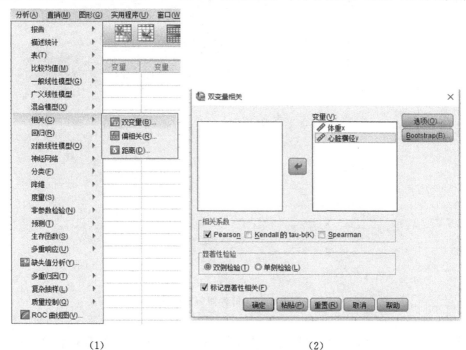

(1)　　　　　　　　　　　　　　　　(2)

实训图 6-3　相关分析对话框

实训表 6-1 显示,线性相关系数 $r=0.893$,双侧显著性检验 $P=0.000<0.01$,说明 13 名 8 岁健康男童体重(kg)与心脏横径(L)之间存在有直线关系。

实训表 6-1　13 名 8 岁健康男童体重与心脏横径的相关性分析结果

		体重 x	心脏横径 y
体重 x	Pearson 相关性	1	0.893**
	显著性(双侧)		0.000
	N	13	13
心脏横径 y	Pearson 相关性	0.893**	1
	显著性(双侧)	0.000	
	N	13	13

** . 在 0.01 水平(双侧)上显著相关。

(4)确定回归方程:执行菜单操作"分析(Analyze)—回归(Regression)—线性回归(Linear Regression)",弹出线性回归对话框,选择心脏横径为因变量,体重为自变量,如实训图 6-4(1);点击右侧"统计量"按钮,进入线性回归统计量操作界面,如实训图 6-4(2),勾选"估计"(Estimates)、"置信区间"(Confidence Intervals)、"Model fit"(模拟拟合度)、"R 方调整"(R squared change)等统计内容,然后点击"继续",返回对话框,点击"确定"按钮,即得分析结果。

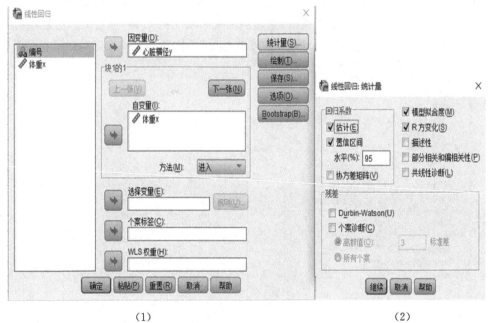

(1)　　　　　　　　　　　　　　　(2)

实训图 6-4　线性回归对话框

实训表 6-2 显示了线性回归分析结果,模型拟合显示该模型修改系数 R 为 0.893,决定系数 R^2 为 0.798,校正决定系数为 0.779。

实训表 6-2　线性回归分析结果

模型汇总

模型	R	R 方	调整 R 方	标准估计的误差	R 方更改	F 更改	df 1	df 2	Sig. F 更改
					更改统计量				
1	0.893[a]	0.798	0.779	0.27763	0.798	43.390	1	11	0.000

a. 预测变量:(常量)、体重 x。

Anova[b]

模型		平方和	df	均方	F	Sig.
1	回归	3.344	1	3.344	43.390	0.000[a]
	残差	0.848	11	0.077		
	总计	4.192	12			

a. 预测变量:(常量)、体重 x。　　b. 因变量:心脏横径 y。

系数[a]

模型		非标准化系数		标准系数	t	Sig.
		B	标准误差	试用版		
1	(常量)	4.212	0.723		5.828	0.000
	体重 x	0.204	0.031	0.893	6.687	0.000

a. 因变量:心脏横径 y。

模型检验的方差分析结果中,$F=43.390$,$P=0.000$,提示回归方程有统计学意义。

系数检验结果显示,体重变量 t 检验 $t=6.687$,$P=0.000$,有统计学意义;常数项 $a=4.212$,回归系数 $b=0.204$。因此回归方程可表达为:$\hat{y}=4.212+0.204x$。

四、实训内容

1. 某地方病研究所调查了 8 名正常儿童的尿肌酐含量(mmol/24h),见实训表 6-3。

(1)绘制散点图,计算线性相关系数并做假设检验。

(2)估计尿肌酐含量对其年龄的回归方程。

实训表 6-3　8 名正常儿童的年龄(岁)与尿肌酐含量(mmol/24h)

编号	1	2	3	4	5	6	7	8
年龄	13	11	9	6	8	10	12	7
尿肌酐含量	3.54	3.01	3.09	2.48	2.56	3.36	3.18	2.65

2. 已知体温升高会使脉搏加快。为研究两者之间的关系,对 56 名发热患者同时测量体温(℃)与脉搏(次/分),结果见实训表 6-4。

表 6－4　56 名发热患者的体温（℃）与脉搏（次/分）测量表

编号	体温	脉搏	编号	体温	脉搏	编号	体温	脉搏	编号	体温	脉搏
1	36.5	67	15	38.2	84	29	39.5	97	43	40.1	103
2	37.0	72	16	38.4	86	30	39.3	95	44	40.4	106
3	37.5	77	17	38.2	84	31	39.6	98	45	40.0	102
4	37.8	80	18	38.5	87	32	39.4	96	46	40.5	107
5	38.0	82	19	38.8	90	33	39.9	101	47	41.0	113
6	38.4	86	20	38.9	91	34	39.3	95	48	40.2	104
7	38.5	87	21	38.7	89	35	39.6	98	49	40.8	110
8	38.8	90	22	38.6	88	36	39.5	97	50	40.7	109
9	38.3	85	23	38.0	83	37	40.0	103	51	40.0	102
10	37.2	74	24	38.5	87	38	40.2	104	52	40.7	109
11	37.9	84	25	38.9	91	39	40.3	105	53	40.6	108
12	37.8	80	26	39.2	94	40	40.8	110	54	40.3	105
13	37.6	78	27	39.4	96	41	40.7	109	55	40.2	104
14	38.0	82	28	39.6	98	42	39.5	97	56	40.1	103

(1)绘制散点图,计算相关系数,判断体温与脉搏之间是否存在有线性相关关系。

(2)确定回归方程。

(3)验证临床上近似计算公式:体温升高 1℃,脉搏增加 10 次/分。

（黎逢保）

主要参考文献

［1］方积乾.卫生统计学［M］.7 版.北京：人民卫生出版社,2013.

［2］朱启星.卫生学［M］.8 版.北京：人民卫生出版社,2013.

［3］刘明清,王万荣.预防医学［M］.5 版.北京：人民卫生出版社,2014.

［4］马斌荣.医学统计学［M］.3 版.北京：人民卫生出版社,2001.

［5］郭秀花,范群.医学统计学［M］.南京：江苏科学技术出版社,2011.

［6］李康,贺佳.医学统计学［M］.6 版.北京：人民卫生出版社,2013.

［7］景学安.医学统计学［M］.南京：江苏凤凰科学技术出版社,2013.

［8］吴建勇.医学统计与统计软件［M］.西安：西安交通大学出版社,2013.

附　　录

附表1　标准正态分布曲线下的面积

[本表为自 $-\infty$ 到 $-u$ 的面积 $\Phi(-u)$，$\Phi(u) = 1 - \Phi(-u)$]

u	0.00	0.01	0.02	0.03	0.04	0.05	0.06	0.07	0.08	0.09
−3.0	0.0013	0.0013	0.0013	0.0012	0.0012	0.0011	0.0011	0.0011	0.0010	0.0010
−2.9	0.0019	0.0018	0.0018	0.0017	0.0016	0.0016	0.0015	0.0015	0.0014	0.0014
−2.8	0.0026	0.0025	0.0024	0.0023	0.0023	0.0022	0.0021	0.0021	0.0020	0.0019
−2.7	0.0035	0.0034	0.0033	0.0032	0.0031	0.0030	0.0029	0.0028	0.0027	0.0026
−2.6	0.0047	0.0045	0.0044	0.0043	0.0041	0.0040	0.0039	0.0038	0.0037	0.0036
−2.5	0.0062	0.0060	0.0059	0.0057	0.0055	0.0054	0.0052	0.0051	0.0049	0.0048
−2.4	0.0082	0.0080	0.0078	0.0075	0.0073	0.0071	0.0069	0.0068	0.0066	0.0064
−2.3	0.0107	0.0104	0.0102	0.0099	0.0096	0.0094	0.0091	0.0089	0.0087	0.0084
−2.2	0.0139	0.0136	0.0132	0.0129	0.0125	0.0122	0.0119	0.0116	0.0113	0.0110
−2.1	0.0179	0.0174	0.0170	0.0166	0.0162	0.0158	0.0154	0.0150	0.0146	0.0143
−2.0	0.0228	0.0222	0.0217	0.0212	0.0207	0.0202	0.0197	0.0192	0.0188	0.0183
−1.9	0.0287	0.0281	0.0274	0.0268	0.0262	0.0256	0.0250	0.0244	0.0239	0.0233
−1.8	0.0359	0.0351	0.0344	0.0336	0.0329	0.0322	0.0314	0.0307	0.0301	0.0294
−1.7	0.0446	0.0436	0.0427	0.0418	0.0409	0.0401	0.0392	0.0384	0.0375	0.0367
−1.6	0.0548	0.0537	0.0526	0.0516	0.0505	0.0495	0.0485	0.0475	0.0465	0.0455
−1.5	0.0668	0.0655	0.0643	0.0630	0.0618	0.0606	0.0594	0.0582	0.0571	0.0559
−1.4	0.0808	0.0793	0.0778	0.0764	0.0749	0.0735	0.0721	0.0708	0.0694	0.0681
−1.3	0.0968	0.0951	0.0934	0.0918	0.0901	0.0885	0.0869	0.0853	0.0838	0.0823
−1.2	0.1151	0.1131	0.1112	0.1093	0.1075	0.1056	0.1038	0.1020	0.1003	0.0985
−1.1	0.1357	0.1335	0.1314	0.1292	0.1271	0.1251	0.1230	0.1210	0.1190	0.1170
−1.0	0.1587	0.1562	0.1539	0.1515	0.1492	0.1469	0.1446	0.1423	0.1401	0.1379
−0.9	0.1841	0.1814	0.1788	0.1762	0.1736	0.1711	0.1685	0.1660	0.1635	0.1611
−0.8	0.2119	0.2090	0.2061	0.2033	0.2005	0.1977	0.1949	0.1922	0.1894	0.1867
−0.7	0.2420	0.2389	0.2358	0.2327	0.2296	0.2266	0.2236	0.2206	0.2177	0.2148
−0.6	0.2743	0.2709	0.2676	0.2643	0.2611	0.2578	0.2546	0.2514	0.2483	0.2451
−0.5	0.3085	0.3050	0.3015	0.2981	0.2946	0.2912	0.2877	0.2843	0.2810	0.2776
−0.4	0.3446	0.3409	0.3372	0.3336	0.3300	0.3264	0.3228	0.3192	0.3156	0.3121
−0.3	0.3821	0.3783	0.3745	0.3707	0.3669	0.3632	0.3594	0.3557	0.3520	0.3483
−0.2	0.4207	0.4186	0.4129	0.4090	0.4052	0.4013	0.3974	0.3936	0.3897	0.3859
−0.1	0.4602	0.4562	0.4522	0.4483	0.4443	0.4404	0.4364	0.4325	0.4286	0.4247
−0.0	0.5000	0.4960	0.4920	0.4880	0.4840	0.4801	0.4761	0.4721	0.4681	0.4641

附表2 t 分布临界值表

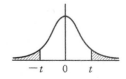

自由度 v	概率 P									
	单侧 $P(1)$：| 0.25	0.20	0.10	0.05	0.025	0.01	0.005	0.0025	0.001	0.0005
	双侧 $P(2)$：| 0.50	0.40	0.20	0.10	0.05	0.02	0.01	0.005	0.002	0.001
1		1.000	1.376	3.078	6.314	12.706	31.821	63.657	127.321	318.309	636.619
2		0.816	1.061	1.886	2.920	4.303	6.965	9.925	14.089	22.327	31.599
3		0.765	0.978	1.638	2.353	3.182	4.541	5.841	7.453	10.215	12.924
4		0.741	0.941	1.533	2.132	2.776	3.747	4.604	5.598	7.173	8.610
5		0.727	0.920	1.476	2.015	2.571	3.365	4.032	4.773	5.893	6.869
6		0.718	0.906	1.440	1.943	2.447	3.143	3.707	4.317	5.208	5.959
7		0.711	0.896	1.415	1.895	2.365	2.998	3.499	4.029	4.785	5.408
8		0.706	0.889	1.397	1.860	2.306	2.896	3.355	3.833	4.501	5.041
9		0.703	0.883	1.383	1.833	2.262	2.821	3.250	3.690	4.297	4.781
10		0.700	0.879	1.372	1.812	2.228	2.764	3.169	3.581	4.144	4.587
11		0.697	0.876	1.363	1.796	2.201	2.718	3.106	3.497	4.025	4.437
12		0.695	0.873	1.356	1.782	2.179	2.681	3.055	3.428	3.930	4.318
13		0.694	0.870	1.350	1.771	2.160	2.650	3.012	3.372	3.852	4.221
14		0.692	0.868	1.345	1.761	2.145	2.624	2.977	3.326	3.787	4.140
15		0.691	0.866	1.341	1.753	2.131	2.602	2.947	3.286	3.733	4.073
16		0.690	0.865	1.337	1.746	2.120	2.583	2.921	3.252	3.686	4.015
17		0.689	0.863	1.333	1.740	2.110	2.567	2.898	3.222	3.646	3.965
18		0.688	0.862	1.330	1.734	2.101	2.552	2.878	3.197	3.610	3.922
19		0.688	0.861	1.328	1.729	2.093	2.539	2.861	3.174	3.579	3.883
20		0.687	0.860	1.325	1.725	2.086	2.528	2.845	3.153	3.552	3.850
21		0.686	0.859	1.323	1.721	2.080	2.518	2.831	3.135	3.527	3.819
22		0.686	0.858	1.321	1.717	2.074	2.508	2.819	3.119	3.505	3.792

自由度 υ	概率 P									
	单侧 P(1)：	0.25	0.20	0.10	0.05	0.025	0.01	0.005	0.0025	0.001	0.0005
	双侧 P(2)：	0.50	0.40	0.20	0.10	0.05	0.02	0.01	0.005	0.002	0.001
23		0.685	0.858	1.319	1.714	2.069	2.500	2.807	3.104	3.485	3.768
24		0.685	0.857	1.318	1.711	2.064	2.492	2.797	3.091	3.467	3.745
25		0.684	0.856	1.316	1.708	2.060	2.485	2.787	3.078	3.450	3.725
26		0.684	0.856	1.315	1.706	2.056	2.479	2.779	3.067	3.435	3.707
27		0.684	0.855	1.314	1.703	2.052	2.473	2.771	3.057	3.421	3.690
28		0.683	0.855	1.313	1.701	2.048	2.467	2.763	3.047	3.408	3.674
29		0.683	0.854	1.311	1.699	2.045	2.462	2.756	3.038	3.396	3.659
30		0.683	0.854	1.310	1.697	2.042	2.457	2.750	3.030	3.385	3.646
31		0.682	0.853	1.309	1.696	2.040	2.453	2.744	3.022	3.375	3.633
32		0.682	0.853	1.309	1.694	2.037	2.449	2.738	3.015	3.365	3.622
33		0.682	0.853	1.308	1.692	2.035	2.445	2.733	3.008	3.356	3.611
34		0.682	0.852	1.307	1.691	2.032	2.441	2.728	3.002	3.348	3.601
35		0.682	0.852	1.306	1.690	2.030	2.438	2.724	2.996	3.340	3.591
36		0.681	0.852	1.306	1.688	2.028	2.434	2.719	2.990	3.333	3.582
37		0.681	0.851	1.305	1.687	2.026	2.431	2.715	2.985	3.326	3.574
38		0.681	0.851	1.304	1.686	2.024	2.429	2.712	2.980	3.319	3.566
39		0.681	0.851	1.304	1.685	2.023	2.426	2.708	2.976	3.313	3.558
40		0.681	0.851	1.303	1.684	2.021	2.423	2.704	2.971	3.307	3.551
50		0.679	0.849	1.299	1.676	2.009	2.403	2.678	2.937	3.261	3.496
60		0.679	0.848	1.296	1.671	2.000	2.390	2.660	2.915	3.232	3.460
70		0.678	0.847	1.294	1.667	1.994	2.381	2.648	2.899	3.211	3.435
80		0.678	0.846	1.292	1.664	1.990	2.374	2.639	2.887	3.195	3.416
90		0.677	0.846	1.291	1.662	1.987	2.368	2.632	2.878	3.183	3.402
100		0.677	0.845	1.290	1.660	1.984	2.364	2.626	2.871	3.174	3.390
200		0.676	0.843	1.286	1.653	1.972	2.345	2.601	2.839	3.131	3.340
500		0.675	0.842	1.283	1.648	1.965	2.334	2.586	2.820	3.107	3.310
1000		0.675	0.842	1.282	1.646	1.962	2.330	2.581	2.813	3.098	3.300
∞		0.6745	0.8416	1.2816	1.6449	1.9600	2.3263	2.5758	2.8070	3.0902	3.2905

注：表上右上角图中的阴影部分表示概率 P。

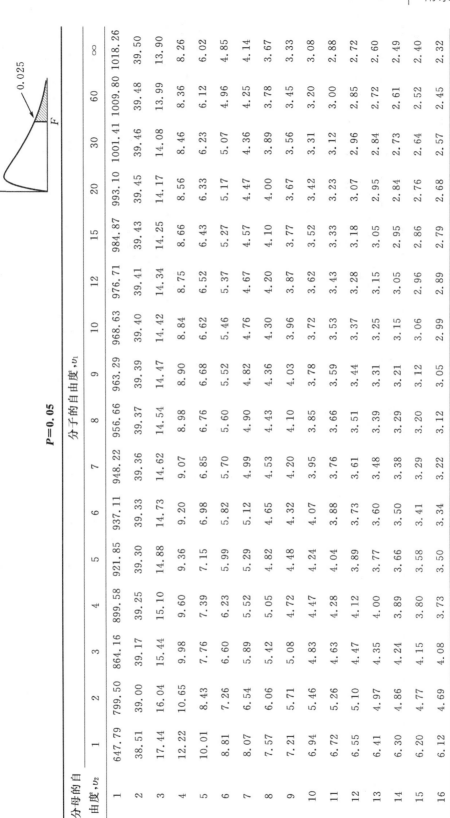

附表 3 F 分布临界值表（双侧检验，方差齐性检验用）

P=0.05

分母的自由度，υ_2	分子的自由度，υ_1															
	1	2	3	4	5	6	7	8	9	10	12	15	20	30	60	∞
1	647.79	799.50	864.16	899.58	921.85	937.11	948.22	956.66	963.29	968.63	976.71	984.87	993.10	1001.41	1009.80	1018.26
2	38.51	39.00	39.17	39.25	39.30	39.33	39.36	39.37	39.39	39.40	39.41	39.43	39.45	39.46	39.48	39.50
3	17.44	16.04	15.44	15.10	14.88	14.73	14.62	14.54	14.47	14.42	14.34	14.25	14.17	14.08	13.99	13.90
4	12.22	10.65	9.98	9.60	9.36	9.20	9.07	8.98	8.90	8.84	8.75	8.66	8.56	8.46	8.36	8.26
5	10.01	8.43	7.76	7.39	7.15	6.98	6.85	6.76	6.68	6.62	6.52	6.43	6.33	6.23	6.12	6.02
6	8.81	7.26	6.60	6.23	5.99	5.82	5.70	5.60	5.52	5.46	5.37	5.27	5.17	5.07	4.96	4.85
7	8.07	6.54	5.89	5.52	5.29	5.12	4.99	4.90	4.82	4.76	4.67	4.57	4.47	4.36	4.25	4.14
8	7.57	6.06	5.42	5.05	4.82	4.65	4.53	4.43	4.36	4.30	4.20	4.10	4.00	3.89	3.78	3.67
9	7.21	5.71	5.08	4.72	4.48	4.32	4.20	4.10	4.03	3.96	3.87	3.77	3.67	3.56	3.45	3.33
10	6.94	5.46	4.83	4.47	4.24	4.07	3.95	3.85	3.78	3.72	3.62	3.52	3.42	3.31	3.20	3.08
11	6.72	5.26	4.63	4.28	4.04	3.88	3.76	3.66	3.59	3.53	3.43	3.33	3.23	3.12	3.00	2.88
12	6.55	5.10	4.47	4.12	3.89	3.73	3.61	3.51	3.44	3.37	3.28	3.18	3.07	2.96	2.85	2.72
13	6.41	4.97	4.35	4.00	3.77	3.60	3.48	3.39	3.31	3.25	3.15	3.05	2.95	2.84	2.72	2.60
14	6.30	4.86	4.24	3.89	3.66	3.50	3.38	3.29	3.21	3.15	3.05	2.95	2.84	2.73	2.61	2.49
15	6.20	4.77	4.15	3.80	3.58	3.41	3.29	3.20	3.12	3.06	2.96	2.86	2.76	2.64	2.52	2.40
16	6.12	4.69	4.08	3.73	3.50	3.34	3.22	3.12	3.05	2.99	2.89	2.79	2.68	2.57	2.45	2.32

续表

分子的自由度，ν_1

分母的自由度，ν_2	1	2	3	4	5	6	7	8	9	10	12	15	20	30	60	∞
17	6.04	4.62	4.01	3.66	3.44	3.28	3.16	3.06	2.98	2.92	2.82	2.72	2.62	2.50	2.38	2.25
18	5.98	4.56	3.95	3.61	3.38	3.22	3.10	3.01	2.93	2.87	2.77	2.67	2.56	2.44	2.32	2.19
19	5.92	4.51	3.90	3.56	3.33	3.17	3.05	2.96	2.88	2.82	2.72	2.62	2.51	2.39	2.27	2.13
20	5.87	4.46	3.86	3.51	3.29	3.13	3.01	2.91	2.84	2.77	2.68	2.57	2.46	2.35	2.22	2.09
21	5.83	4.42	3.82	3.48	3.25	3.09	2.97	2.87	2.80	2.73	2.64	2.53	2.42	2.31	2.18	2.04
22	5.79	4.38	3.78	3.44	3.22	3.05	2.93	2.84	2.76	2.70	2.60	2.50	2.39	2.27	2.14	2.00
23	5.75	4.35	3.75	3.41	3.18	3.02	2.90	2.81	2.73	2.67	2.57	2.47	2.36	2.24	2.11	1.97
24	5.72	4.32	3.72	3.38	3.15	2.99	2.87	2.78	2.70	2.64	2.54	2.44	2.33	2.21	2.08	1.94
25	5.69	4.29	3.69	3.35	3.13	2.97	2.85	2.75	2.68	2.61	2.51	2.41	2.30	2.18	2.05	1.91
26	5.66	4.27	3.67	3.33	3.10	2.94	2.82	2.73	2.65	2.59	2.49	2.39	2.28	2.16	2.03	1.88
27	5.63	4.24	3.65	3.31	3.08	2.92	2.80	2.71	2.63	2.57	2.47	2.36	2.25	2.13	2.00	1.85
28	5.61	4.22	3.63	3.29	3.06	2.90	2.78	2.69	2.61	2.55	2.45	2.34	2.23	2.11	1.98	1.83
29	5.59	4.20	3.61	3.27	3.04	2.88	2.76	2.67	2.59	2.53	2.43	2.32	2.21	2.09	1.96	1.81
30	5.57	4.18	3.59	3.25	3.03	2.87	2.75	2.65	2.57	2.51	2.41	2.31	2.20	2.07	1.94	1.79
40	5.42	4.05	3.46	3.13	2.90	2.74	2.62	2.53	2.45	2.39	2.29	2.18	2.07	1.94	1.80	1.64
60	5.29	3.93	3.34	3.01	2.79	2.63	2.51	2.41	2.33	2.27	2.17	2.06	1.94	1.82	1.67	1.48
120	5.15	3.80	3.23	2.89	2.67	2.52	2.39	2.30	2.22	2.16	2.05	1.94	1.82	1.69	1.53	1.31
∞	5.02	3.69	3.12	2.79	2.57	2.41	2.29	2.19	2.11	2.05	1.94	1.83	1.71	1.57	1.39	1.00

附表 4　百分率的可信区间

上行:95%可信区间　　　　下行:99%可信区间

x

n	0	1	2	3	4	5	6	7	8	9	10	11	12	13	14	15	16	17	18	19	20	21	22	23	24	25
1	0~98																									
	0~100																									
2	0~84	1~99																								
	0~93	0~100																								
3	0~71	1~91	9~99																							
	0~83	0~96	4~100																							
4	0~60	1~81	7~93																							
	0~73	0~89	3~97																							
5	0~52	1~72	5~85	15~95																						
	0~65	0~81	2~92	8~98																						
6	0~46	0~64	4~78	12~88																						
	0~59	0~75	2~86	7~93																						
7	0~41	0~58	4~71	10~82	18~90																					
	0~53	0~68	2~80	6~88	12~94																					
8	0~37	0~53	3~65	9~76	16~84																					
	0~48	0~63	1~74	5~83	10~90																					
9	0~34	0~48	3~60	7~70	14~79	21~86																				
	0~45	0~59	1~69	4~78	9~85	15~91																				
10	0~31	0~45	3~56	7~65	12~74	19~81																				
	0~41	0~54	1~65	4~74	8~81	13~87																				
11	0~28	0~41	2~52	6~61	11~69	17~77	23~83																			
	0~38	0~51	1~61	3~69	7~77	11~83	17~89																			
12	0~26	0~38	2~48	5~57	10~65	15~72	21~79																			
	0~36	0~48	1~57	3~66	6~73	10~79	15~85																			

续表

n	0	1	2	3	4	5	6	7	8	9	10	11	12	13	14	15	16	17	18	19	20	21	22	23	24	25
13	0~25	0~36	2~45	5~54	9~61	14~68	19~75	25~81																		
	0~34	0~45	1~54	3~62	6~69	9~76	14~81	19~86																		
14	0~23	0~34	2~43	5~51	8~58	13~65	18~71	23~77																		
	0~32	0~42	1~51	3~59	5~66	9~72	13~78	17~83																		
15	0~22	0~32	2~41	4~48	8~55	12~62	16~68	21~73	27~79																	
	0~30	0~40	1~49	2~56	5~63	8~69	12~74	16~79	21~84																	
16	0~21	0~30	2~38	4~46	7~52	11~59	15~65	20~70	25~75																	
	0~28	0~38	1~46	2~53	5~60	8~66	11~71	15~76	19~81																	
17	0~20	0~29	2~36	4~43	7~50	10~56	14~62	18~67	23~72	28~77																
	0~27	0~36	1~44	2~51	4~57	7~63	10~69	14~74	18~78	22~82																
18	0~19	0~27	1~35	4~41	6~48	10~54	13~59	17~64	22~69	26~74																
	0~26	0~35	1~42	2~49	4~55	7~61	10~66	13~71	17~75	21~79																
19	0~18	0~26	1~33	3~40	6~46	9~51	13~57	16~62	20~67	24~71	29~76															
	0~24	0~33	1~40	2~47	4~53	7~58	9~63	12~68	16~73	19~77	23~81															
20	0~17	0~25	1~32	3~38	6~44	9~49	12~54	15~59	19~64	23~69	27~73															
	0~23	0~32	1~39	2~45	4~51	6~56	9~61	11~66	15~70	18~74	22~78															
21	0~16	0~24	1~30	3~36	5~42	8~47	11~52	15~57	18~62	22~66	26~70	30~74														
	0~22	0~30	1~37	2~43	4~49	5~54	8~59	11~63	14~68	17~71	21~76	24~80														
22	0~15	0~2	1~29	3~35	5~40	8~45	11~50	14~55	17~59	21~64	24~68	28~72														
	0~21	0~293	1~36	2~42	3~47	5~52	8~57	10~61	13~66	16~70	20~73	23~77														
23	0~15	0~22	1~28	3~34	5~39	8~44	10~48	13~53	16~57	20~62	23~66	27~69	31~73													
	0~21	0~28	1~35	2~40	3~45	5~50	7~55	10~59	13~63	15~67	19~71	22~75	25~78													
24	0~14	0~21	1~27	3~32	5~37	7~42	10~47	13~51	16~55	19~59	22~63	26~67	29~71													
	0~20	0~27	0~33	2~39	3~44	5~49	7~53	9~57	12~61	15~65	18~69	21~73	24~76													

n	0	1	2	3	4	5	6	7	8	9	10	11	12	13	14	15	16	17	18	19	20	21	22	23	24	25
25	0~14	0~20	1~26	3~31	5~36	7~41	9~45	12~49	15~54	18~58	21~61	24~65	28~69	31~72												
	0~19	0~26	0~32	1~37	3~42	5~47	7~51	9~56	11~60	14~63	17~67	20~71	23~74	26~77												
26	0~13	0~20	1~25	2~30	4~35	6~40	9~44	11~48	14~52	16~56	19~60	22~63	27~67	30~70												
	0~18	0~25	0~31	1~36	3~41	5~46	7~50	9~54	11~58	14~61	17~65	20~69	23~74	26~77												
27	0~13	0~19	1~24	2~29	4~34	6~38	9~42	11~46	14~50	16~54	19~58	22~61	25~65	29~68	32~71											
	0~18	0~24	0~29	1~34	3~40	4~44	6~48	8~52	10~57	13~60	15~63	18~67	21~70	24~73	27~76											
28	0~12	0~18	1~24	2~28	4~33	6~37	8~41	10~45	13~49	16~52	18~56	21~59	25~63	28~66	31~69											
	0~17	0~24	0~29	1~33	2~37	4~42	6~46	8~49	10~53	12~56	15~60	18~63	20~68	23~71	26~74											
29	0~12	0~18	1~23	2~27	4~32	6~36	8~40	10~44	13~47	15~51	18~54	21~58	24~61	26~64	30~68	33~71										
	0~17	0~23	0~28	1~33	2~37	4~42	6~46	8~49	10~53	12~57	14~60	17~63	19~66	22~70	25~72	28~75										
30	0~12	0~17	1~22	2~27	4~31	6~35	8~39	10~42	12~46	15~49	17~53	20~56	23~59	26~63	28~66	31~69										
	0~17	0~23	0~28	1~32	2~36	4~40	5~44	7~48	9~52	11~55	14~58	16~62	19~65	21~68	24~71	27~74										
31	0~11	0~17	1~22	2~26	4~30	6~34	8~38	10~41	12~45	14~48	17~51	19~55	22~58	25~61	27~64	30~67	33~70									
	0~16	0~22	0~27	1~31	2~35	4~39	5~43	7~47	9~50	11~54	13~57	16~60	18~63	20~66	23~69	26~72	28~75									
32	0~11	0~16	1~21	1~25	4~29	5~33	7~36	9~40	12~43	14~47	16~50	19~53	21~56	24~59	26~62	29~65	32~68									
	0~16	0~21	0~27	1~30	2~34	3~38	5~42	7~46	8~49	10~52	13~56	15~59	17~62	19~65	22~67	25~70	27~73									
33	0~11	0~15	1~20	2~24	3~28	5~32	7~36	9~39	11~42	13~46	16~49	18~52	20~55	23~58	26~61	28~64	31~67	34~69								
	0~15	0~20	0~25	1~30	2~34	3~37	5~41	6~44	8~48	10~51	12~54	14~57	17~60	19~63	21~66	24~69	26~71	29~74								
34	0~11	0~15	1~20	2~23	3~28	5~31	7~35	9~38	11~41	13~44	15~48	17~51	20~54	22~56	24~59	27~62	30~65	32~68								
	0~15	0~20	0~25	1~29	2~33	3~36	4~40	6~43	8~47	10~50	12~53	14~56	16~59	18~62	21~64	23~67	25~70	28~72								
35	0~10	0~15	1~19	2~23	3~27	5~30	7~34	8~37	10~40	13~43	15~46	17~49	19~52	22~55	24~58	26~61	29~63	31~66	34~69							
	0~15	0~20	0~24	1~28	2~32	3~35	5~39	6~42	8~45	10~49	12~52	14~55	16~57	18~60	20~63	22~66	24~68	27~71	29~73							
36	0~10	0~14	1~19	2~22	3~26	5~29	6~33	8~36	10~39	12~42	14~45	16~48	19~51	21~54	23~57	26~59	28~62	30~65	33~67							
	0~14	0~19	0~23	1~27	2~31	3~35	4~38	6~41	8~44	9~47	11~50	13~53	15~56	17~59	19~62	22~64	23~67	26~69	28~72							
37	0~10	0~14	1~18	2~22	3~25	5~28	6~32	8~35	10~38	11~41	13~44	16~47	18~50	20~53	23~55	25~58	27~61	30~63	32~66	34~68						
	0~13	0~18	1~23	2~30	3~34	4~37	6~40	7~43	9~46	11~49	13~52	15~55	17~58	19~62	21~65	23~68	25~68	28~70	30~73							

续表

表中 x 为横标目，n 为纵标目。每个 n 对应两行（上行为 95%、下行为 99% 可信区间，单位：%）。

n	0	1	2	3	4	5	6	7	8	9	10	11	12	13	14	15	16	17	18	19	20	21	22	23	24	25
38	0~10	0~14	1~18	2~21	3~25	5~28	6~32	8~34	10~37	11~40	13~43	15~46	18~49	20~51	22~54	24~57	26~59	29~62	31~64	33~67						
	0~13	0~18	0~22	1~26	2~30	3~33	4~36	6~39	7~42	9~45	11~48	12~51	14~54	16~56	18~59	20~62	22~64	25~66	27~69	29~71						
39	0~9	0~14	1~17	2~21	3~24	4~27	6~30	7~33	9~36	11~38	13~41	15~44	17~47	19~49	21~52	23~54	25~57	27~59	29~62	32~64	34~66					
	0~13	0~18	0~21	1~25	2~29	3~32	4~35	6~38	7~41	9~44	10~47	12~50	14~53	16~55	18~58	20~60	22~63	24~65	26~68	28~70	30~72					
40	0~9	0~13	1~17	2~21	3~24	4~27	6~30	7~32	9~35	10~38	13~41	15~44	17~47	19~49	21~52	23~54	25~57	27~59	29~62	32~64	34~66					
	0~12	0~17	0~21	1~25	2~28	3~32	4~35	5~38	7~40	9~43	10~46	12~49	14~52	16~54	17~57	19~59	21~61	23~64	25~66	27~68	30~71					
41	0~9	0~13	1~17	2~20	3~23	4~26	5~29	7~31	8~34	10~37	12~40	14~43	16~46	18~48	20~51	22~53	24~56	26~58	29~60	31~63	33~65	35~67				
	0~12	0~17	0~21	1~24	2~28	3~31	4~34	5~37	6~40	8~42	10~45	11~48	13~50	15~53	17~55	18~58	20~60	23~63	25~65	27~67	29~69	31~71				
42	0~9	0~13	1~16	2~20	3~23	4~26	5~28	7~31	8~34	10~36	11~39	13~42	15~45	17~47	19~50	21~52	23~54	26~57	28~59	30~61	32~64	34~66	36~67			
	0~12	0~17	0~20	1~24	2~27	3~30	4~33	5~36	6~39	8~42	9~44	11~47	13~49	14~52	16~54	18~57	20~59	22~61	24~64	26~66	28~67	30~70				
43	0~9	0~12	1~16	2~19	3~23	4~25	5~28	7~30	8~33	10~36	11~39	13~41	15~44	17~46	19~49	21~51	23~53	25~56	27~58	29~60	31~62	33~65	35~66	36~67		
	0~12	0~16	0~20	1~23	2~26	3~30	4~33	5~35	6~38	7~41	9~43	11~46	12~49	14~51	15~53	17~56	19~58	21~60	23~62	25~65	27~66	29~69	31~71			
44	0~8	0~12	1~15	2~19	3~22	4~25	5~28	6~29	8~33	9~35	11~38	13~40	15~43	16~45	18~48	20~50	22~52	24~55	26~57	28~59	30~61	33~63	35~65	36~66		
	0~11	0~16	0~19	1~23	2~26	3~29	4~32	5~35	6~37	7~40	9~42	10~45	12~47	14~50	15~52	17~55	19~57	21~59	23~61	25~63	26~65	28~68	30~70			
45	0~8	0~12	1~15	2~18	3~21	4~24	5~27	6~29	8~32	9~34	11~37	13~39	15~42	16~44	18~47	20~49	22~51	24~54	26~56	28~58	30~60	32~62	34~64	36~66		
	0~11	0~15	0~19	1~22	2~25	3~28	4~31	5~34	6~37	7~39	9~42	10~44	12~47	13~49	15~51	17~54	18~56	20~59	22~60	24~62	26~64	28~66	30~68	32~70		
46	0~8	0~12	1~15	2~18	3~21	4~24	5~26	6~28	7~31	9~34	10~36	12~39	14~41	16~43	17~46	19~48	21~50	23~53	25~55	27~57	29~59	31~61	33~63	35~65		
	0~11	0~15	0~19	1~22	2~25	3~28	4~31	5~33	6~36	7~39	8~41	10~43	11~46	13~48	14~51	16~53	18~55	20~57	22~60	23~63	26~63	27~65	29~67	31~69		
47	0~8	0~11	1~14	2~17	3~20	4~23	5~26	6~28	7~31	9~34	11~36	12~38	14~40	16~43	17~45	19~47	21~49	23~52	25~54	26~56	28~58	30~60	32~62	34~64	36~66	
	0~11	0~15	0~18	1~21	2~24	3~27	4~30	5~33	6~35	7~38	9~40	10~42	11~45	13~47	14~49	16~52	18~54	19~56	21~58	23~60	25~62	27~64	29~67	31~69	32~70	
48	0~8	0~11	1~14	2~17	3~20	4~22	5~25	6~27	7~30	8~32	10~35	12~37	14~39	15~42	17~44	19~46	21~48	22~50	24~53	26~55	28~57	30~59	32~61	34~63	36~64	
	0~10	0~15	0~18	1~21	2~24	3~27	4~29	5~32	6~35	7~37	8~40	10~42	11~44	13~47	14~49	15~51	17~53	19~56	21~58	23~60	24~62	26~64	28~66	30~68	32~70	
49	0~7	0~11	1~14	2~17	3~20	4~22	5~25	6~26	7~29	9~31	10~34	11~36	13~39	14~41	16~43	17~45	19~47	21~49	23~51	25~53	26~55	28~57	30~59	32~61	34~64	36~66
	0~11	0~14	0~17	1~20	2~23	3~26	3~29	4~31	6~34	7~36	8~39	9~41	11~44	12~46	14~48	15~50	17~53	18~55	21~57	22~59	24~61	26~63	28~65	30~67	32~68	36~70
50	0~7	0~11	1~14	2~17	3~20	4~22	5~24	5~26	7~29	8~31	10~34	11~36	12~38	14~41	16~43	17~45	19~47	21~49	23~51	24~53	26~55	28~57	30~59	32~61	34~64	36~66
	0~10	0~14	0~17	1~20	2~23	3~26	3~28	4~31	5~33	7~36	8~38	9~40	11~43	12~45	14~47	16~49	17~51	19~53	21~55	23~57	25~61	26~63	28~65	30~67	32~68	36~55

附表5 χ^2 分布临界值表

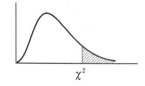

v	P												
	0.995	0.990	0.975	0.950	0.900	0.750	0.500	0.250	0.100	0.050	0.025	0.010	0.005
1	...	...	...	...	0.02	0.10	0.45	1.32	2.71	3.84	5.02	6.63	7.88
2	0.01	0.02	0.02	0.10	0.21	0.58	1.39	2.77	4.61	5.99	7.38	9.21	10.60
3	0.07	0.11	0.22	0.35	0.58	1.21	2.37	4.11	6.25	7.81	9.35	11.34	12.84
4	0.21	0.30	0.48	0.71	1.06	1.92	3.36	5.39	7.78	9.49	11.14	13.28	14.86
5	0.41	0.55	0.83	1.15	1.61	2.67	4.35	6.63	9.24	11.07	12.83	15.09	16.75
6	0.68	0.87	1.24	1.64	2.20	3.45	5.35	7.84	10.64	12.59	14.45	16.81	18.55
7	0.99	1.24	1.69	2.17	2.83	4.25	6.35	9.04	12.02	14.07	16.01	18.48	20.28
8	1.34	1.65	2.18	2.73	3.40	5.07	7.34	10.22	13.36	15.51	17.53	20.09	21.96
9	1.73	2.09	2.70	3.33	4.17	5.90	8.34	11.39	14.68	16.92	19.02	21.67	23.59
10	2.16	2.56	3.25	3.94	4.87	6.74	9.34	12.55	15.99	18.31	20.48	23.21	25.19
11	2.60	3.05	3.82	4.57	5.58	7.58	10.34	13.70	17.28	19.68	21.92	24.72	26.76
12	3.07	3.57	4.40	5.23	6.30	8.44	11.34	14.85	18.55	21.03	23.34	26.22	28.30
13	3.57	4.11	5.01	5.89	7.04	9.30	12.34	15.98	19.81	22.36	24.74	27.69	29.82
14	4.07	4.66	5.63	6.57	7.79	10.17	13.34	17.12	21.06	23.68	26.12	29.14	31.32
15	4.60	5.23	6.27	7.26	8.55	11.04	14.34	18.25	22.31	25.00	27.49	30.58	32.80
16	5.14	5.81	6.91	7.96	9.31	11.91	15.34	19.37	23.54	26.30	28.85	32.00	34.27
17	5.70	6.41	7.56	8.67	10.09	12.79	16.34	20.49	24.77	27.59	30.19	33.41	35.72
18	6.26	7.01	8.23	9.39	10.86	13.68	17.34	21.60	25.99	28.87	31.53	34.81	37.16
19	6.84	7.63	8.91	10.12	11.65	14.56	18.34	22.72	27.20	30.14	32.85	36.19	38.58
20	7.43	8.26	9.59	10.85	12.44	15.45	19.34	23.83	28.41	31.41	34.17	37.57	40.00
21	8.03	8.90	10.28	11.59	13.24	16.34	20.34	24.93	29.62	32.67	35.48	38.93	41.40
22	8.64	9.54	10.98	12.34	14.04	17.24	21.34	26.04	30.81	33.92	36.78	40.29	42.80
23	9.26	10.20	11.69	13.09	14.85	18.14	22.34	27.14	32.01	35.17	38.08	41.64	44.18
24	9.89	10.86	12.40	13.85	15.66	19.04	23.34	28.24	33.20	36.42	39.36	42.98	45.56
25	10.52	11.52	13.12	14.61	16.47	19.94	24.34	29.34	34.38	37.65	40.65	44.31	46.93

续表

υ	P												
	0.995	0.990	0.975	0.950	0.900	0.750	0.500	0.250	0.100	0.050	0.025	0.010	0.005
26	11.16	12.20	13.84	15.38	17.29	20.84	25.34	30.43	35.56	38.89	41.92	45.64	48.29
27	11.81	12.88	14.57	16.15	18.11	21.75	26.34	31.53	36.74	40.11	43.19	46.96	49.64
28	12.46	13.56	15.31	16.93	18.94	22.66	27.34	32.62	37.92	41.34	44.46	48.28	50.99
29	13.12	14.26	16.05	17.71	19.77	23.57	28.34	33.71	39.09	42.56	45.72	49.59	52.34
30	13.79	14.95	16.79	18.49	20.60	24.48	29.34	34.80	40.26	43.77	46.98	50.89	53.67
40	20.71	22.16	24.43	26.51	29.05	33.66	39.34	45.62	51.80	55.76	59.34	63.69	66.77
50	27.99	29.71	32.36	34.76	37.69	42.94	49.33	56.33	63.17	67.50	71.42	76.15	79.49
60	35.53	37.48	40.48	43.19	46.46	52.29	59.33	66.98	74.40	79.08	83.30	88.38	91.95
70	43.28	45.44	48.76	51.74	55.33	61.70	69.33	77.58	85.53	90.53	95.02	100.42	104.22
80	51.17	53.54	57.15	60.39	64.28	71.14	79.33	88.13	96.58	101.88	106.63	112.33	116.32
90	59.20	61.75	65.65	69.13	73.29	80.62	89.33	98.64	107.56	113.14	118.14	124.12	128.30
100	67.33	70.06	74.22	77.93	82.36	90.13	99.33	109.14	118.50	124.34	129.56	135.81	140.17

附表 6　F 分布临界值表（方差分析用）

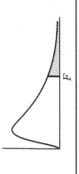

$P = 0.05$

ν₁（较大均方的自由度）

ν_2	1	2	3	4	5	6	7	8	9	10	12	14	16	18	20	22	24	26	28	30	35	40	45	50	60	80	100	200	500	∞
1	161	200	216	225	230	234	237	239	241	242	244	245	246	247	248	249	249	249	250	250	251	251	251	252	252	252	253	254	254	254
2	18.5	19.0	19.2	19.2	19.3	19.3	19.4	19.4	19.4	19.4	19.4	19.4	19.4	19.4	19.4	19.5	19.5	19.5	19.5	19.5	19.5	19.5	19.5	19.5	19.5	19.5	19.5	19.5	19.5	19.5
3	10.1	9.55	9.28	9.12	9.01	8.94	8.89	8.85	8.81	8.79	8.74	8.71	8.69	8.67	8.66	8.65	8.64	8.63	8.62	8.62	8.60	8.59	8.59	8.58	8.57	8.56	8.55	8.54	8.53	8.53
4	7.71	6.94	6.59	6.39	6.26	6.16	6.09	6.04	6.00	5.96	5.91	5.87	5.84	5.82	5.80	5.79	5.77	5.76	5.75	5.75	5.73	5.72	5.71	5.70	7.69	5.67	5.66	5.65	5.64	5.63
5	6.61	5.79	5.41	5.19	5.05	4.95	4.88	4.82	4.77	4.74	4.68	4.64	4.60	4.58	4.56	4.54	4.53	4.52	4.50	4.50	4.48	4.46	4.45	4.44	4.43	4.41	4.41	4.39	4.37	4.37
6	5.99	5.14	4.76	4.53	4.39	4.28	4.21	4.15	4.10	4.06	4.00	3.96	3.92	3.90	3.87	3.86	3.84	3.83	3.82	3.81	3.79	3.77	3.76	3.75	3.74	3.72	3.71	3.69	3.68	3.67
7	5.59	4.74	4.35	4.12	3.97	3.87	3.79	3.73	3.68	3.64	3.57	3.53	3.49	3.47	3.44	3.43	3.41	3.40	3.39	3.38	3.36	3.34	3.33	3.32	3.30	3.29	3.27	3.25	3.24	3.23
8	5.32	4.46	4.07	3.84	3.69	3.58	3.50	3.44	3.39	3.35	3.28	3.24	3.20	3.17	3.15	3.13	3.12	3.10	3.09	3.08	3.06	3.04	3.03	3.02	3.01	2.99	2.97	2.95	2.94	2.93
9	5.12	4.26	3.86	3.63	3.48	3.37	3.29	3.23	3.18	3.14	3.07	3.03	2.99	2.96	2.94	2.92	2.90	2.89	2.87	2.86	2.84	2.83	2.81	2.80	2.79	2.77	2.76	2.73	2.72	2.71
10	4.96	4.10	3.71	3.48	3.33	3.22	3.14	3.07	3.02	2.98	2.91	2.86	2.83	2.80	2.77	2.75	2.74	2.72	2.71	2.70	2.68	2.66	2.65	2.64	2.62	2.60	2.59	2.56	2.55	0.54
11	4.84	3.98	3.59	3.36	3.20	3.09	3.01	2.95	2.90	2.85	2.79	2.74	2.70	2.67	2.65	2.63	2.61	2.59	2.58	2.57	2.55	2.53	2.52	2.51	2.49	2.47	2.46	2.43	2.42	2.40
12	4.75	3.89	3.49	3.26	3.11	3.00	2.91	2.85	2.80	2.75	2.69	2.64	2.60	2.57	2.54	2.52	2.51	2.49	2.48	2.47	2.44	2.43	2.41	2.40	2.38	2.36	2.35	2.32	2.31	2.30
13	4.67	3.81	3.41	3.18	3.03	2.92	2.83	2.77	2.71	2.67	2.60	2.55	2.51	2.48	2.46	2.44	2.42	2.41	2.39	2.38	2.36	2.34	2.33	2.31	2.30	2.27	2.26	2.23	2.22	2.21
14	4.60	3.74	3.34	3.11	2.96	2.85	2.76	2.70	2.65	2.60	2.53	2.48	2.44	2.41	2.39	2.37	2.35	2.33	2.32	2.31	2.28	2.27	2.25	2.24	2.22	2.20	2.19	2.16	2.14	2.13
15	4.54	3.68	3.29	3.06	2.90	2.79	2.71	2.64	2.59	2.54	2.48	2.42	2.38	2.35	2.33	2.31	2.29	2.27	2.26	2.25	2.22	2.20	2.19	2.18	2.16	2.14	2.12	2.10	2.08	2.07
16	4.49	3.63	3.24	3.01	2.85	2.74	2.66	2.59	2.54	2.49	2.42	2.37	2.33	2.30	2.28	2.25	2.24	2.22	2.21	2.19	2.17	2.15	2.14	2.12	2.11	2.08	2.07	2.04	2.02	2.01
17	4.45	3.59	3.20	2.96	2.81	2.70	2.61	2.55	2.49	2.45	2.38	2.33	2.29	2.26	2.23	2.21	2.19	2.17	2.16	2.15	2.12	2.10	2.09	2.08	2.06	2.03	2.02	1.99	1.97	1.96
18	4.41	3.55	3.16	2.93	2.77	2.66	2.58	2.51	2.46	2.41	2.34	2.29	2.25	2.22	2.19	2.17	2.15	2.13	2.12	2.11	2.08	2.06	2.05	2.04	2.02	1.99	1.98	1.95	1.93	1.92
19	4.38	3.52	3.13	2.90	2.74	2.63	2.54	2.48	2.42	2.38	2.31	2.26	2.21	2.18	2.16	2.13	2.11	2.10	2.08	2.07	2.05	2.03	2.01	2.00	1.98	1.96	1.94	1.91	1.89	1.88
20	4.35	3.49	3.10	2.87	2.71	2.60	2.51	2.45	2.39	2.35	2.28	2.22	2.18	2.15	2.12	2.10	2.08	2.07	2.05	2.04	2.01	1.99	1.98	1.97	1.95	1.92	1.91	1.88	1.86	1.84
21	4.32	3.47	3.07	2.84	2.68	2.57	2.49	2.42	2.37	2.32	2.25	2.20	2.16	2.12	2.10	2.07	2.05	2.04	2.02	2.01	1.98	1.96	1.95	1.94	1.92	1.89	1.88	1.84	1.82	1.81
22	4.30	3.44	3.05	2.82	2.66	2.55	2.46	2.40	2.34	2.30	2.23	2.17	2.13	2.10	2.07	2.05	2.03	2.01	2.00	1.98	1.96	1.94	1.92	1.91	1.89	1.86	1.85	1.82	1.80	1.78
23	4.28	3.42	3.03	2.80	2.64	2.53	2.44	2.37	2.32	2.27	2.20	2.15	2.11	2.07	2.05	2.02	2.00	1.99	1.97	1.96	1.93	1.91	1.90	1.88	1.86	1.84	1.82	1.79	1.77	1.76

ν_1 (较大均方的自由度)

ν_2	1	2	3	4	5	6	7	8	9	10	12	14	16	18	20	22	24	26	28	30	35	40	45	50	60	80	100	200	500	∞	ν_2
24	4.26	3.40	3.01	2.78	2.62	2.51	2.42	2.36	2.30	2.25	2.18	2.13	2.09	2.05	2.03	2.00	1.98	1.97	1.95	1.94	1.91	1.89	1.88	1.86	1.84	1.82	1.80	1.77	1.75	1.73	24
25	4.24	3.39	2.99	2.76	2.60	2.49	2.40	2.34	2.28	2.24	2.16	2.11	2.07	2.04	2.01	1.98	1.96	1.95	1.93	1.92	1.89	1.87	1.86	1.84	1.82	1.80	1.78	1.75	1.73	1.71	25
26	4.23	3.37	2.98	2.74	2.59	2.47	2.39	2.32	2.27	2.22	2.15	2.09	2.05	2.02	1.99	1.97	1.95	1.93	1.91	1.90	1.87	1.85	1.84	1.82	1.80	1.78	1.76	1.73	1.71	1.69	26
27	4.21	3.35	2.96	2.73	2.57	2.46	2.37	2.31	2.25	2.20	2.13	2.08	2.04	2.00	1.97	1.95	1.93	1.91	1.90	1.88	1.86	1.84	1.82	1.81	1.79	1.76	1.74	1.71	1.69	1.67	27
28	4.20	3.34	2.95	2.71	2.56	2.45	2.36	2.29	2.24	2.19	2.12	2.06	2.02	1.99	1.96	1.93	1.91	1.90	1.88	1.87	1.84	1.82	1.80	1.79	1.77	1.74	1.73	1.69	1.67	1.65	28
29	4.18	3.33	2.93	2.70	2.55	2.43	2.35	2.28	2.22	2.18	2.10	2.05	2.01	1.97	1.94	1.92	1.90	1.88	1.87	1.85	1.83	1.81	1.79	1.77	1.75	1.73	1.71	1.67	1.65	1.64	29
30	4.17	3.32	2.92	2.69	2.53	2.42	2.33	2.27	2.21	2.16	2.09	2.04	1.99	1.96	1.93	1.91	1.89	1.87	1.85	1.84	1.81	1.79	1.77	1.76	1.74	1.71	1.70	1.66	1.64	1.62	30
32	4.15	3.29	2.90	2.67	2.51	2.40	2.31	2.24	2.19	2.14	2.07	2.01	1.97	1.94	1.91	1.88	1.86	1.85	1.83	1.82	1.79	1.77	1.75	1.74	1.71	1.69	1.67	1.63	1.61	1.59	32
34	4.13	3.28	2.88	2.65	2.49	2.38	2.29	2.23	2.17	2.12	2.05	1.99	1.95	1.92	1.89	1.86	1.84	1.82	1.80	1.80	1.77	1.75	1.73	1.71	1.69	1.66	1.65	1.61	1.59	1.57	34
36	4.11	3.26	2.87	2.63	2.48	2.36	2.28	2.21	2.15	2.11	2.03	1.98	1.93	1.90	1.87	1.85	1.82	1.81	1.79	1.78	1.75	1.73	1.71	1.69	1.67	1.64	1.62	1.59	1.56	1.55	36
38	4.10	3.24	2.85	2.62	2.46	2.35	2.26	2.19	2.14	2.09	2.02	1.96	1.92	1.88	1.85	1.83	1.81	1.79	1.77	1.76	1.73	1.71	1.69	1.68	1.65	1.62	1.61	1.57	1.54	1.53	38
40	4.08	3.23	2.84	2.61	2.45	2.34	2.25	2.18	2.12	2.08	2.00	1.95	1.90	1.87	1.84	1.81	1.79	1.77	1.76	1.74	1.72	1.69	1.67	1.66	1.64	1.61	1.59	1.55	1.53	1.51	40
42	4.07	3.22	2.83	2.59	2.44	2.32	2.24	2.17	2.11	2.06	1.99	1.93	1.89	1.86	1.83	1.80	1.78	1.76	1.74	1.73	1.70	1.68	1.66	1.65	1.62	1.59	1.57	1.53	1.51	1.49	42
44	4.06	3.21	2.82	2.58	2.43	2.31	2.23	2.16	2.10	2.05	1.98	1.92	1.88	1.84	1.81	1.79	1.77	1.75	1.73	1.72	1.69	1.67	1.65	1.63	1.61	1.58	1.56	1.52	1.49	1.48	44
46	4.05	3.20	2.81	2.57	2.42	2.30	2.22	2.15	2.09	2.04	1.97	1.91	1.87	1.83	1.80	1.78	1.76	1.74	1.72	1.71	1.68	1.65	1.64	1.62	1.60	1.57	1.55	1.51	1.48	1.46	46
48	4.04	3.19	2.80	2.57	2.41	2.29	2.21	2.14	2.08	2.03	1.96	1.90	1.86	1.82	1.79	1.77	1.75	1.73	1.71	1.70	1.67	1.64	1.62	1.61	1.59	1.56	1.54	1.49	1.47	1.45	48
50	4.03	3.18	2.79	2.56	2.40	2.29	2.20	2.13	2.07	2.03	1.95	1.89	1.85	1.81	1.78	1.76	1.74	1.72	1.70	1.69	1.66	1.63	1.61	1.60	1.58	1.54	1.52	1.48	1.46	1.44	50
60	4.00	3.15	2.76	2.53	2.37	2.25	2.17	2.10	2.04	1.99	1.92	1.86	1.82	1.78	1.75	1.72	1.70	1.68	1.66	1.65	1.62	1.59	1.57	1.56	1.53	1.50	1.48	1.44	1.41	1.39	60
80	3.96	3.11	2.72	2.49	2.33	2.21	2.13	2.06	2.00	1.95	1.88	1.82	1.77	1.73	1.70	1.68	1.65	1.63	1.62	1.60	1.57	1.54	1.52	1.51	1.48	1.45	1.43	1.38	1.35	1.32	80
100	3.94	3.09	2.70	2.46	2.31	2.19	2.10	2.03	1.97	1.93	1.85	1.79	1.75	1.71	1.68	1.65	1.63	1.61	1.59	1.57	1.54	1.52	1.49	1.48	1.45	1.41	1.39	1.34	1.31	1.28	100
125	3.92	3.07	2.68	2.44	2.29	2.17	2.08	2.01	1.96	1.91	1.83	1.77	1.72	1.69	1.65	1.63	1.60	1.58	1.57	1.55	1.52	1.49	1.47	1.45	1.42	1.39	1.36	1.31	1.27	1.25	125
150	3.90	3.06	2.66	2.43	2.27	2.16	2.07	2.00	1.94	1.89	1.82	1.76	1.71	1.67	1.64	1.61	1.59	1.57	1.55	1.53	1.50	1.48	1.45	1.44	1.41	1.37	1.34	1.29	1.25	1.22	150
200	3.89	3.04	2.65	2.42	2.26	2.14	2.06	1.98	1.93	1.88	1.80	1.74	1.69	1.66	1.62	1.60	1.57	1.55	1.53	1.52	1.48	1.46	1.43	1.41	1.39	1.35	1.32	1.26	1.22	1.19	200
300	3.87	3.03	2.63	2.40	2.24	2.13	2.04	1.97	1.91	1.86	1.78	1.72	1.68	1.64	1.61	1.58	1.55	1.53	1.51	1.50	1.46	1.43	1.41	1.39	1.36	1.32	1.30	1.23	1.19	1.15	300
500	3.86	3.01	2.62	2.39	2.23	2.12	2.03	1.96	1.90	1.85	1.77	1.71	1.66	1.62	1.59	1.56	1.54	1.52	1.50	1.48	1.45	1.42	1.40	1.38	1.34	1.30	1.28	1.21	1.16	1.11	500
1000	3.85	3.00	2.61	2.38	2.22	2.11	2.02	1.95	1.89	1.84	1.76	1.70	1.65	1.61	1.58	1.55	1.53	1.51	1.49	1.47	1.44	1.41	1.38	1.36	1.33	1.29	1.26	1.19	1.13	1.08	1000
∞	3.84	3.00	2.60	2.37	2.21	2.10	2.01	1.94	1.88	1.83	1.75	1.69	1.64	1.60	1.57	1.54	1.52	1.50	1.48	1.46	1.42	1.39	1.37	1.35	1.32	1.27	1.24	1.17	1.11	1.00	∞

附表 6（续）　F 分布临界值表（方差分析用）

$P=0.01$

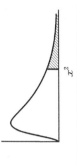

ν_1（较大均方的自由度）

ν_2	1	2	3	4	5	6	7	8	9	10	12	14	16	18	20	22	24	26	28	30	35	40	45	50	60	80	100	200	500	∞
1	4052	5000	5403	5625	5754	5859	5928	5981	6022	6056	6106	6142	6169	6190	6209	6220	6234	6240	6250	6258	6280	6286	6300	6302	6310	6334	6330	6352	6361	6366
2	98.5	99.0	99.2	99.2	99.3	99.3	99.4	99.4	99.4	99.4	99.4	99.4	99.4	99.4	99.4	99.5	99.5	99.5	99.5	99.5	99.5	99.5	99.5	99.5	99.5	99.5	99.5	99.5	99.5	99.5
3	34.1	30.8	29.5	28.7	28.2	27.9	27.7	27.5	27.3	27.2	27.1	26.9	26.8	26.8	26.7	26.6	26.6	26.6	26.5	26.5	26.5	26.4	26.4	26.4	26.3	26.3	26.2	26.2	26.1	26.1
4	21.2	18.0	16.7	16.0	15.5	15.2	15.0	14.8	14.7	14.5	14.4	14.2	14.2	14.1	14.0	14.0	13.9	13.9	13.9	13.8	13.8	13.7	13.7	13.7	13.7	13.6	13.6	13.5	13.5	13.5
5	16.3	13.3	12.1	11.4	11.0	10.7	10.5	10.3	10.2	10.1	9.89	9.77	9.68	9.61	9.55	9.51	9.47	9.43	9.40	9.38	9.33	9.29	9.26	9.24	9.20	9.16	9.13	9.08	9.04	9.02
6	13.7	10.9	9.78	9.15	8.75	8.47	8.26	8.10	7.98	7.87	7.72	7.60	7.52	7.45	7.40	7.35	7.31	7.28	7.25	7.23	7.18	7.14	7.11	7.09	7.06	7.01	6.99	6.93	6.90	6.88
7	12.2	9.55	8.45	7.85	7.46	7.19	6.99	6.84	6.72	6.62	6.47	6.36	6.27	6.21	6.16	6.11	6.07	6.04	6.02	5.99	5.94	5.91	5.88	5.86	5.82	5.78	5.75	5.70	5.67	5.65
8	11.3	8.65	7.59	7.01	6.63	6.37	6.18	6.03	5.91	5.81	5.67	5.56	5.48	5.41	5.36	5.32	5.28	5.25	5.22	5.20	5.15	5.12	5.09	5.07	5.03	4.99	4.96	4.91	4.88	4.86
9	10.6	8.02	6.99	6.42	6.06	5.80	5.61	5.47	5.35	5.26	5.11	5.00	4.92	4.86	4.81	4.77	4.73	4.70	4.67	4.65	4.60	4.57	4.54	4.52	4.48	4.44	4.42	4.36	4.33	4.31
10	10.0	7.56	6.55	5.99	5.64	5.39	5.20	5.06	4.94	4.85	4.71	4.60	4.52	4.46	4.41	4.36	4.33	4.30	4.27	4.25	4.20	4.17	4.14	4.12	4.08	4.04	4.01	3.96	3.93	3.91
11	9.65	7.21	6.22	5.67	5.32	5.07	4.89	4.74	4.63	4.54	4.40	4.29	4.21	4.15	4.10	4.06	4.02	3.99	3.96	3.94	3.89	3.86	3.83	3.81	3.78	3.73	3.71	3.66	3.62	3.60
12	9.33	6.93	5.95	5.41	5.06	4.82	4.64	4.50	4.39	4.30	4.16	4.05	3.97	3.91	3.86	3.82	3.78	3.75	3.72	3.70	3.65	3.62	3.59	3.57	3.54	3.49	3.47	3.41	3.38	3.36
13	9.07	6.70	5.74	5.21	4.86	4.62	4.44	4.30	4.19	4.10	3.96	3.86	3.78	3.71	3.66	3.62	3.59	3.56	3.53	3.51	3.46	3.43	3.40	3.38	3.34	3.30	3.27	3.22	3.19	3.17
14	8.86	6.51	5.56	5.04	4.70	4.46	4.28	4.14	4.03	3.94	3.80	3.70	3.62	3.56	3.51	3.46	3.43	3.40	3.37	3.35	3.30	3.27	3.24	3.22	3.18	3.14	3.11	3.06	3.03	3.00
15	8.68	6.36	5.42	4.89	4.56	4.32	4.14	4.00	3.89	3.80	3.67	3.56	3.49	3.42	3.37	3.33	3.29	3.26	3.24	3.21	3.17	3.13	3.10	3.08	3.05	3.00	2.98	2.92	2.89	2.87
16	8.53	6.23	5.29	4.77	4.44	4.20	4.03	3.89	3.78	3.69	3.55	3.45	3.37	3.31	3.26	3.22	3.18	3.15	3.12	3.10	3.05	3.02	2.99	2.97	2.93	2.89	2.86	2.81	2.78	2.75
17	8.40	6.11	5.18	4.67	4.34	4.10	3.93	3.79	3.68	3.59	3.46	3.35	3.27	3.21	3.16	3.12	3.08	3.05	3.03	3.00	2.96	2.92	2.89	2.87	2.83	2.79	2.76	2.71	2.68	2.65
18	8.29	6.01	5.09	4.58	4.25	4.01	3.84	3.71	3.60	3.51	3.37	3.27	3.19	3.13	3.08	3.03	3.00	2.97	2.94	2.92	2.87	2.84	2.81	2.78	2.75	2.70	2.68	2.62	2.59	2.57
19	8.18	5.93	5.01	4.50	4.17	3.94	3.77	3.63	3.52	3.43	3.30	3.19	3.12	3.05	3.00	2.96	2.92	2.89	2.87	2.84	2.80	2.76	2.73	2.71	2.67	2.63	2.60	2.55	2.51	2.49
20	8.10	5.85	4.94	4.43	4.10	3.87	3.70	3.56	3.46	3.37	3.23	3.13	3.05	2.99	2.94	2.90	2.86	2.83	2.80	2.78	2.72	2.69	2.67	2.64	2.61	2.56	2.54	2.48	2.44	2.42
21	8.02	5.78	4.87	4.37	4.04	3.81	3.64	3.51	3.40	3.31	3.17	3.07	2.99	2.93	2.88	2.84	2.80	2.77	2.74	2.72	2.67	2.64	2.61	2.58	2.55	2.50	2.48	2.42	2.38	2.36
22	7.95	5.72	4.82	4.31	3.99	3.76	3.59	3.45	3.35	3.26	3.12	3.02	2.94	2.88	2.83	2.78	2.75	2.72	2.69	2.67	2.62	2.58	2.55	2.53	2.50	2.45	2.42	2.36	2.33	2.31
23	7.88	5.66	4.76	4.26	3.94	3.71	3.54	3.41	3.30	3.21	3.07	2.97	2.89	2.83	2.78	2.74	2.70	2.67	2.64	2.62	2.57	2.54	2.51	2.48	2.45	2.40	2.37	2.32	2.28	2.26

续表

υ_1（较大均方的自由度）

υ_2	1	2	3	4	5	6	7	8	9	10	12	14	16	18	20	22	24	26	28	30	35	40	45	50	60	80	100	200	500	∞	υ_2
24	7.82	5.61	4.72	4.22	3.90	3.67	3.50	3.36	3.26	3.17	3.03	2.93	2.85	2.79	2.74	2.70	2.66	2.63	2.60	2.58	2.53	2.49	2.46	2.44	2.40	2.36	2.33	2.27	2.24	2.21	24
25	7.77	5.57	4.68	4.18	3.86	3.63	3.46	3.32	3.22	3.13	2.99	2.89	2.81	2.75	2.70	2.66	2.62	2.59	2.56	2.54	2.49	2.45	2.42	2.40	2.36	2.32	2.29	2.23	2.19	2.17	25
26	7.72	5.53	4.64	4.14	3.82	3.59	3.42	3.29	3.18	3.09	2.96	2.86	2.78	2.72	2.66	2.62	2.58	2.55	2.53	2.50	2.45	2.42	2.39	2.36	2.33	2.28	2.25	2.19	2.16	2.13	26
27	7.68	5.49	4.60	4.11	3.78	3.56	3.39	3.26	3.15	3.06	2.93	2.82	2.75	2.68	2.63	2.59	2.55	2.52	2.49	2.47	2.42	2.38	2.35	2.33	2.29	2.25	2.22	2.16	2.12	2.10	27
28	7.64	5.45	4.57	4.07	3.75	3.53	3.36	3.23	3.12	3.03	2.90	2.79	2.72	2.65	2.60	2.56	2.52	2.49	2.46	2.44	2.39	2.35	2.32	2.30	2.26	2.22	2.19	2.13	2.09	2.06	28
29	7.60	5.42	4.54	4.04	3.73	3.50	3.33	3.20	3.09	3.00	2.87	2.77	2.69	2.62	2.57	2.53	2.49	2.46	2.44	2.41	2.36	2.33	2.30	2.27	2.23	2.19	2.16	2.10	2.06	2.03	29
30	7.56	5.39	4.51	4.02	3.70	3.47	3.30	3.17	3.07	2.98	2.84	2.74	2.66	2.60	2.55	2.51	2.47	2.44	2.41	2.39	2.34	2.30	2.27	2.25	2.21	2.16	2.13	2.07	2.03	2.01	30
32	7.50	5.34	4.46	3.97	3.65	3.43	3.26	3.13	3.02	2.93	2.80	2.70	2.62	2.55	2.50	2.46	2.42	2.39	2.36	2.34	2.29	2.25	2.22	2.20	2.16	2.11	2.08	2.02	1.98	1.96	32
34	7.44	5.29	4.42	3.93	3.61	3.39	3.22	3.09	2.98	2.89	2.76	2.66	2.58	2.51	2.46	2.42	2.38	2.35	2.32	2.30	2.25	2.21	2.18	2.16	2.12	2.07	2.04	1.98	1.94	1.91	34
36	7.40	5.25	4.38	3.89	3.57	3.35	3.18	3.05	2.95	2.86	2.72	2.62	2.54	2.48	2.43	2.38	2.35	2.32	2.29	2.26	2.21	2.17	2.14	2.12	2.08	2.03	2.00	1.94	1.90	1.87	36
38	7.35	5.21	4.34	3.86	3.54	3.32	3.15	3.02	2.92	2.83	2.69	2.59	2.51	2.45	2.40	2.35	2.32	2.28	2.26	2.23	2.18	2.14	2.11	2.09	2.05	2.00	1.97	1.90	1.86	1.84	38
40	7.31	5.18	4.31	3.83	3.51	3.29	3.12	2.99	2.89	2.80	2.66	2.56	2.48	2.42	2.37	2.33	2.29	2.26	2.23	2.20	2.15	2.11	2.08	2.06	2.02	1.97	1.94	1.87	1.83	1.80	40
42	7.28	5.15	4.29	3.80	3.49	3.27	3.10	2.97	2.86	2.78	2.64	2.54	2.46	2.40	2.34	2.30	2.26	2.23	2.20	2.18	2.13	2.09	2.06	2.03	1.99	1.94	1.91	1.85	1.80	1.78	42
44	7.25	5.12	4.26	3.78	3.47	3.24	3.08	2.95	2.84	2.75	2.62	2.52	2.44	2.37	2.32	2.28	2.24	2.21	2.18	2.15	2.10	2.06	2.03	2.01	1.97	1.92	1.89	1.82	1.78	1.75	44
46	7.22	5.10	4.24	3.76	3.44	3.22	3.06	2.93	2.82	2.73	2.60	2.50	2.42	2.35	2.30	2.26	2.22	2.19	2.16	2.13	2.08	2.04	2.01	1.99	1.95	1.90	1.86	1.80	1.75	1.73	46
48	7.20	5.08	4.22	3.74	3.43	3.20	3.04	2.91	2.80	2.72	2.58	2.48	2.40	2.33	2.28	2.24	2.20	2.17	2.14	2.12	2.06	2.02	1.99	1.97	1.93	1.88	1.84	1.78	1.73	1.70	48
50	7.17	5.06	4.20	3.72	3.41	3.19	3.02	2.89	2.79	2.70	2.56	2.46	2.38	2.32	2.27	2.22	2.18	2.15	2.12	2.10	2.05	2.01	1.97	1.95	1.91	1.86	1.82	1.76	1.71	1.68	50
60	7.08	4.98	4.13	3.65	3.34	3.12	2.95	2.82	2.72	2.63	2.50	2.39	2.31	2.25	2.20	2.15	2.12	2.08	2.05	2.03	1.98	1.94	1.90	1.88	1.84	1.78	1.75	1.68	1.63	1.60	60
80	6.96	4.88	4.04	3.56	3.26	3.04	2.87	2.74	2.64	2.55	2.42	2.31	2.23	2.17	2.12	2.07	2.03	2.00	1.97	1.94	1.89	1.85	1.81	1.79	1.75	1.69	1.66	1.58	1.53	1.49	80
100	6.90	4.82	3.98	3.51	3.21	2.99	2.82	2.69	2.59	2.50	2.37	2.26	2.19	2.12	2.07	2.02	1.98	1.94	1.92	1.89	1.84	1.80	1.76	1.73	1.69	1.63	1.60	1.52	1.47	1.43	100
125	6.84	4.78	3.94	3.47	3.17	2.95	2.79	2.66	2.55	2.47	2.33	2.23	2.15	2.08	2.03	1.98	1.94	1.91	1.88	1.85	1.80	1.76	1.72	1.69	1.65	1.59	1.55	1.47	1.41	1.37	125
150	6.81	4.75	3.92	3.45	3.14	2.92	2.76	2.63	2.53	2.44	2.31	2.20	2.12	2.06	2.00	1.96	1.92	1.88	1.85	1.83	1.77	1.73	1.69	1.66	1.62	1.56	1.52	1.43	1.38	1.33	150
200	6.76	4.71	3.88	3.41	3.11	2.89	2.73	2.60	2.50	2.41	2.27	2.17	2.09	2.02	1.97	1.93	1.89	1.85	1.82	1.79	1.74	1.69	1.66	1.63	1.58	1.52	1.48	1.39	1.33	1.28	200
300	6.72	4.68	3.85	3.38	3.08	2.86	2.70	2.57	2.47	2.38	2.24	2.14	2.06	1.99	1.94	1.89	1.85	1.82	1.79	1.76	1.71	1.66	1.63	1.59	1.55	1.48	1.44	1.35	1.28	1.22	300
500	6.69	4.65	3.82	3.36	3.05	2.84	2.68	2.55	2.44	2.36	2.22	2.12	2.04	1.97	1.92	1.87	1.83	1.79	1.76	1.74	1.68	1.63	1.60	1.56	1.52	1.45	1.41	1.31	1.23	1.16	500
1000	6.66	4.63	3.80	3.34	3.04	2.82	2.66	2.53	2.43	2.34	2.20	2.10	2.02	1.95	1.90	1.85	1.81	1.77	1.74	1.72	1.66	1.61	1.57	1.54	1.50	1.43	1.38	1.28	1.19	1.11	1000
∞	6.63	4.61	3.78	3.32	3.02	2.80	2.64	2.51	2.41	2.32	2.18	2.08	2.00	1.93	1.88	1.83	1.79	1.76	1.72	1.70	1.64	1.59	1.55	1.52	1.47	1.40	1.36	1.25	1.15	1.00	∞

附表 7 q 分布临界值表

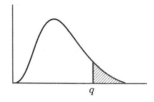

上行：$P=0.05$　　　　　　下行：$P=0.01$

v	a（组数）								
	2	3	4	5	6	7	8	9	10
5	3.64	4.60	5.22	5.67	6.03	6.33	6.58	6.80	6.99
	5.70	6.98	7.80	8.42	8.91	9.32	9.67	9.97	10.24
6	3.46	4.34	4.90	5.30	5.63	5.90	6.12	6.32	6.49
	5.24	6.33	7.03	7.56	7.97	8.32	8.61	8.87	9.10
7	3.34	4.16	4.63	5.06	5.36	5.61	5.82	6.00	6.16
	4.95	5.92	6.54	7.01	7.37	7.68	7.94	8.17	8.37
8	3.26	4.04	4.53	4.89	5.17	5.40	5.60	5.77	5.92
	4.75	5.64	6.20	6.62	6.96	7.24	7.47	7.68	7.86
9	3.20	3.95	4.41	4.76	5.02	5.24	5.43	5.59	5.74
	4.60	5.43	5.96	6.35	6.66	6.91	7.13	7.33	7.49
10	3.15	3.88	4.33	4.65	4.91	5.12	5.30	5.46	5.60
	4.48	5.27	5.77	6.14	6.43	6.67	6.87	7.05	7.21
12	3.08	3.77	4.20	4.51	4.75	4.95	5.12	5.27	5.39
	4.32	5.05	5.50	5.84	6.10	6.32	6.51	6.67	6.81
14	3.03	3.70	4.11	4.41	4.64	4.83	4.99	5.13	5.25
	4.21	4.89	5.32	5.63	5.88	6.08	6.26	6.41	6.54
16	3.00	3.65	4.05	4.33	4.56	4.74	4.90	5.03	5.15
	4.13	4.79	5.19	5.49	5.72	5.92	6.08	6.22	6.35
18	2.97	3.61	4.00	4.28	4.49	4.67	4.82	4.96	5.07
	4.07	4.70	5.09	5.38	5.60	5.79	5.94	6.08	6.20
20	2.95	3.58	3.96	4.23	4.45	4.62	4.77	4.90	5.01
	4.02	4.64	5.02	5.29	5.51	5.69	5.84	5.97	6.09
30	2.89	3.49	3.85	4.10	4.30	4.46	4.60	4.72	4.82
	3.89	4.45	4.80	5.05	5.24	5.40	5.54	5.65	5.76
40	2.86	3.44	3.79	4.04	4.23	4.39	4.52	4.63	4.73
	3.82	4.37	4.70	4.93	5.11	5.26	5.39	5.50	5.60
60	2.83	3.40	3.74	3.98	4.16	4.31	4.44	4.55	4.65
	3.76	4.28	4.59	4.82	4.99	5.13	5.25	5.36	5.45
120	2.80	3.36	3.68	3.92	4.10	4.24	4.36	4.47	4.56
	3.70	4.20	4.50	4.71	4.87	5.01	5.12	5.21	5.30
∞	2.77	3.31	3.63	3.86	4.03	4.17	4.29	4.39	4.47
	3.64	4.12	4.40	4.60	4.76	4.88	4.99	5.08	5.16

附表 8　T 分布临界值表(配对比较的符号秩和检验用)

N	单侧： 双侧：	0.05 0.01	0.025 0.05	0.01 0.02	0.005 0.010
5		0~15	—	—	—
6		2~19	0~21	—	—
7		3~25	2~26	0~28	—
8		5~31	3~33	1~35	0~36
9		8~37	5~40	3~42	1~44
10		10~45	8~47	5~50	3~52
11		13~53	10~56	7~59	5~61
12		17~61	13~65	9~69	7~71
13		21~70	17~74	12~79	9~82
14		25~80	21~84	15~90	12~93
15		30~90	25~95	19~101	15~105
16		35~101	29~107	23~113	19~117
17		41~112	34~119	27~126	23~130
18		47~124	40~131	32~139	27~144
19		53~137	46~144	37~153	32~158
20		60~150	52~158	43~167	37~173
21		67~164	58~173	49~182	42~189
22		75~178	65~188	55~198	48~205
23		83~193	73~203	62~214	54~222
24		91~209	81~219	69~231	61~239
25		100~225	89~236	76~249	68~257
26		110~241	98~253	84~267	75~276
27		119~259	107~271	92~286	83~295
28		130~276	116~290	101~305	91~315
29		140~295	126~309	110~325	100~335
30		151~314	137~329	120~345	109~356
31		163~333	147~349	130~366	118~378
32		175~353	159~369	140~388	128~400
33		187~374	170~391	151~410	138~423
34		200~395	182~413	162~433	148~447
35		213~417	195~435	173~457	159~471

N	单侧：	0.05	0.025	0.01	0.005
	双侧：	0.01	0.05	0.02	0.010
36		227～439	195～435	173～457	159～471
37		241～462	221～482	198～505	182～521
38		256～485	235～506	211～530	194～547
39		271～509	249～531	224～556	207～573
40		286～534	264～556	238～582	220～600
41		302～559	279～582	252～609	233～628
42		319～584	294～609	266～637	247～656
43		336～610	310～636	281～665	261～685
44		353～637	327～663	296～694	276～714
45		371～664	343～692	312～723	291～744
46		389～392	361～720	328～753	307～774
47		407～721	378～750	345～783	322～806
48		426～750	396～780	362～814	339～837
49		446～779	415～810	379～846	335～870
50		466～809	434～841	397～878	373～902

附表 9　T 分布界值表(两样本比较的秩和检验用)

	单侧	双侧
1 行	$P=0.05$	$P=0.10$
2 行	$P=0.025$	$P=0.05$
3 行	$P=0.01$	$P=0.02$
4 行	$P=0.005$	$P=0.01$

n_1	n_2-n_1 0	1	2	3	4	5	6	7	8	9	10
2				3～13	3～15	3～17	4～18	4～20	4～22	4～24	5～25
							3～19	3～21	3～23	3～25	4～26
3	6～15	6～18	7～20	8～22	8～25	9～27	10～29	10～32	11～34	11～37	12～39
			6～21	7～23	7～26	8～28	8～31	9～33	9～36	10～38	10～41
					6～27	6～30	7～32	7～35	7～38	8～40	8～43
							6～33	6～36	6～39	7～41	7～44
4	11～25	12～28	13～31	14～34	15～37	16～40	17～43	18～46	19～49	20～52	21～55
	10～26	11～29	12～32	13～35	14～38	14～42	15～45	16～48	17～51	18～54	19～57
		10～30	11～33	11～37	12～40	13～43	13～47	14～50	15～53	15～57	16～60
			10～34	10～38	11～41	11～45	12～48	12～52	13～55	13～59	14～62
5	19～36	20～40	21～44	23～47	24～51	26～54	27～58	28～62	30～65	31～69	33～72
	17～38	18～42	20～45	21～49	22～53	23～57	24～61	26～64	27～68	28～72	29～76
	16～39	17～43	18～47	19～51	20～55	21～59	22～63	23～67	24～71	25～75	26～79
	15～40	16～44	16～49	17～53	18～57	19～61	20～65	21～69	22～73	22～78	23～82
6	28～50	29～55	31～59	33～63	35～67	37～71	38～76	40～80	42～84	44～88	46～92
	26～52	27～57	29～61	31～65	32～70	34～74	35～79	37～83	38～88	40～92	42～96
	24～54	25～59	27～63	28～68	29～73	30～78	32～82	33～87	34～92	36～96	37～101
	23～55	24～60	25～65	26～70	27～75	28～80	30～84	31～89	32～94	33～99	34～104

n_1	n_2-n_1										
	0	1	2	3	4	5	6	7	8	9	10
7	39~66	41~71	43~76	45~81	47~86	49~91	52~95	54~100	56~105	58~110	61~114
	36~69	38~74	40~79	42~84	44~89	46~94	48~99	50~104	52~109	54~114	56~119
	34~77	35~77	37~82	39~87	40~93	42~98	44~103	45~109	47~114	49~119	51~124
	32~73	34~78	35~84	37~89	38~95	40~100	41~106	43~111	44~117	45~122	47~128
8	50~85	54~90	56~96	59~101	62~106	64~112	67~117	69~123	72~128	75~133	77~139
	49~87	51~93	53~99	55~105	58~110	60~116	62~122	65~127	67~133	70~138	72~144
	45~91	47~97	49~103	51~109	53~115	56~120	58~126	60~132	62~138	64~144	66~150
	43~93	45~99	47~105	49~111	51~117	53~123	54~130	56~136	58~142	60~148	62~154
9	66~105	69~111	72~117	75~123	78~129	81~135	84~141	87~147	90~153	93~159	96~165
	62~109	65~115	68~121	71~127	73~134	76~140	79~146	82~152	84~159	87~165	90~171
	59~112	61~119	63~126	61~132	68~139	71~145	73~152	76~158	78~165	81~171	83~178
	56~115	58~122	61~128	63~135	65~142	67~149	69~156	72~162	74~169	76~176	78~183
10	82~128	86~134	89~141	92~148	96~154	99~161	103~167	106~174	110~180	113~187	117~193
	78~132	81~139	84~146	88~152	91~159	94~166	97~173	100~180	103~187	107~193	110~200
	74~136	77~143	79~151	82~158	86~165	88~172	91~179	93~187	96~194	99~201	102~208
	71~139	73~147	76~154	79~161	81~169	84~176	86~184	89~191	92~198	94~206	97~213

附表 10　*H* 分布临界值表（三样本比较的秩和检验用）

n	n_1	n_2	n_3	P	
				0.05	0.01
7	3	2	2	4.71	
	3	3	1	5.14	
8	3	3	2	5.36	
	4	2	2	5.33	
	4	3	1	5.21	
	5	2	1	5.00	
9	3	3	3	5.60	7.20
	4	3	2	5.44	6.44
	4	4	1	4.97	6.67
	5	2	2	5.16	6.53
	5	3	1	4.96	
10	4	3	3	5.73	6.75
	4	4	2	5.45	7.04
	5	3	2	5.25	6.82
	5	4	1	4.99	6.95
11	4	4	3	5.60	7.14
	5	3	3	5.65	7.08
	5	4	2	5.27	7.12
	5	5	1	5.13	7.31
12	4	4	4	5.69	7.65
	5	4	3	5.63	7.44
	5	5	2	5.34	7.27
13	5	4	4	5.62	7.76
	5	5	3	5.71	7.54
14	5	5	4	5.64	7.79
15	5	5	5	5.78	7.98

附表11 相关系数分布临界值表

自由度	P(2)：	0.50	0.20	0.10	0.05	0.02	0.01	0.005	0.002	0.001
v	P(1)：	0.25	0.10	0.05	0.025	0.01	0.005	0.0025	0.001	0.0005
1		0.707	0.951	0.988	0.997	1.000	1.000	1.000	1.000	1.000
2		0.500	0.800	0.900	0.950	0.980	0.990	0.995	0.998	0.999
3		0.404	0.687	0.805	0.878	0.934	0.959	0.974	0.986	0.991
4		0.347	0.603	0.729	0.811	0.882	0.917	0.942	0.963	0.974
5		0.309	0.551	0.669	0.755	0.833	0.875	0.906	0.935	0.951
6		0.281	0.507	0.621	0.707	0.789	0.834	0.870	0.905	0.925
7		0.260	0.472	0.582	0.666	0.750	0.798	0.836	0.875	0.898
8		0.242	0.443	0.549	0.632	0.715	0.765	0.805	0.847	0.872
9		0.228	0.419	0.521	0.602	0.685	0.735	0.776	0.820	0.847
10		0.216	0.398	0.497	0.576	0.658	0.708	0.750	0.795	0.823
11		0.206	0.380	0.476	0.553	0.634	0.684	0.726	0.772	0.801
12		0.197	0.365	0.457	0.532	0.612	0.661	0.703	0.750	0.780
13		0.189	0.351	0.441	0.514	0.592	0.641	0.683	0.730	0.760
14		0.182	0.338	0.426	0.497	0.574	0.623	0.664	0.711	0.742
15		0.176	0.327	0.412	0.482	0.558	0.606	0.647	0.694	0.725
16		0.170	0.317	0.400	0.468	0.542	0.590	0.631	0.678	0.708
17		0.165	0.308	0.389	0.456	0.529	0.575	0.616	0.622	0.693
18		0.160	0.299	0.378	0.444	0.515	0.561	0.602	0.648	0.679
19		0.156	0.291	0.369	0.433	0.503	0.549	0.589	0.635	0.665
20		0.152	0.284	0.360	0.423	0.492	0.537	0.576	0.622	0.652
21		0.148	0.277	0.352	0.413	0.482	0.526	0.565	0.610	0.640
22		0.145	0.271	0.344	0.404	0.472	0.515	0.554	0.599	0.629
23		0.141	0.265	0.337	0.396	0.462	0.505	0.543	0.588	0.618
24		0.138	0.260	0.330	0.388	0.453	0.496	0.534	0.578	0.607
25		0.136	0.255	0.323	0.381	0.445	0.487	0.524	0.568	0.597
26		0.133	0.250	0.317	0.374	0.437	0.479	0.515	0.559	0.588
27		0.131	0.245	0.311	0.367	0.430	0.471	0.507	0.550	0.579
28		0.128	0.241	0.306	0.361	0.423	0.463	0.499	0.541	0.570
29		0.126	0.237	0.301	0.355	0.416	0.456	0.491	0.533	0.562
30		0.124	0.233	0.296	0.349	0.409	0.449	0.484	0.526	0.554
31		0.122	0.229	0.291	0.344	0.403	0.442	0.477	0.518	0.546
32		0.120	0.226	0.287	0.339	0.397	0.436	0.470	0.511	0.539
33		0.118	0.222	0.283	0.334	0.392	0.430	0.464	0.504	0.532

自由度	P(2)：	0.50	0.20	0.10	0.05	0.02	0.01	0.005	0.002	0.001
υ	P(1)：	0.25	0.10	0.05	0.025	0.01	0.005	0.0025	0.001	0.0005
34		0.116	0.219	0.279	0.329	0.386	0.424	0.458	0.498	0.525
35		0.115	0.216	0.275	0.325	0.381	0.418	0.452	0.492	0.519
36		0.113	0.213	0.271	0.320	0.376	0.413	0.446	0.486	0.513
37		0.111	0.210	0.267	0.316	0.371	0.408	0.441	0.480	0.507
38		0.110	0.207	0.264	0.312	0.367	0.403	0.435	0.474	0.501
39		0.108	0.204	0.261	0.308	0.362	0.398	0.430	0.469	0.495
40		0.107	0.202	0.257	0.304	0.358	0.393	0.425	0.463	0.490
41		0.106	0.199	0.254	0.301	0.354	0.389	0.420	0.458	0.484
42		0.104	0.197	0.251	0.297	0.350	0.384	0.416	0.453	0.479
43		0.103	0.195	0.248	0.294	0.346	0.380	0.411	0.449	0.474
44		0.102	0.192	0.246	0.291	0.342	0.376	0.407	0.444	0.469
45		0.101	0.190	0.243	0.288	0.338	0.372	0.403	0.439	0.465
46		0.100	0.188	0.240	0.285	0.335	0.368	0.399	0.435	0.460
47		0.099	0.186	0.238	0.282	0.331	0.365	0.395	0.431	0.456
48		0.098	0.184	0.235	0.270	0.328	0.361	0.391	0.427	0.451
49		0.097	0.182	0.233	0.276	0.325	0.358	0.387	0.423	0.447
50		0.096	0.181	0.231	0.273	0.322	0.354	0.384	0.419	0.443
52		0.094	0.177	0.226	0.268	0.316	0.348	0.377	0.411	0.435
54		0.092	0.174	0.222	0.263	0.310	0.341	0.370	0.404	0.428
56		0.090	0.171	0.218	0.259	0.305	0.336	0.364	0.398	0.421
58		0.089	0.168	0.214	0.254	0.300	0.330	0.358	0.391	0.414
60		0.087	0.165	0.211	0.250	0.295	0.325	0.352	0.385	0.408
62		0.086	0.162	0.207	0.246	0.290	0.320	0.347	0.379	0.402
64		0.081	0.160	0.204	0.242	0.286	0.315	0.342	0.374	0.396
66		0.083	0.157	0.201	0.239	0.282	0.310	0.337	0.368	0.390
68		0.082	0.155	0.198	0.235	0.278	0.306	0.332	0.363	0.385
70		0.081	0.153	0.195	0.232	0.274	0.302	0.327	0.358	0.380
72		0.080	0.151	0.193	0.229	0.270	0.298	0.323	0.354	0.375
74		0.079	0.149	0.190	0.226	0.266	0.294	0.319	0.349	0.370
76		0.078	0.147	0.188	0.223	0.263	0.290	0.315	0.345	0.365
78		0.077	0.145	0.185	0.220	0.260	0.286	0.311	0.340	0.361
80		0.076	0.143	0.183	0.217	0.257	0.283	0.307	0.336	0.357
82		0.075	0.141	0.181	0.215	0.253	0.280	0.304	0.333	0.328
84		0.074	0.140	0.179	0.212	0.251	0.276	0.300	0.329	0.349
86		0.073	0.138	0.177	0.210	0.248	0.273	0.297	0.325	0.345

自由度	$P(2)$：	0.50	0.20	0.10	0.05	0.02	0.01	0.005	0.002	0.001
v	$P(1)$：	0.25	0.10	0.05	0.025	0.01	0.005	0.0025	0.001	0.0005
88		0.072	0.136	0.174	0.207	0.245	0.270	0.293	0.321	0.341
90		0.071	0.135	0.173	0.205	0.242	0.267	0.290	0.318	0.338
92		0.070	0.133	0.171	0.203	0.240	0.264	0.287	0.315	0.334
94		0.070	0.132	0.169	0.201	0.237	0.262	0.284	0.312	0.331
96		0.069	0.131	0.167	0.199	0.235	0.259	0.281	0.308	0.327
98		0.068	0.129	0.165	0.197	0.232	0.256	0.279	0.305	0.324
100		0.068	0.128	0.164	0.195	0.230	0.254	0.276	0.303	0.321
105		0.066	0.125	0.160	0.190	0.225	0.248	0.270	0.296	0.314
110		0.064	0.122	0.156	0.186	0.220	0.242	0.264	0.289	0.307
115		0.063	0.119	0.153	0.182	0.215	0.237	0.258	0.283	0.300
120		0.062	0.117	0.150	0.178	0.210	0.232	0.253	0.277	0.294
125		0.060	0.114	0.147	0.174	0.206	0.228	0.248	0.272	0.289
130		0.059	0.112	0.144	0.171	0.202	0.223	0.243	0.267	0.283
135		0.058	0.110	0.141	0.168	0.199	0.219	0.239	0.262	0.278
140		0.057	0.108	0.139	0.165	0.195	0.215	0.234	0.257	0.273
145		0.056	0.106	0.136	0.162	0.192	0.212	0.230	0.253	0.269
150		0.055	0.105	0.134	0.159	0.189	0.208	0.227	0.249	0.264
160		0.053	0.101	0.130	0.154	0.183	0.202	0.220	0.241	0.256
170		0.052	0.098	0.126	0.150	0.177	0.196	0.213	0.234	0.249
180		0.050	0.095	0.122	0.145	0.172	0.190	0.207	0.228	0.242
190		0.049	0.093	0.119	0.142	0.168	0.185	0.202	0.222	0.236
200		0.048	0.091	0.116	0.138	0.164	0.181	0.197	0.216	0.230
250		0.043	0.081	0.104	0.124	0.146	0.162	0.176	0.194	0.206
300		0.039	0.074	0.095	0.113	0.134	0.148	0.161	0.177	0.188
350		0.036	0.068	0.088	0.105	0.124	0.137	0.149	0.164	0.175
400		0.034	0.064	0.082	0.098	0.116	0.128	0.140	0.154	0.164
450		0.032	0.060	0.077	0.092	0.109	0.121	0.132	0.145	0.154
500		0.030	0.057	0.074	0.088	0.104	0.115	0.125	0.138	0.146
600		0.028	0.052	0.067	0.080	0.095	0.105	0.114	0.126	0.134
700		0.026	0.048	0.062	0.074	0.088	0.097	0.106	0.116	0.124
800		0.024	0.045	0.058	0.060	0.082	0.091	0.099	0.109	0.116
900		0.022	0.043	0.055	0.065	0.077	0.086	0.093	0.103	0.100
1000		0.021	0.041	0.052	0.062	0.073	0.081	0.089	0.098	0.104

附表 12　r_s 分布临界值表

n	单侧:0.25	0.10	0.05	0.025	0.01	0.005	0.0025	0.001	0.0005
	双侧:0.50	0.20	0.10	0.05	0.02	0.01	0.005	0.002	0.001
4	0.600	1.000	1.000						
5	0.500	0.800	0.900	1.000	1.000				
6	0.371	0.657	0.829	0.886	0.943	1.000	1.000		
7	0.321	0.571	0.714	0.786	0.893	0.929	0.964	1.000	1.000
8	0.310	0.524	0.643	0.738	0.833	0.881	0.905	0.952	0.976
9	0.267	0.483	0.600	0.700	0.783	0.833	0.867	0.917	0.933
10	0.248	0.455	0.564	0.648	0.745	0.794	0.830	0.879	0.903
11	0.236	0.427	0.536	0.618	0.709	0.755	0.800	0.845	0.873
12	0.217	0.406	0.503	0.587	0.678	0.727	0.769	0.818	0.846
13	0.209	0.385	0.484	0.560	0.648	0.703	0.747	0.791	0.824
14	0.200	0.367	0.464	0.538	0.626	0.679	0.723	0.771	0.802
15	0.189	0.354	0.446	0.521	0.604	0.654	0.700	0.750	0.779
16	0.182	0.341	0.429	0.503	0.582	0.635	0.679	0.729	0.762
17	0.176	0.328	0.414	0.485	0.566	0.615	0.662	0.713	0.748
18	0.170	0.317	0.401	0.472	0.550	0.600	0.643	0.695	0.728
19	0.165	0.309	0.391	0.460	0.535	0.584	0.628	0.677	0.712
20	0.161	0.299	0.380	0.447	0.520	0.570	0.612	0.662	0.696
21	0.156	0.292	0.370	0.435	0.508	0.556	0.599	0.648	0.681
22	0.152	0.284	0.361	0.425	0.496	0.544	0.586	0.634	0.667
23	0.148	0.278	0.353	0.415	0.486	0.532	0.573	0.622	0.654
24	0.144	0.271	0.344	0.406	0.476	0.521	0.562	0.610	0.642
25	0.142	0.265	0.337	0.398	0.466	0.511	0.551	0.598	0.630
26	0.138	0.259	0.331	0.390	0.457	0.501	0.541	0.587	0.619
27	0.136	0.258	0.324	0.382	0.448	0.491	0.531	0.577	0.608
28	0.133	0.250	0.317	0.375	0.440	0.483	0.522	0.567	0.598
29	0.130	0.245	0.312	0.368	0.433	0.475	0.513	0.558	0.589
30	0.128	0.240	0.306	0.362	0.425	0.467	0.504	0.549	0.580
31	0.126	0.236	0.301	0.356	0.418	0.459	0.496	0.541	0.571
32	0.124	0.232	0.296	0.350	0.412	0.452	0.489	0.533	0.563
33	0.118	0.222	0.283	0.334	0.392	0.430	0.464	0.504	0.532

n	单侧:0.25	0.10	0.05	0.025	0.01	0.005	0.0025	0.001	0.0005
	双侧:0.50	0.20	0.10	0.05	0.02	0.01	0.005	0.002	0.001
34	0.116	0.219	0.279	0.329	0.386	0.424	0.458	0.498	0.525
35	0.115	0.216	0.275	0.325	0.381	0.418	0.452	0.492	0.519
36	0.113	0.213	0.271	0.320	0.376	0.413	0.446	0.486	0.513
37	0.111	0.210	0.267	0.316	0.371	0.408	0.441	0.480	0.507
38	0.110	0.207	0.264	0.312	0.367	0.403	0.435	0.474	0.501
39	0.108	0.204	0.261	0.308	0.362	0.398	0.430	0.469	0.495
40	0.107	0.202	0.257	0.304	0.358	0.393	0.425	0.463	0.490
41	0.106	0.199	0.254	0.301	0.354	0.389	0.420	0.458	0.484
42	0.104	0.197	0.251	0.297	0.350	0.384	0.416	0.453	0.479
43	0.103	0.195	0.248	0.294	0.346	0.380	0.411	0.449	0.474
44	0.102	0.192	0.246	0.291	0.342	0.376	0.407	0.444	0.469
45	0.101	0.190	0.243	0.288	0.338	0.372	0.403	0.439	0.465
46	0.100	0.188	0.240	0.285	0.335	0.368	0.399	0.435	0.460
47	0.099	0.186	0.238	0282	0.331	0.365	0.395	0.431	0.456
48	0.098	0.184	0.235	0.279	0.328	0.361	0.391	0.427	0.451
49	0.097	0.182	0.233	0.276	0.325	0.358	0.387	0.423	0.447
50	0.096	0.181	0.231	0.273	0.322	0.354	0.384	0.419	0.443

附表 13　随机数字表

```
8 5 5 2 5 3 3 7 6 4 7 3 5 4 7 0 1 2 3 9 1 9 8 7 7
8 6 3 7 9 3 5 2 7 7 7 4 5 5 0 8 8 7 8 0 6 5 6 0 5
0 7 9 8 2 4 4 3 0 7 4 3 0 4 1 6 8 7 3 6 5 5 3 9 1
9 2 5 4 9 9 1 1 6 0 2 8 6 5 8 4 4 3 1 5 2 3 7 7 5
1 9 8 1 3 6 1 6 0 8 6 7 8 9 6 2 6 1 3 5 5 6 8 3 1
2 6 8 7 1 5 9 9 2 3 0 5 6 5 0 8 4 4 9 5 1 6 1 7 9 2
8 9 5 2 1 9 0 8 3 7 2 0 2 6 8 2 8 9 7 1 2 9 4 9 1
5 4 7 4 6 2 9 4 8 6 2 0 7 9 5 9 1 4 8 0 1 4 7 0 2
3 6 4 5 9 9 7 8 6 0 9 5 6 6 4 4 9 0 9 7 2 3 6 4 1
8 4 3 9 3 8 7 7 8 7 1 1 7 2 4 0 8 5 3 8 3 2 5 1 8
5 4 0 4 7 0 4 8 7 7 6 4 2 0 2 3 5 3 5 5 0 8 6 2 5
3 4 9 2 2 0 1 6 9 9 8 7 2 0 0 5 5 1 1 1 0 3 3 2 5
4 7 6 2 8 5 9 9 9 3 3 6 3 0 5 3 4 1 6 9 8 6 8 0 8
0 6 6 6 4 7 9 9 0 7 6 3 2 8 8 7 0 3 8 7 7 4 1 7 3
0 1 7 1 0 1 5 5 5 0 2 0 9 4 0 2 1 1 3 7 2 6 2 4 9
2 7 9 8 5 2 9 2 7 2 2 7 0 7 3 8 4 1 0 9 0 9 2 0 8
9 1 8 0 5 3 5 1 9 4 9 0 8 0 7 5 1 5 8 6 4 2 7 5 3
5 7 2 6 3 1 1 0 6 6 2 6 8 7 7 6 1 0 1 9 0 3 2 1 9
3 7 2 4 9 9 1 8 4 8 3 6 3 4 7 3 4 4 9 6 7 9 5 9 8
5 6 2 2 2 6 1 3 4 0 4 8 5 8 7 3 2 0 0 0 3 6 3 7 6
2 2 1 5 4 8 4 0 6 0 3 7 5 5 1 8 4 8 4 1 3 2 6 7 0
6 9 3 6 1 5 7 4 6 8 4 9 7 9 3 2 3 0 6 5 8 6 1 0 4
7 8 2 7 8 7 8 3 9 9 6 9 7 7 6 8 7 4 9 0 4 6 2 4 1
7 0 0 5 2 2 2 2 9 0 3 5 3 9 3 4 9 5 8 7 6 3 8
4 4 6 4 5 9 3 7 4 5 3 8 1 5 0 7 4 6 9 3 5 0 3 6 6
6 0 6 4 2 1 6 4 3 3 0 2 3 4 0 8 5 3 8 5 5 3 6 7 8
3 5 0 1 0 7 5 8 4 4 3 9 1 9 5 2 1 7 1 5 4 1 1 8 5
7 6 8 8 9 7 3 4 6 7 1 1 8 5 8 4 6 4 1 3 4 0 3 5 7
6 6 6 6 6 3 2 4 3 1 8 8 7 0 4 5 2 4 0 7 9 0 7 8 5
1 5 1 8 6 7 7 7 9 4 3 3 1 0 6 1 5 6 9 8 4
9 4 6 6 0 3 1 0 5 3 5 2 0 2 8 6 8 5 8 4 1 9 7 9 0
3 3 9 4 7 4 8 4 2 5 6 7 9 4 6 1 5 3 3 5 9 0 0 9 0
2 9 6 1 9 1 2 9 4 1 4 1 9 5 3 1 3 7 4 9 6 9 3 2 4
```

1	6	0	2	9	1	0	9	5	8	8	3	3	5	4	8	7	9	9	0	5	7	8	0	6
9	2	4	9	9	2	3	8	2	7	0	0	4	4	7	4	8	0	3	8	5	6	1	5	4
5	0	7	7	7	7	7	3	8	1	0	6	1	1	4	5	9	9	9	4	1	7	1	2	9
9	8	2	7	7	1	6	8	9	5	5	7	1	1	9	0	7	6	1	1	1	9	7	4	8
7	6	1	8	3	0	5	1	2	9	8	6	7	4	7	4	6	2	6	7	7	5	0	5	0
6	9	0	3	1	5	7	7	1	3	2	5	1	2	1	2	7	8	1	7	6	5	5	0	4
2	2	6	4	3	9	1	4	7	2	7	5	0	4	9	3	1	2	3	4	3	2	2	1	1
0	3	1	2	5	3	7	9	1	8	2	7	3	2	6	5	7	5	6	9	6	6	9	2	6
4	1	7	1	6	3	3	9	9	7	6	2	9	7	7	3	7	7	8	3	0	1	7	2	1
6	0	9	0	9	8	1	7	4	9	4	0	6	9	5	4	6	3	0	0	9	9	4	5	4
1	6	8	3	1	7	4	7	3	6	3	0	5	8	0	5	0	3	1	7	8	9	6	0	7
8	9	8	8	8	7	8	0	6	4	1	0	1	8	2	2	2	3	7	9	7	3	0	2	6
5	3	5	6	8	2	7	8	2	0	6	6	0	9	0	3	1	4	4	7	6	8	3	9	3
2	7	3	4	4	7	9	0	9	5	0	6	9	7	4	2	7	1	1	3	5	0	7	5	3
1	4	2	7	5	3	6	7	4	2	9	5	0	7	7	5	6	6	9	3	3	5	0	3	0
1	6	5	8	8	7	9	2	5	1	6	3	0	1	2	4	3	0	4	7	0	8	4	4	4
5	9	3	2	8	9	6	3	3	0	5	9	7	6	9	5	3	2	3	0	2	7	0	1	5
0	8	0	0	4	2	2	1	6	8	8	6	9	9	1	1	2	0	9	8	3	1	9	3	3
2	9	8	4	9	0	1	4	8	6	7	3	3	5	7	1	9	1	5	0	5	4	7	5	3
8	1	1	8	7	8	4	0	7	7	0	6	7	5	6	8	7	3	8	1	9	5	3	4	6
7	8	5	9	9	5	3	1	2	3	8	1	4	1	9	9	4	9	2	5	4	1	3	1	7
9	8	7	9	2	5	9	5	9	5	0	5	8	0	4	8	8	6	6	3	9	5	8	3	4
8	3	1	4	2	9	7	0	9	2	8	2	5	8	0	7	0	1	5	1	1	1	0	2	4
1	0	5	2	6	7	6	4	2	3	8	8	8	4	0	5	7	1	8	2	6	0	2	7	6
0	8	8	1	6	2	8	9	9	1	9	5	4	6	6	9	3	9	5	3	5	9	9	5	3
4	9	5	1	0	8	0	8	2	8	4	2	7	2	1	6	5	4	6	7	2	7	5	2	2
7	0	6	0	8	8	2	4	7	3	2	9	2	3	9	6	6	5	5	9	0	1	3	0	5
2	8	6	6	9	4	6	9	8	4	1	4	1	8	8	5	1	4	8	0	0	8	7	4	1
2	5	1	8	0	9	4	2	5	4	6	0	2	9	8	0	4	9	1	6	1	2	7	5	2
6	8	4	7	3	1	8	1	4	1	2	5	1	6	7	7	0	5	0	5	5	4	3	1	2
7	0	3	9	3	2	3	1	1	6	5	8	9	8	0	7	2	4	0	2	3	3	7	5	6
2	6	5	9	7	7	4	6	4	1	1	5	4	6	3	2	3	5	5	2	1	3	0	3	2
7	2	0	6	2	9	4	1	0	5	4	3	0	5	9	7	1	8	0	8	1	9	3	4	5
3	7	8	8	1	3	3	0	3	2	1	4	4	0	2	5	9	8	5	3	4	3	4	6	7

3	8	0	7	5	8	0	6	8	1	4	7	7	7	6	4	6	7	3	2	0	6	0	9	6
1	1	9	6	9	4	2	4	5	7	3	2	4	6	1	1	9	1	6	8	9	6	2	3	9
3	3	2	6	9	7	4	9	7	4	2	5	3	2	7	0	7	1	9	4	9	3	2	2	8
1	2	5	9	2	7	5	5	3	2	5	3	0	8	9	0	1	1	1	0	2	7	2	4	4
0	7	3	6	3	1	0	4	6	3	4	1	4	2	8	4	4	2	5	9	6	8	5	7	7
2	4	5	6	8	6	8	2	2	1	8	3	3	0	5	3	7	6	0	6	9	7	6	1	8
8	1	0	1	8	4	5	7	0	8	3	6	6	5	6	9	1	5	9	2	4	6	2	1	9
3	2	4	5	0	5	1	1	9	4	8	3	0	3	9	0	2	6	7	0	8	9	5	8	4
4	1	2	7	2	9	9	8	7	8	0	0	3	0	8	5	4	7	0	7	4	7	0	7	6
6	8	7	2	2	8	8	1	5	0	5	2	7	5	9	4	0	3	5	4	4	3	4	3	2
1	1	7	3	3	2	2	1	4	8	3	8	0	8	6	4	7	9	5	3	2	4	3	9	8
6	1	1	1	5	1	8	2	2	8	9	7	8	5	0	1	5	9	5	1	5	0	6	0	5
1	5	8	3	4	6	6	0	6	8	0	4	0	5	9	4	3	0	1	7	2	1	3	1	9
9	7	2	6	6	4	9	1	3	9	7	3	6	6	5	8	8	3	7	7	5	0	2	7	2
1	6	1	4	4	4	1	3	2	7	5	1	2	6	4	4	0	2	5	7	6	8	5	0	9
0	9	7	0	0	3	3	2	5	8	5	5	6	5	4	0	7	3	5	7	3	1	9	8	4
0	7	9	8	6	7	0	8	9	5	3	6	8	3	0	1	4	9	9	3	0	9	9	5	8
3	4	1	3	9	7	2	8	2	7	7	9	6	1	0	0	4	1	7	6	6	6	6	3	2
6	6	8	4	4	5	0	0	7	7	8	1	9	6	0	8	3	8	3	8	7	9	1	4	5
8	9	9	6	5	6	9	7	4	9	9	6	4	8	9	4	5	4	7	6	4	7	2	6	0
8	8	9	0	0	5	5	9	2	4	3	2	0	9	6	3	6	7	1	6	6	6	9	7	2
0	3	5	8	2	0	0	0	2	1	4	9	8	5	5	9	3	8	0	8	5	5	3	1	9
4	7	9	7	1	5	2	3	4	7	7	7	1	6	1	2	4	6	1	2	5	1	3	2	1
6	6	0	3	4	9	2	7	5	0	7	7	4	1	9	2	9	8	8	8	7	8	0	9	3
3	2	6	4	1	4	1	8	5	9	2	6	5	6	4	9	5	1	3	3	9	8	1	7	0
7	4	2	5	9	3	4	9	4	7	0	2	7	7	0	1	3	9	7	4	1	8	1	4	2
8	7	3	3	0	4	1	2	5	1	9	3	0	0	7	2	8	2	9	3	4	5	1	7	3
8	6	6	1	4	5	1	3	5	2	5	4	3	7	1	5	2	4	4	3	5	0	4	9	3
7	8	2	5	3	3	4	6	9	5	4	7	3	0	5	9	4	8	0	5	0	3	2	9	6
4	6	9	1	7	8	5	5	1	5	6	2	6	0	6	4	6	6	7	0	6	6	7	2	1
7	0	2	0	7	8	9	3	1	2	6	5	9	7	4	8	8	4	1	6	1	5	0	2	2
5	8	8	5	4	6	2	0	6	5	9	7	8	3	3	5	4	0	9	7	8	8	1	1	3
6	8	7	9	1	5	8	4	7	3	5	9	8	7	1	0	1	6	4	6	1	3	7	6	3
0	5	4	8	6	7	4	0	3	4	4	2	8	9	2	7	0	6	6	8	0	6	4	7	7

2	7	5	6	7	3	3	7	4	8	4	6	7	3	9	7	9	1	7	4	6	9	4	7	5
3	5	1	1	1	4	6	1	9	6	6	1	9	6	2	4	2	7	1	7	1	6	2	5	0
1	4	4	3	7	8	2	1	0	0	8	2	3	4	8	6	4	9	6	6	4	0	5	1	1
2	5	1	4	3	2	9	8	5	9	6	2	5	7	2	2	7	3	5	5	5	2	6	7	9
8	0	6	3	6	8	7	5	8	9	7	2	2	6	3	4	0	6	4	4	9	8	1	1	6
6	2	6	6	5	0	6	4	5	3	6	6	4	5	7	8	2	7	4	2	9	6	1	4	4
3	9	2	6	0	2	3	5	2	8	7	3	7	4	5	3	4	8	3	0	2	3	3	7	8
4	6	5	2	5	7	9	5	3	7	8	5	4	7	4	4	6	7	1	5	4	8	0	6	1
5	5	8	6	1	6	6	9	8	2	6	7	5	1	6	4	7	6	4	5	4	8	1	2	2
3	6	3	6	7	7	4	8	5	5	7	1	3	3	2	3	5	3	0	9	4	3	8	7	6
9	5	6	3	0	7	5	5	0	1	4	3	9	5	2	0	3	6	2	5	9	4	8	3	1
7	7	9	1	0	2	1	9	5	2	7	5	9	8	8	7	9	9	3	6	0	5	2	5	9
3	1	8	6	4	9	8	4	1	3	6	1	4	4	6	9	3	6	8	3	8	8	5	8	4
7	2	5	2	1	7	6	7	0	8	7	5	9	1	9	9	4	7	6	4	0	7	1	2	8
2	0	6	0	1	2	5	1	8	6	9	7	5	3	1	7	8	2	6	8	9	1	7	4	9
7	1	2	9	7	8	3	2	7	0	7	3	6	9	4	2	9	0	7	5	5	3	1	7	8
5	7	6	9	6	9	7	0	0	1	7	1	1	5	6	6	7	5	3	1	3	3	8	2	7
3	4	6	8	2	8	3	1	3	1	4	3	7	9	2	0	8	3	7	4	4	5	0	8	4
7	8	0	2	9	1	0	5	9	4	8	8	5	3	9	6	7	7	8	8	5	6	0	4	7